小児アレルギー疾患総合ガイドライン2011

作成　日本小児アレルギー学会

監修　西間三馨/眞弓光文/近藤直実

「小児アレルギー疾患総合ガイドライン2011」作成委員

■監修者
西間　三馨　　国立病院機構福岡病院
眞弓　光文　　福井大学
近藤　直実　　岐阜大学大学院医学系研究科小児病態学

■作成
日本小児アレルギー学会

■領域別監修者・協力者
小児気管支喘息
　　濱崎　雄平　　佐賀大学医学部小児科
　　大田　　健　　帝京大学医学部呼吸器・アレルギー内科
アレルギー性鼻炎
　　眞弓　光文　　福井大学
　　大久保公裕　　日本医科大学耳鼻咽喉科学
アトピー性皮膚炎
　　河野　陽一　　千葉大学大学院医学研究院小児病態学
　　片山　一朗　　大阪大学大学院医学系研究科分子病態医学皮膚科学
食物アレルギー
　　宇理須厚雄　　藤田保健衛生大学坂文種報徳會病院小児科

■協力者
冨板美奈子　　千葉大学大学院医学研究院小児病態学

■領域別ガイドライン作成委員
　※所属はガイドライン刊行時のものです。
　※領域により『アレルギー疾患診断・治療ガイドライン2010』（作成：日本アレルギー学会）をベースにしています。

「小児気管支喘息治療・管理ガイドライン2008」作成委員

■作成
日本小児アレルギー学会

■委員長
西牟田敏之　　国立病院機構下志津病院

■副委員長
西間　三馨　　国立病院機構福岡病院

■委員
相原　雄幸　　横浜市立大学附属市民総合医療センター
赤坂　　徹　　もりおかこども病院
赤澤　　晃　　国立成育医療センター総合診療部
足立　雄一　　富山大学医学部小児科
荒川　浩一　　群馬大学大学院医学系研究科小児科学
五十嵐隆夫　　いからし小児科アレルギークリニック
池部　敏市　　池部小児科・アレルギー科
井上　壽茂　　住友病院小児科
岩田　　力　　東京家政大学家政学部児童学科小児医学研究室
宇理須厚雄　　藤田保健衛生大学坂文種報德會病院小児科
海老澤元宏　　国立病院機構相模原病院臨床研究センター
大矢　幸弘　　国立成育医療センター第一専門診療部アレルギー科
岡田　賢司　　国立病院機構福岡病院小児科

小田嶋　博	国立病院機構福岡病院
勝沼　俊雄	東京慈恵会医科大学小児科
亀田　誠	大阪府立呼吸器・アレルギー医療センター小児科
栗原　和幸	神奈川県立こども医療センターアレルギー科
河野　陽一	千葉大学大学院医学研究院小児病態学
近藤　直実	岐阜大学大学院医学系研究科小児病態学
坂本　龍雄	名古屋大学大学院医学系研究科小児科学
下条　直樹	千葉大学大学院医学研究院小児病態学
末廣　豊	大阪府済生会中津病院小児科
徳山　研一	高崎健康福祉大学薬学部薬学科免疫・アレルギー学
南部　光彦	天理よろづ相談所病院小児アレルギーセンター
濱崎　雄平	佐賀大学医学部小児科
藤澤　隆夫	国立病院機構三重病院
松井　猛彦	東京都保健医療公社荏原病院小児科
松原　知代	順天堂大学医学部附属浦安病院小児科
眞弓　光文	福井大学医学部小児科
向山　徳子	同愛記念病院小児科
望月　博之	群馬大学大学院医学系研究科小児科学
森川　昭廣	群馬大学/希望の家附属北関東アレルギー研究所
山口　公一	同愛記念病院小児科
吉原　重美	獨協医科大学小児科

「鼻アレルギー診療ガイドライン」作成委員会（2009年版第6版）

■日本アレルギー学会アレルギー性鼻炎ガイドライン委員会
■委員長

大久保公裕	日本医科大学耳鼻咽喉科学

■部会員

小田嶋　博	国立病院機構福岡病院
竹中　洋	大阪医科大学
馬場廣太郎	獨協医科大学
荻野　敏	大阪大学大学院医学系研究科保健学専攻
黒野　祐一	鹿児島大学大学院医歯学総合研究科聴覚頭頸部疾患学分野
藤枝　重治	福井大学医学部耳鼻咽喉科・頭頸部外科学

「アトピー性皮膚炎診療ガイドライン2009」作成委員

■日本アレルギー学会アトピー性皮膚炎ガイドライン専門部会
■部会長

片山　一朗	大阪大学大学院医学系研究科分子病態医学皮膚科学

■部会員

秋山　一男	国立病院機構相模原病院
池澤　善郎	横浜市立大学大学院医学研究科環境免疫病態皮膚科学
河野　陽一	千葉大学大学院医学研究院小児病態学
近藤　直実	岐阜大学大学院医学系研究科小児病態学
玉置　邦彦	玉置皮膚科
高路　修	こうろ皮ふ科

「重篤副作用疾患別対応マニュアル」

塩原 哲夫	杏林大学医学部皮膚科

「食物アレルギー診療ガイドライン2005」作成委員

■作成
日本小児アレルギー学会食物アレルギー委員会

■監修
向山	徳子	同愛記念病院小児科
西間	三馨	国立病院機構福岡病院

■委員
有田	昌彦	ありた小児科・アレルギー科クリニック
伊藤	節子	同志社女子大学生活科学部食物栄養科学科
宇理須厚雄		藤田保健衛生大学坂文種報徳會病院小児科
海老澤元宏		国立病院機構相模原病院臨床研究センター
小倉	英郎	国立病院機構高知病院
河野	陽一	千葉大学大学院医学研究院小児病態学
近藤	直実	岐阜大学大学院医学系研究科小児病態学
柴田瑠美子		国立病院機構福岡病院小児科
古庄	巻史	こくらアレルギークリニック
眞弓	光文	福井大学医学部病態制御医学講座小児科

■協力者
篠田	紳司	岐阜大学大学院医学系研究科小児病態学
今井	孝成	国立病院機構相模原病院小児科

「食物アレルギー経口負荷試験ガイドライン2009」作成委員

■作成
日本小児アレルギー学会食物アレルギー委員会
経口負荷試験標準化ワーキンググループ

■監修
宇理須厚雄	藤田保健衛生大学坂文種報徳會病院小児科
向山　徳子	同愛記念病院小児科
森川　昭廣	群馬大学/希望の家附属北関東アレルギー研究所
近藤　直実	岐阜大学大学院医学系研究科小児病態学

■委員
相原　雄幸	横浜市立大学医学部附属市民総合医療センター小児科
有田　昌彦	ありた小児科・アレルギー科クリニック
伊藤　浩明	あいち小児保健医療総合センターアレルギー科
伊藤　節子	同志社女子大学生活科学部食物栄養科学科
宇理須厚雄	藤田保健衛生大学坂文種報徳會病院小児科
海老澤元宏	国立病院機構相模原病院臨床研究センター
金子　英雄	岐阜大学大学院医学系研究科・地域医療医学センター小児系分野
柴田瑠美子	国立病院機構福岡病院小児科

序 ―『小児アレルギー疾患総合ガイドライン2011』の目的―

　アレルギー疾患は全世界的に増加をしており、日本も例外ではない。主なものとして気管支喘息（以下、喘息）、アレルギー性鼻炎、アトピー性皮膚炎、食物アレルギーがあり、特に最近ではアレルギー性鼻炎、アレルギー性結膜炎を発症するスギ、ヒノキ花粉症の有症率の急増と低年齢化、および乳幼児期の食物アレルギーの増加は著しい。

　また、小児では「アレルギーマーチ」の概念にあるように、同一個体で、食物アレルギーやアトピー性皮膚炎が乳児期に発症し、その後に喘息やアレルギー性鼻炎が発症、そしてそれぞれが軽快、消失、または増悪、持続することも知られている。

　このようにアレルギー疾患は診療科横断的であるので、社団法人日本アレルギー学会では、関連する6つのガイドラインを統合して2007年に『アレルギー疾患診断・治療ガイドライン2007』（JAGL2007）を発刊し、2010年にはさらに4ガイドラインを追加して『アレルギー疾患診断・治療ガイドライン2010』（JAGL2010）を出した。

　日本小児アレルギー学会では、特に小児において複数のアレルギー疾患の合併が多いこと、発症の低年齢化、診断の困難性、早期の治療・管理の重要性、そして小児科医が多種のアレルギー疾患を診る（または診ざるを得ない）頻度が多いことなどの背景から、小児に特化した総合ガイドラインの要望が臨床の現場から出ていた。

　そこで、『JAGL2010』が発刊されたのを機に、特に日常臨床でよく診る4つの疾患（喘息、アレルギー性鼻炎、アトピー性皮膚炎、食物アレルギー）の小児部分を抽出し、より簡便化した『小児アレルギー疾患総合ガイドライン2011』を作成した。より詳しいことが知りたい読者は、元本である『JAGL2010』、さらにはアレルギー疾患のそれぞれ個別のガイドラインを参照されたい。

　本書が、日常臨床で小児を診る医師の座右の書として使いこなされ、アレルギーを有する小児のより豊かな生活に寄与することを願っている。

2011年5月

小児アレルギー疾患総合ガイドライン2011
監修者代表：西間　三馨

CONTENTS

第1章 小児アレルギー疾患総論

- 1-1 小児アレルギー疾患の管理目標、定義 …… 2
- 1-2 小児アレルギー疾患の病態と病因 …… 2
- 1-3 小児アレルギー疾患の疫学 …… 4
- 1-4 小児アレルギー疾患の検査と治療 …… 9
  - 1) 皮膚テスト …… 10
  - 2) 血清抗原特異的IgE抗体測定法 …… 10
  - 3) ヒスタミン遊離試験（histamine release test, HRT） …… 11
  - 4) 治療 …… 11

第2章 気管支喘息

- 2-1 定義、病態生理 …… 14
  - 1. 定義 …… 14
  - 2. 非発作時の病態生理 …… 14
    - 1) 気道炎症 …… 15
    - 2) リモデリング …… 15
    - 3) 気道過敏性 …… 15
  - 3. 発作時の病態生理 …… 15
- 2-2 診断、鑑別診断 …… 17
  - 1. 診断 …… 17
  - 2. 乳児期喘息（乳児喘息）の特殊性 …… 17
  - 3. 鑑別診断 …… 18
    - 1) 喉頭・気管軟化症 …… 19
    - 2) 慢性肺疾患 …… 19
    - 3) 血管輪などの先天性奇形 …… 20
    - 4) 胃食道逆流症 …… 20
    - 5) 誤嚥 …… 20
- 2-3 疫学 …… 20

1. 有症率（prevalence） ………………………………………… 20
   1) ATS-DLD（American Thoracic Society-Division of Lung Diseases）方式 ………………………………………… 20
   2) ISAAC（International Study of Asthma and Allergies in Childhood）方式 ………………………………………… 20
   3) 学校保健調査 ………………………………………… 21
2. 有症率の動向 ………………………………………………… 21
3. 合併症 ………………………………………………………… 22
4. 予後 …………………………………………………………… 22
5. 喘息死 ………………………………………………………… 23
6. 喘息死の予防・対策 ………………………………………… 24

2-4 急性発作時の対応 ……………………………………………… 24
1. 発作強度の評価 ……………………………………………… 24
2. 外来における治療・処置 …………………………………… 26
   1) 初期治療 ………………………………………………… 26
   2) 効果判定と対応 ………………………………………… 29
   3) 中発作に対する追加治療 ……………………………… 30
   4) 帰宅時の指示 …………………………………………… 31
3. 病棟における治療・処置 …………………………………… 32
   1) 大発作の場合 …………………………………………… 32
   2) 呼吸不全 ………………………………………………… 37
4. 退院時の指導 ………………………………………………… 39
   1) いままで長期管理に関して指導を受けていない喘息児 …… 39
   2) 既に長期管理について指導を受けている喘息児 ………… 39
5. 発作治療薬使用上の留意点 ………………………………… 39
   1) β_2刺激薬 ……………………………………………… 39
   2) テオフィリン薬 ………………………………………… 42
   3) 全身性ステロイド薬 …………………………………… 42
6. 喘息発作時の合併症 ………………………………………… 43
   1) air leak syndrome ……………………………………… 43

	2）無気肺と肺虚脱 …………………………………………………………	44
2-5	**長期管理の基本** ………………………………………………………………	46
	1．小児喘息の重症度判定とコントロールの評価 ………………………………	46
	1）重症度判定 …………………………………………………………………	46
	2）小児喘息の治療目標 ………………………………………………………	48
	3）喘息のコントロール ………………………………………………………	48
	4）コントロール設問紙を活用した長期管理の方法 ………………………	50
	5）客観的なコントロール評価 ………………………………………………	52
	2．増悪因子の回避 ………………………………………………………………	56
	1）アレルギー検査とその評価 ………………………………………………	56
	2）環境整備指導 ………………………………………………………………	56
	3）禁煙指導 ……………………………………………………………………	56
2-6	**薬物による長期管理** …………………………………………………………	57
	1．長期管理薬（コントローラー）の種類と特徴 ……………………………	57
	1）吸入ステロイド薬（inhaled corticosteroid, ICS） …………	58
	2）ロイコトリエン受容体拮抗薬 　（leukotriene receptor antagonist, LTRA） …………………	60
	3）クロモグリク酸ナトリウム 　（disodium cromoglycate, DSCG） ………………………………	60
	4）テオフィリン徐放製剤 　（sustained release theophylline, SRT） ………………………	61
	5）長時間作用性 β_2 刺激薬 　（long acting β_2 agonist, LABA） ………………………………	62
	2．長期管理の進め方 ……………………………………………………………	63
	1）重症度に応じた治療ステップの選択 ……………………………………	63
	2）コントロール状態による 　治療薬のステップアップ、ステップダウン ………………………	63
	3）長期管理薬の中止 …………………………………………………………	68
2-7	**遷延する咳嗽の診断と治療** …………………………………………………	70
	1．遷延する咳嗽と喘息 …………………………………………………………	70

  2. 咳喘息と典型的喘息 71
  3. 咳嗽の遷延化の原因 71
  4. 遷延する咳嗽の治療 72

2-8　吸入機器および補助器具と使い方 72
  1. 吸入機器 72
   1）ネブライザー 73
   2）ネブライザーの使用法 74
   3）定量吸入器 75
  2. 吸入補助器具 75
   1）スペーサー 77
   2）マスク 77
  3. 定量吸入器とネブライザーの選択 78

2-9　日常生活における問題点とその管理 79
  1. 運動と喘息 79
   1）運動誘発喘息（exercise-induced asthma, EIA） 79
   2）運動指導 79
   3）喘息児とドーピング 83
  2. 幼稚園・学校生活 83
   1）幼稚園・学校行事への参加 83
   2）園内・校内での活動に際しての留意点 84
   3）海外旅行・ホームステイ・留学（高校生） 85
   4）学校生活管理指導表の活用 86

2-10　患者教育 86
  1. 患者教育 86
   1）幼児（2〜4歳） 87
   2）学童期（5歳〜小学校低学年） 87
   3）前思春期（小学校高学年） 87
   4）思春期（中学生以降） 87
  2. アドヒアランスの向上 87

2-11　予防接種、外科手術時の配慮 94

- 1. 予防接種 …… 94
  - 1）ワクチン添加物とアレルギー接種液成分 …… 94
  - 2）喘息児と主なワクチン …… 95
- 2. 外科手術時の配慮 …… 96
  - 1）手術時期 …… 97
  - 2）術前管理 …… 97
  - 3）緊急手術 …… 98
  - 4）手術後の管理 …… 98

2-12　思春期〜青年期喘息 …… 98

- 1. 特徴 …… 98
  - 1）病態的特徴 …… 98
  - 2）病態以外の特徴 …… 99
- 2. 思春期・青年期に喘息の管理が難しくなる理由 …… 99
  - 1）患者側の因子 …… 99
  - 2）医療側の因子 …… 99
  - 3）社会的因子 …… 99
- 3. 思春期喘息の問題点と対策 …… 100

2-13　専門医への紹介を考慮する症例 …… 100

- 1. 専門医への紹介を要するコントロール不良の目安 …… 100
  - 1）2歳未満 …… 100
  - 2）2歳以上 …… 100

2-14　ワンポイントレッスン …… 101

- 1. 衛生仮説（hygine hypothesis） …… 101
- 2. 食物依存性運動誘発アナフィラキシー（food dependent exercise-induced anaphylaxis, FDEIAn） …… 102
- 3. 長期入院療法 …… 103
- 4. 小児慢性特定疾患医療給付 …… 104
- 5. 喘息児サマーキャンプ …… 104
- 6. アスピリン喘息（AIA） …… 106
- 7. 化学物質過敏症・シックハウス症候群 …… 106

1）歴史 ……………………………………………… 106
　　　2）診断基準と検査所見 …………………………… 106
　　　3）他疾患との鑑別 ………………………………… 106
　　8. One airway, one disease ……………………………… 107
　　　1）疫学的検討から ………………………………… 107
　　　2）上下気道の関連性について …………………… 107
　　9. 副鼻腔炎 ……………………………………………… 108
　　10. 内科（成人喘息）から見た小児喘息 ……………… 108
　　　1）生物学的特性 …………………………………… 109
　　　2）治療への患者側の取り組み …………………… 109
　　　3）治療への医師側の取り組み …………………… 110
　　　4）小児科と内科による科科連携 ………………… 110

第3章 アレルギー性鼻炎

3-1 定義と病名 …………………………………………… 114
3-2 鼻炎の分類 …………………………………………… 114
3-3 アレルギー性鼻炎の疫学 …………………………… 115
3-4 アレルギー性鼻炎発症のメカニズム ……………… 117
　1. くしゃみ ……………………………………………… 118
　2. 水様性鼻汁 …………………………………………… 118
　3. 鼻粘膜腫脹 …………………………………………… 118
3-5 アレルギー性鼻炎の検査・診断法 ………………… 119
　1. 検査法 ………………………………………………… 119
　2. 診断法 ………………………………………………… 120
3-6 アレルギー性鼻炎の分類 …………………………… 120
3-7 QOLによる評価 ……………………………………… 121
3-8 アレルギー性鼻炎の治療 …………………………… 121
　1. 治療の目標 …………………………………………… 121
　2. 治療法 ………………………………………………… 121
　　　1）自然経過と患者とのコミュニケーション …… 121

　　　　2）抗原除去と回避 …………………………………… 123
　　　　3）薬物療法 …………………………………………… 123
　　　　4）特異的免疫療法 …………………………………… 128
　　　　5）手術療法 …………………………………………… 131
　　3. 治療法の選択 …………………………………………… 132
　　　　1）通年性アレルギー性鼻炎 ………………………… 132
　　　　2）花粉症 ……………………………………………… 132
3-9　他の疾患を合併しているときの治療のポイント ……… 136
　　　　1）急性・慢性副鼻腔炎 ……………………………… 136
　　　　2）好酸球性副鼻腔炎 ………………………………… 136
　　　　3）喘息 ………………………………………………… 137
　　　　4）One airway, one diseaseの概念から見た喘息と
　　　　　　アレルギー性鼻炎、好酸球性副鼻腔炎との相互関係 …… 137
　　　　5）喘息を合併する好酸球性副鼻腔炎の治療 ……… 138
　　　　6）アスピリン不耐症に見られる副鼻腔炎の治療 … 139
　　　　7）アレルギー性結膜炎 ……………………………… 139
　　　　8）滲出性中耳炎 ……………………………………… 140
3-10　ワンポイントレッスン ………………………………… 140
　　　　1）妊婦における注意点 ……………………………… 140
　　　　2）小児における注意点 ……………………………… 140
　　　　3）口腔アレルギー症候群 …………………………… 142
　　　　4）ARIA（Allergic Rhinitis and its Impact on Asthma）
　　　　　　との関係 …………………………………………… 143

第4章　アトピー性皮膚炎

4-1　アトピー性皮膚炎の定義・疾患概念、病態生理・病因 …… 148
　　1. 定義・疾患概念 ………………………………………… 148
　　2. 病態生理 ………………………………………………… 148
　　　　1）炎症の機構 ………………………………………… 148
　　　　2）皮膚の機能異常 …………………………………… 149

3. 病因 ……………………………………………… 149
　　　　1) 遺伝的要因 …………………………………… 149
　　　　2) 発症因子、悪化因子 ………………………… 149
4-2　アトピー性皮膚炎の疫学 …………………………… 150
　1. 世界におけるアトピー性皮膚炎有症率とその推移 …… 150
　2. わが国における疫学調査 ……………………………… 151
　3. アトピー性皮膚炎の自然歴 …………………………… 152
4-3　アトピー性皮膚炎の診断 …………………………… 153
　1. アトピー性皮膚炎の診断基準 ………………………… 153
　　　1) Hanifin & Rajkaの診断基準 ………………… 153
　　　2) 日本皮膚科学会の診断基準 ………………… 153
　　　3) 厚生省心身障害研究の診断基準 …………… 154
　2. 診断の参考となる検査 ………………………………… 154
　　　1) 血清総IgE値 ………………………………… 154
　　　2) 血中好酸球数 ………………………………… 154
　　　3) 特異的IgE抗体価 …………………………… 154
　　　4) パッチテスト ………………………………… 157
　　　5) その他 ………………………………………… 157
　3. アトピー性皮膚炎の重症度基準 ……………………… 157
　　　1) SCORAD（SCORing Atopic Dermatitis）…… 157
　　　2) 日本皮膚科学会のアトピー性皮膚炎重症度分類 … 157
　　　3) 重症度の目安 ………………………………… 157
4-4　アトピー性皮膚炎の臨床症状 ……………………… 158
　1. 皮膚症状 ………………………………………………… 158
　　　1) 皮疹 …………………………………………… 158
　　　2) 瘙痒 …………………………………………… 163
　2. 皮膚症状以外の症状 …………………………………… 164
　　　1) 皮疹に付随する症状・所見 ………………… 164
　　　2) 他臓器症状 …………………………………… 164
4-5　アトピー性皮膚炎の原因・悪化因子の検索と対策 … 165

1. 搔破 ……………………………………………… 165
　　　2. 食物 ……………………………………………… 165
　　　3. 汗 ………………………………………………… 165
　　　4. 物理的刺激 ……………………………………… 166
　　　5. 環境因子 ………………………………………… 166
　　　6. 細菌・真菌 ……………………………………… 166
　　　7. 接触抗原 ………………………………………… 166
　　　8. ストレス ………………………………………… 167
　　　9. その他 …………………………………………… 167
4-6　アトピー性皮膚炎の基本治療の概要 ……………… 168
　　　1. 治療の基本 ……………………………………… 168
　　　　　1) 原因・悪化因子の検索と対策 ……………… 168
　　　　　2) スキンケア（異常な皮膚機能の補正） …… 168
　　　　　3) 薬物療法の基本 ……………………………… 169
　　　2. 治療中の注意事項 ……………………………… 169
4-7　アトピー性皮膚炎のスキンケア …………………… 170
　　　1. 乾燥皮膚（ドライスキン） …………………… 170
　　　2. 黄色ブドウ球菌叢 ……………………………… 171
　　　3. スキンケアの要点 ……………………………… 171
　　　　　1) ドライスキンに対するスキンケア ………… 171
　　　　　2) 傷害された皮膚に対するスキンケア ……… 172
　　　　　3) 皮膚の清潔とスキンケア …………………… 173
　　　　　4) 家庭でできるスキンケアの実際 …………… 173
4-8　アトピー性皮膚炎の薬物療法 ……………………… 176
　　　1. 外用薬 …………………………………………… 176
　　　　　1) 外用療法 ……………………………………… 176
　　　　　2) ステロイド薬の薬理・作用機序 …………… 176
　　　　　3) ステロイド外用薬の使用法 ………………… 176
　　　　　4) ステロイド不応答性とタキフィラキシー … 183
　　　　　5) 免疫抑制外用薬の使用法 …………………… 184

	6）非ステロイド性抗炎症外用薬		185
2.	内服薬		186
	1）抗ヒスタミン薬・抗アレルギー薬		186
	2）その他の内服薬		190
3.	薬物療法の基本例についての説明		191

4-9 アトピー性皮膚炎の基本治療以外の付加的治療 … 191
1. 紫外線療法 … 191
2. 心身医学的アプローチ … 191
3. 代替療法 … 192

4-10 アトピー性皮膚炎の経過中の注意事項 … 192
1. 合併症および対処法 … 192
   1）アレルギー疾患 … 192
   2）皮膚感染症 … 192
   3）眼科的疾患 … 193
2. その他の注意事項 … 193

4-11 専門医に紹介するポイント … 193

4-12 学校・保育所における対応 … 195
1. 悪化因子 … 195
2. スキンケア … 197
3. 薬物療法 … 197

4-13 ワンポイントレッスン … 197
1. アトピー性皮膚炎と他の皮膚疾患との鑑別診断のポイント … 197
2. 重症薬疹 … 199
   1）Stevens-Johnson syndrome（SJS） … 199
   2）中毒性表皮壊死症（toxic epidermal necrolysis, TEN）… 201
   3）薬剤性過敏症症候群（drug-induced hypersensitivity syndrome, DIHS） … 202
   4）急性汎発性発疹性膿疱症（acute generalized exanthematous pustulosis, AGEP） … 204

第5章 食物アレルギー

- 5-1 食物アレルギーの定義 208
- 5-2 食物アレルギーの疫学 208
    - 1) 即時型食物アレルギーの有病率 208
    - 2) 原因食品 208
- 5-3 食物アレルギーの病態 211
- 5-4 食物アレルギーの症状 212
    - 1) 皮膚症状 212
    - 2) 消化器症状 213
    - 3) 呼吸器症状 214
    - 4) 眼症状 215
    - 5) 全身性症状 215
- 5-5 食物アレルギーの臨床病型 216
- 5-6 食物アレルギーの診断（経口負荷試験以外） 217
    - 1) 問診のポイント 217
    - 2) 食物以外の症状修飾因子の除外 220
    - 3) 皮膚テスト 220
    - 4) 血中抗原特異的IgE抗体 220
    - 5) 好塩基球ヒスタミン遊離試験 222
    - 6) 食物除去試験 222
- 5-7 食物経口負荷試験 223
    - 1) 目的 223
    - 2) 安全性の確保 223
    - 3) 準備 223
    - 4) 投与方法 224
    - 5) 負荷試験のプロトコール 224
- 5-8 食物アレルギーの発症の予知と予防 225
    - 1) 食物アレルギーの発症の予知 225
    - 2) 食物アレルギーの発症予防の対象と方法 225
- 5-9 食物アレルギーの自然経過 227

	1）食物アレルギーとアレルギーマーチ	227
	2）食物アレルギーの耐性化	227

5-10 食物アレルギーの治療
　　　―惹起された過敏症状に対する治療― ……… 227
　　　1）医療機関での治療 ……………………… 227
　　　2）医療機関以外での対応 ………………… 228

5-11 食物アレルギーの治療
　　　―過敏症状が惹起されないように予防するための治療― 230
　　　1）必要最小限の除去食 …………………… 230
　　　2）栄養学的な障害の回避 ………………… 231
　　　3）食品表示のチェック …………………… 232

5-12 食物アレルギーの抗原特異的経口免疫療法 … 232

5-13 他の疾患を合併しているときの治療のポイント 233
　　　1）アトピー性皮膚炎 ……………………… 233
　　　2）喘息 ……………………………………… 234
　　　3）アレルギー性鼻炎 ……………………… 234

5-14 専門医に紹介するポイント …………………… 234

参考資料　関係医学会・患者支援団体と参考ガイドライン

1. 関係医学会・患者支援団体 ……………………… 238
　　1）日本小児アレルギー学会 ………………… 238
　　2）社団法人日本アレルギー学会 …………… 238
　　3）公益財団法人日本アレルギー協会 ……… 238
　　4）独立行政法人環境再生保全機構 ………… 238
　　5）リウマチ・アレルギー情報センター …… 239
　　6）厚生労働省：リウマチ・アレルギー情報 … 239
　　7）財団法人日本アンチ・ドーピング機構（JADA） … 239

2. 参考ガイドライン ………………………………… 239
　　1）小児気管支喘息治療・管理ガイドライン2008 … 239
　　2）喘息予防・管理ガイドライン2009 ……… 239

- 3）家族と専門医が一緒に作った小児ぜんそくハンドブック2008 ……… 239
- 4）小児気管支喘息治療・管理ハンドブック2009 ……… 240
- 5）GINA（Global Initiative for Asthma） ……… 240
- 6）ARIA（Allergic Rhinitis and its Impact on Asthma）2008 ……… 240
- 7）EPR3（Expert Panel Report 3）：Guidelines for the Diagnosis and Management of Asthma ……… 240
- 8）鼻アレルギー診療ガイドライン―通年性鼻炎と花粉症―2009年版（改訂第6版） ……… 240
- 9）アトピー性皮膚炎診療ガイドライン2009 ……… 240
- 10）食物アレルギー診療ガイドライン2005 ……… 240
- 11）食物アレルギー経口負荷試験ガイドライン2009 ……… 241
- 12）アレルギー疾患診断・治療ガイドライン2010 ……… 241
- 13）保育園におけるアレルギー対応の手引き2011 ……… 241
- 14）学校のアレルギー疾患に対する取り組みガイドライン ……… 241

小児用の主なアレルギー疾患治療薬 ……… 243

索引 ……… 259

小児アレルギー疾患総合ガイドライン2011

第1章

小児アレルギー疾患総論

1-1　小児アレルギー疾患の管理目標、定義

　アレルギー疾患の治療・管理の目標を表1-1-1に示す。要は、ただ単に症状発現時の治療だけでなく、急性増悪を防ぎ非可逆性の変化が起きないようにして、QOL（Quality of life、生活の質）を良好に保つことを目標にすべきである。そして、最終的には寛解・治癒を目指す。

　各疾患のそれぞれの定義については、喘息は2-1（p.14）、アレルギー性鼻炎は3-1（p.114）、アトピー性皮膚炎は4-1（p.148）、食物アレルギーは5-1（p.208）、に記している。

表1-1-1　小児アレルギー疾患の治療・管理の目標

1. 健康小児と変わらない日常生活を送れること。
2. 正常な発育・発達ができること。
3. 正常に近い呼吸機能、組織、粘膜の状態を維持し、不可逆性の変化を防ぐこと。
4. 気道、皮膚、粘膜症状がなく、十分な夜間睡眠が可能なこと。
5. 急性増悪を起こさないこと。
6. 他の合併症を引き起こさないこと。
7. 治療薬による副作用がないこと。

1-2　小児アレルギー疾患の病態と病因

　本ガイドラインで扱うアレルギー疾患の多くは、IgEの関与するI型アレルギー（Gell & Coomsの分類）が主である。I型アレルギーは過剰なIgE抗体産生という遺伝的素因を有しており、家族歴を見ると喘息の親からは喘息の子が、アレルギー性鼻炎の親からはアレルギー性鼻炎の子が、アトピー性皮膚炎の親からはアトピー性皮膚炎の子が有意に多く発症することが知られている。また、症状を繰り返すことにより標的臓器にリモデリングを生じ、不可逆性変化と難治化をもたらす。アレルギー疾患の発現機構を図1-2-1に、病態を図1-2-2に示す。詳細は各疾患の病態生理の項〔喘息は2-1（p.14）、アレルギー性鼻炎は3-4（p.117）、アトピー性皮膚炎は4-1（p.148）、食物アレルギーは5-3（p.211）〕を参照されたい。

1-1 小児アレルギー疾患の管理目標、定義

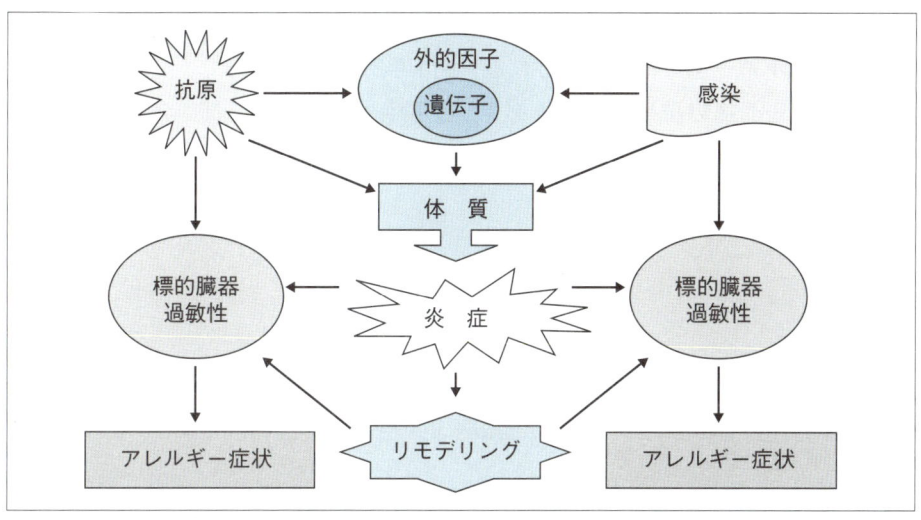

図1-2-1 アレルギー疾患の発現機構

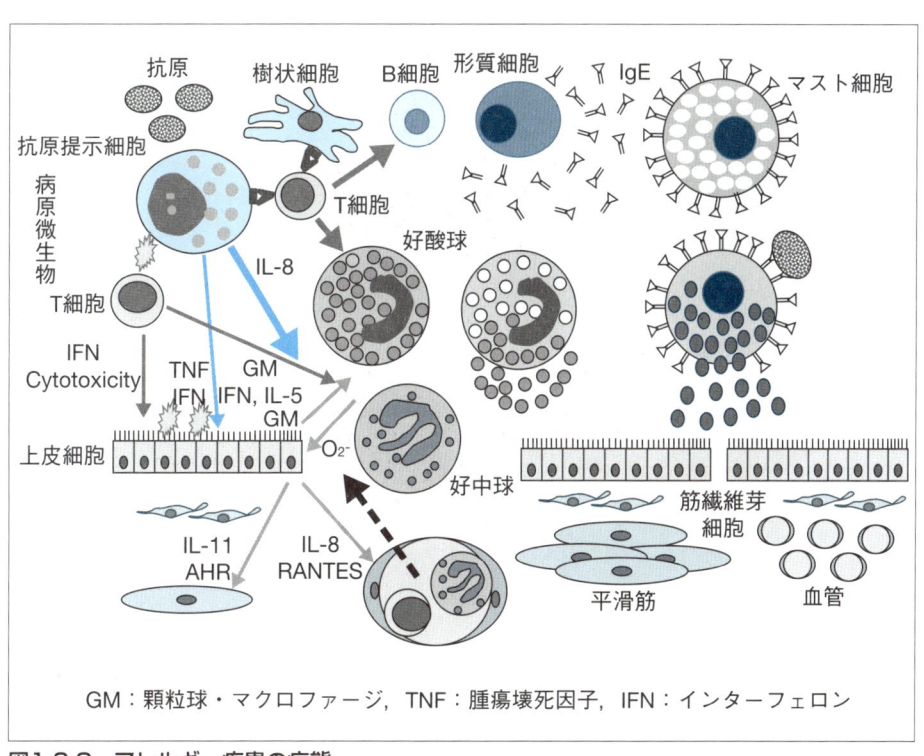

図1-2-2 アレルギー疾患の病態

GM：顆粒球・マクロファージ，TNF：腫瘍壊死因子，IFN：インターフェロン

アレルギー疾患は同一個体にいくつも合併し、発症、増悪、軽快を繰り返すことからアレルギーマーチと表現される（図1-2-3）。

環境要因としては抗原（アレルゲン）が最も重要である。表1-2-1に各疾患で知られている主なアレルゲンを示す。

1-3　小児アレルギー疾患の疫学

アレルギー疾患の多くは全年齢で増加しており、世界的にもそれは同様であり、ISAAC（International Study of Asthma and Allergies in Childhood）で、1995年、

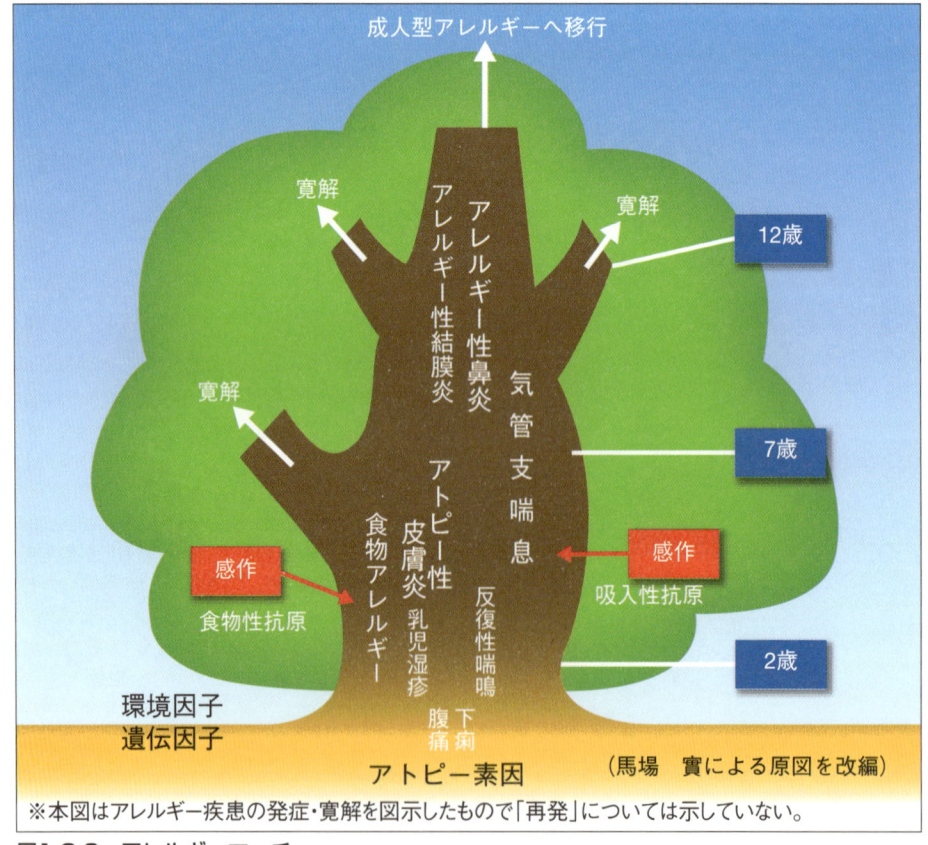

（馬場　實による原図を改編）

※本図はアレルギー疾患の発症・寛解を図示したもので「再発」については示していない。

図1-2-3　アレルギーマーチ

表1-2-1 各アレルギー疾患における主なアレルゲン

アレルゲン	気管支喘息	アレルギー性鼻炎	アレルギー性結膜炎	アトピー性皮膚炎	食物アレルギー
チリダニ	○	○	○	○	
空中真菌	○	○	○		
ネコ皮膚	○	○	○	△	
イヌ皮膚	○	○	○	△	
ハムスター	○	○	○	△	
スギ・ヒノキ科花粉	△	○	○	△	
イネ科花粉	△	○	○		
食物抗原	△			△	○
卵					○
牛乳					○
小麦					○
その他	職業喘息における吸入物質	キク科、クワ科の花粉	キク科、クワ科の花粉	接触抗原	甲殻類、果実、魚介類、ゼラチン

　2002年と世界共同疫学調査が行われている。データ解析が完全に終了している1995年の主な国の6～7歳、12～13歳の喘息症候群（気管支喘息＋喘鳴）、アレルギー性鼻炎、アレルギー性結膜炎、アトピー性皮膚炎の有症率を図1-3-1～3に示すが、日本はいずれも高い有症率となっている。また、日本の疫学調査（6～12歳）における合併率を図1-3-4Aに示すが、喘息とアレルギー性鼻炎、アレルギー性結膜炎の合併率が高い。幼児では食物アレルギーがかなり多い（図1-3-4B）。

　本邦における小学校1～6年生の1992年と2002年のアレルギー疾患有症率の推移は図1-3-5のように、2002年調査で喘息は6.5％、アレルギー性鼻炎20.5％、アトピー性皮膚炎13.8％となっている。

　最近、文部科学省が全国の小、中、高等学校で約1,280万人の調査を養護教諭を通して行ったものでは、図1-3-6のようになっている。また、平成21年度に日本保育園保健協議会が保育園における食物アレルギーに関する全国調査では図1-3-6のように1歳児の有症率が9.2％と高い（http://www.nhhk.net/）。

　各疾患の疫学の詳細はそれぞれの章〔喘息2-3（p.20）、アレルギー性鼻炎3-3

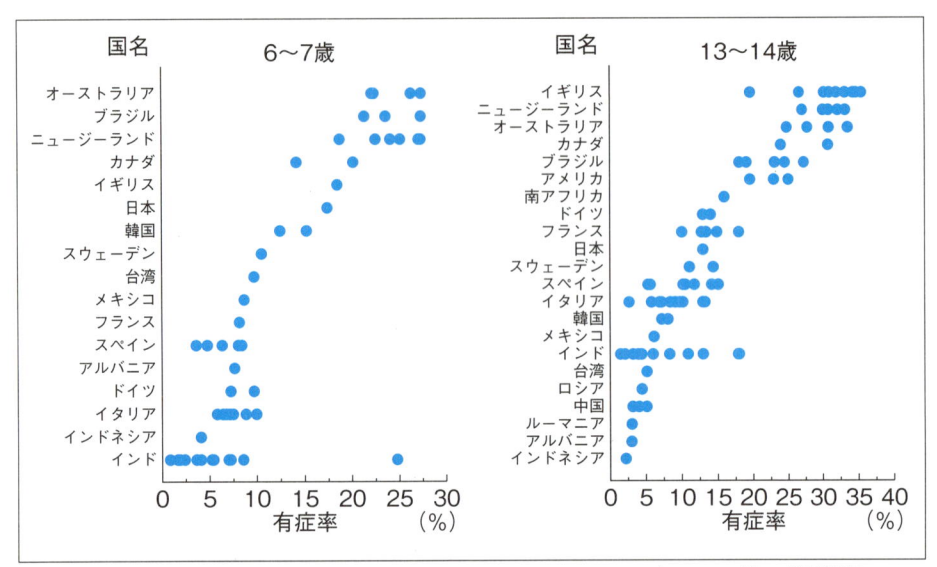

図1-3-1　ISAAC質問紙法による1年以内のアレルギー喘息症状（ISAAC 第Ⅰ相試験）
　1995年、ISAAC（International Study of Asthma and Allergies in Childhood）による調査。日本の調査地点は福岡。●印は各調査地点の有症率で1地点の対象は平均3,000人。

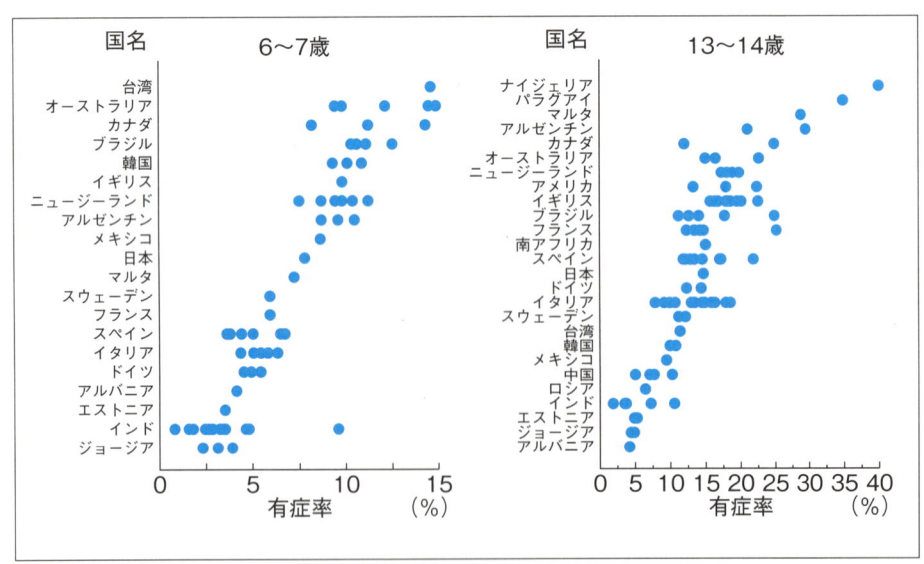

図1-3-2　ISAAC質問紙法による1年以内のアレルギー性鼻結膜炎症状（ISAAC 第Ⅰ相試験）
　1995年、ISAAC（International Study of Asthma and Allergies in Childhood）による調査。日本の調査地点は福岡。●印は各調査地点の有症率で1地点の対象は平均3,000人。

1-3 小児アレルギー疾患の疫学

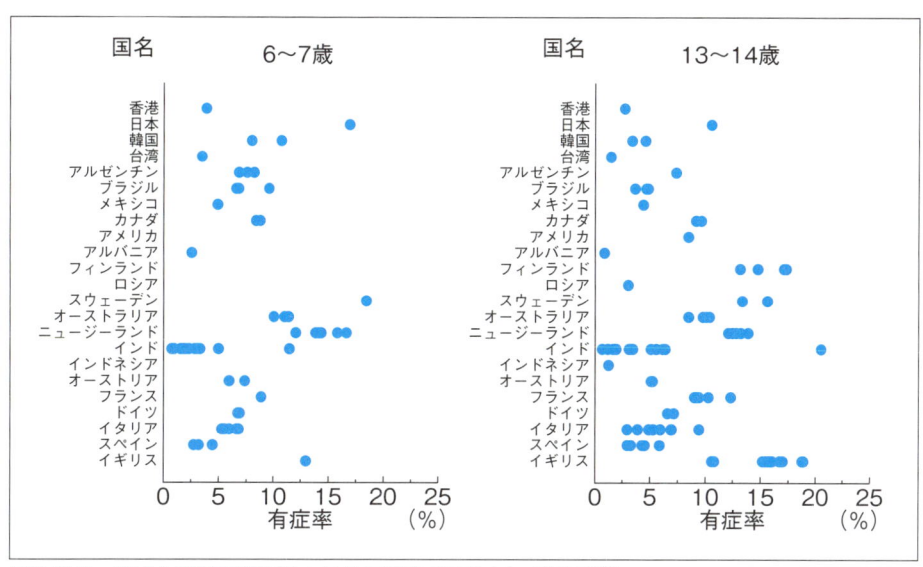

図1-3-3 ISAAC質問紙法による1年以内のアトピー性皮膚炎

1995年、ISAAC (International Study of Asthma and Allergies in Childhood)による調査。日本の調査地点は福岡。●印は各調査地点の有症率で1地点の対象は平均3,000人。

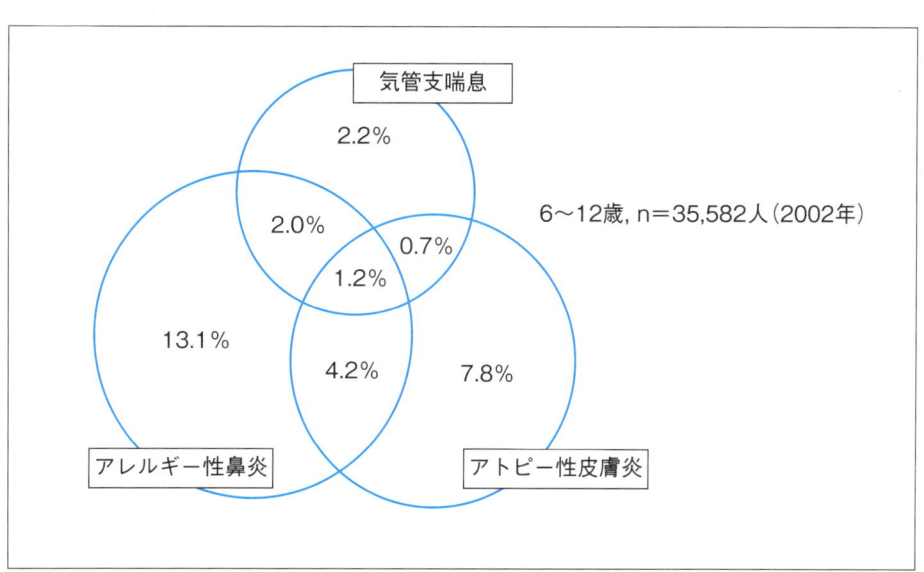

図1-3-4A 3つの主要なアレルギー疾患の合併頻度

6〜12歳, n＝35,582人 (2002年)

- 気管支喘息: 2.2%
- アレルギー性鼻炎: 13.1%
- アトピー性皮膚炎: 7.8%
- 気管支喘息∩アレルギー性鼻炎: 2.0%
- 気管支喘息∩アトピー性皮膚炎: 0.7%
- アレルギー性鼻炎∩アトピー性皮膚炎: 4.2%
- 3疾患合併: 1.2%

(西日本小児アレルギー研究会有症率調査研究班)

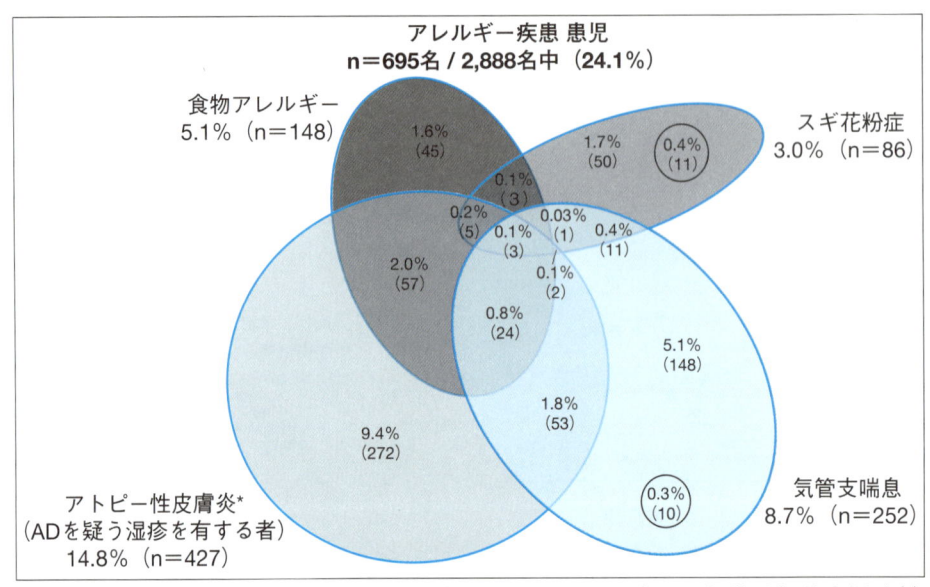

図1-3-4B　3歳児アレルギー性疾患の罹患率　　　　（2002, 相模原市, 海老澤元宏）

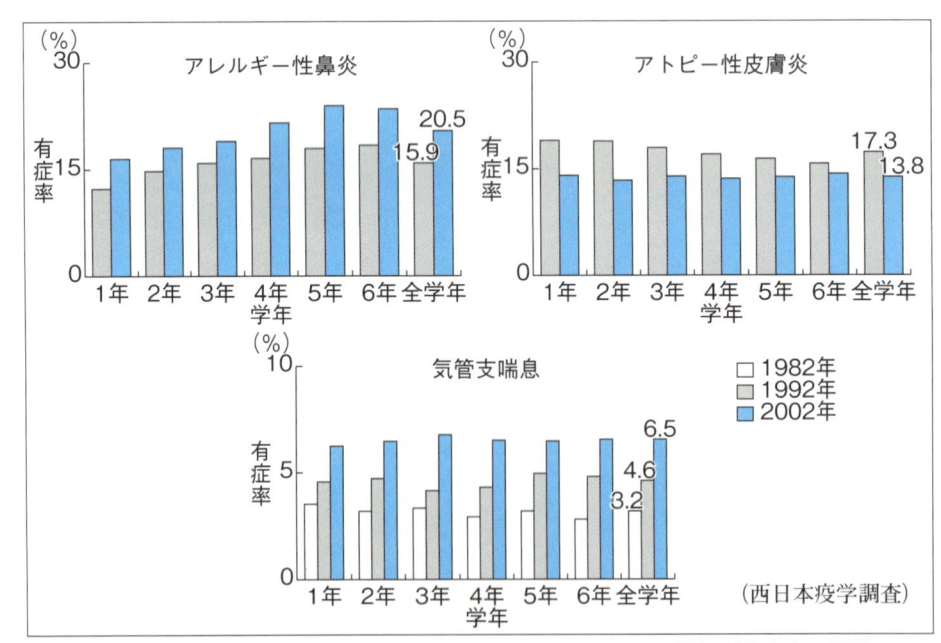

図1-3-5　主なアレルギー疾患の1992年と2002年のそれぞれの学年別有症率の推移

1-3 小児アレルギー疾患の疫学

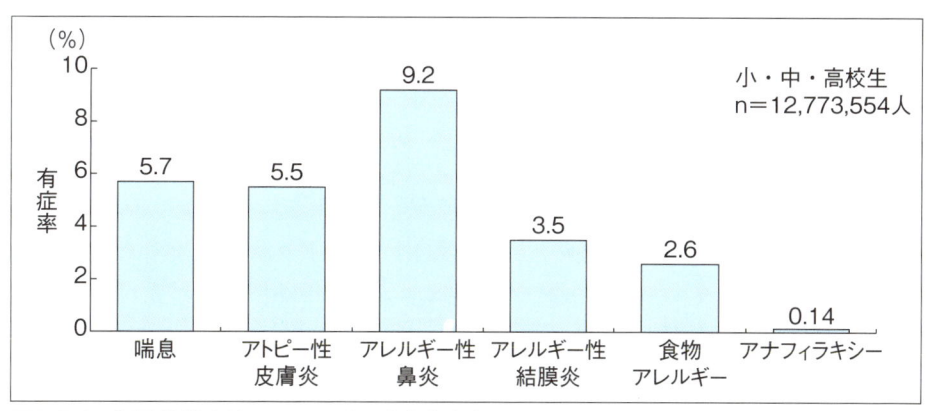

図1-3-6 児童生徒全体のアレルギー疾患有症率　　（平成16年文部科学省調査）

小・中・高校生 n＝12,773,554人
- 喘息：5.7%
- アトピー性皮膚炎：5.5%
- アレルギー性鼻炎：9.2%
- アレルギー性結膜炎：3.5%
- 食物アレルギー：2.6%
- アナフィラキシー：0.14%

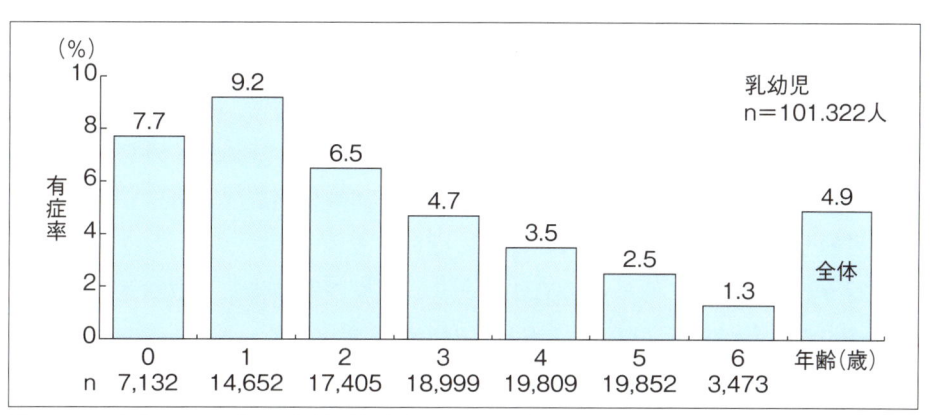

図1-3-7 食物アレルギーの年齢別有症率　　（平成21年度日本保育園保健協議会調査）

乳幼児 n＝101,322人
年齢(歳)	0	1	2	3	4	5	6	全体
有症率(%)	7.7	9.2	6.5	4.7	3.5	2.5	1.3	4.9
n	7,132	14,652	17,405	18,999	19,809	19,852	3,473	

（p.115）、アトピー性皮膚炎4-2（p.150）、食物アレルギー5-2（p.208）〕を参照されたい。

1-4 小児アレルギー疾患の検査と治療

　検査は無症状期（無解期）と有症状期（増悪期）に行われるが、軽度の症状があるときに多くの有意義なデータがとれやすい。アレルギー学的検査が主体

であるが、診断を確定するときや重症度を判定するときには無症状期に誘発試験（負荷試験）が行われる（表1-4-1）。

1）皮膚テスト

　安価で短時間に判定でき、なおかつ患者がその結果を直接見ることができる。皮膚テストは皮内テスト、スクラッチテスト、プリックテストがあるが、簡便性からプリックテストが多用されている。15分後に皮膚の紅斑や膨疹の程度から判定する。検査では疼痛を伴い腫脹がしばらく残ることもある。

2）血清抗原特異的IgE抗体測定法

　数値化されて判定されるCAP-RAST法ではU_A/mLという単位で表される。半定量的なクラス分けによりクラス0を陰性、クラス1を偽陽性、クラス2以上を陽性と判定する。しかし、疑陽性、疑陰性ともにあり得る。また、検査にかかる費用が高価な点が問題であるが、汎用されるアレルゲンの多くは保険適用を受けている。項目別に検査する方法と多項目を同時に検査する方法があり、前者は目的とする抗原が予測される場合に行い、後者はスクリーニングを目的として行う。本検査法にも多数の方法があり、抗原の種類により取捨選択してオーダーする必要がある。血清総IgE抗体の定量は全身のアレルギーを見るのに有用であるが、アレルギー疾患があっても正常範囲のこともある。

表1-4-1　各アレルギー疾患の主な検査

項目	気管支喘息	アレルギー性鼻炎	アレルギー性結膜炎	アトピー性皮膚炎	食物アレルギー
総IgE	○	○	○	○	○
特異的IgE（RAST）	○	○	○	○	○
抗原誘発試験	△	△	△	△	△
好酸球数	○	○	○	○	
抗原除去試験					○
その他	呼吸機能 血液ガス 気道過敏性 呼気NO X-P	鼻腔通気度 鼻腔検査 X-P	ブラッシュサイトロジー	TARC[*1]	ヒスタミン遊離試験

＊1：TARC, thymus and activation-regulated chemokine

CAP-RAST法による特異的IgE抗体のクラス（スコア）分類は表1-4-2に示す。

表1-4-2　特異IgE抗体の評価（CAP-RAST法）

クラス（またはスコア）	IgE抗体の値（単位：U$_A$/mL）
0	<0.35
1	0.35〜<0.7
2	0.7〜<3.5
3	3.5〜<17.5
4	17.5〜<50
5	50〜<100
6	≧100

3）ヒスタミン遊離試験（histamine release test, HRT）

マスト細胞の代わりに血液中でマスト細胞と同じ働きをする好塩基球を利用してヒスタミンの遊離量を測定する方法であるが汎用はされていない。

4）治療

治療には無症状期の長期管理のための治療と有症状期（増悪期）の治療がある。主なアレルギー治療薬の適応を表1-4-3に示す。

表1-4-3　各アレルギー疾患の治療薬

項目	気管支喘息	アレルギー性鼻炎	アレルギー性結膜炎	アトピー性皮膚炎	食物アレルギー
ステロイド薬					
外用	○	○	△	○	
内服	△	△	△	△	△
抗アレルギー薬					
外用・吸入	○	○	○	○	
内服	○	○	○	○	○
ロイコトリエン受容体拮抗薬	○	○			
その他	β$_2$刺激薬 テオフィリン		免疫抑制薬	免疫抑制薬	アドレナリン

また、抗原の除去・回避はアレルギー疾患の治療の基本であるが、主なアレルゲンのチリダニ除去について表1-4-4に示す。

表1-4-4　家塵中ダニの除去を目的とした室内環境改善のための注意

①床の掃除：床の掃除機かけはできるだけ毎日実行することが望ましいが、少なくとも、3日に1回20秒/m²の時間をかけて実行することが望ましい。

②畳床の掃除：畳床のダニと寝具は相互汚染があるので、特に掃除機かけには注意が必要である。3日に1回は20秒/m²の時間をかけて実行する。床は板やクッションフロアが望ましい。

③床以外の清掃：電気の傘、タンスの天板なども年に1回は徹底した拭き掃除をすることが望ましい。

④寝具類の管理：寝具類の管理は喘息発作を予防する上で特に大切である。1週間に1回は20秒/m²の時間をかけて、シーツを外して寝具両面に直接に掃除機をかける。

⑤布団カバー、シーツの使用：こまめなカバー替え、シーツ替えをすることが望ましい。ダニの通過できない高密度繊維のカバー、シーツは有効である。

⑥大掃除の提唱：室内環境中のダニ数は、管理の行き届かない部分での大増殖が認められるので、年に1回は大掃除をする。

⑦室内ペットの注意：ペット自体がアレルゲンとなるが、ダニの餌ともなるので次の注意をする。
　(1) できれば飼育をやめる。
　(2) 屋外で飼い、寝室に入れない。
　(3) ペットとペットの飼育環境を清潔に保つ。
　(4) 床のカーペットをやめ、フローリングにする。
　(5) 通気をよくし、掃除を励行する。

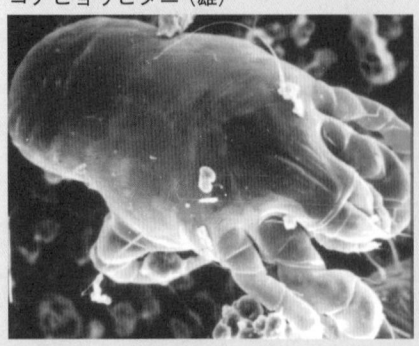

コナヒョウヒダニ（雄）　　コナヒョウヒダニ（雌）

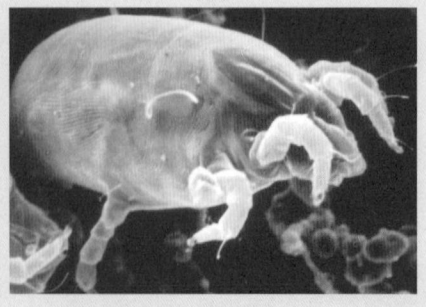

(写真提供：国立病院機構相模原病院)

小児アレルギー疾患総合ガイドライン2011

第2章

気管支喘息

2-1 定義、病態生理

1. 定義

　小児気管支喘息（以下、小児喘息）は、発作性に笛声喘鳴を伴う呼吸困難を繰り返す疾患であり、発生した呼吸困難は、通常は自然ないし治療により軽快、治癒するが、ごく稀には死亡することがある。その病理像は、気道の可逆性の狭窄性病変と、持続性炎症および気道リモデリングと称する組織変化からなるものと考えられている。診断には、類似症状を示す上下気道疾患、心・血管系疾患を除外する必要がある。

（注）呼吸困難は、通常は自覚症状であるが、乳児、幼児では自覚症状として表現できない。したがって、乳幼児では、他覚的な不快感あるいは苦痛を伴った努力性呼吸を呼吸困難と判断する。

2. 非発作時の病態生理

　小児期（乳児〜青年期）においても喘息の病態は成人の喘息と同様に気道の慢性炎症であり、気道リモデリングの存在が認められている（図2-1-1）。

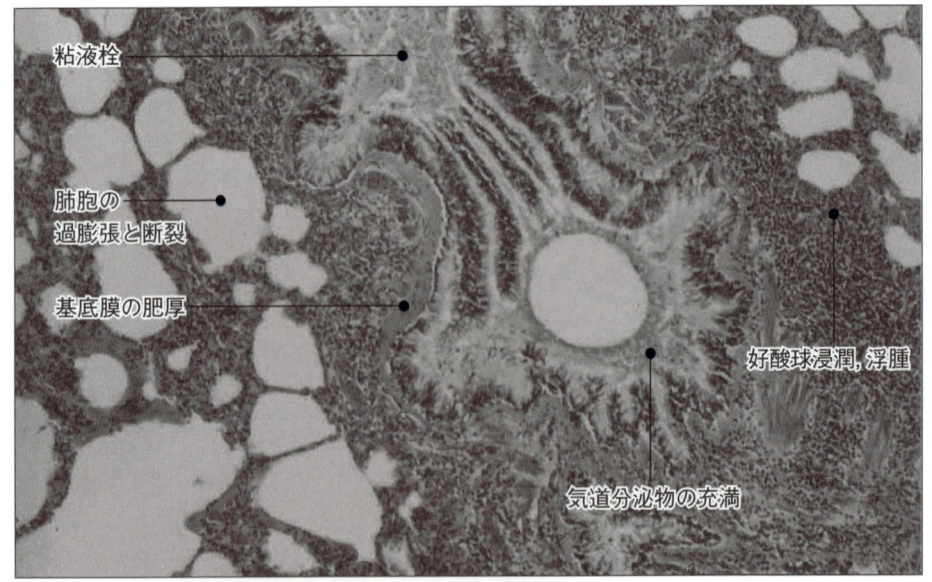

図2-1-1　喘息死症例の剖検における気道（思春期女性）

1）気道炎症

　喘息は好酸球、マスト細胞、リンパ球などの活性化と気道粘膜傷害を伴う気道の慢性炎症性疾患と考えられている。この考え方は、喘息の治療・管理を進めていく上で重要であり、持続型喘息に抗炎症薬を基本治療薬として使用する基本となる。

2）リモデリング

　気道リモデリングは通常、気道上皮細胞傷害、杯細胞化生、基底膜肥厚、粘膜層の慢性的腫脹、平滑筋肥大、毛細血管増生、気管支粘膜下腺過形成といった組織構成要素の変化を意味する。リモデリングは、気道炎症の遷延化の結果なのか、炎症とは別の発症機転に基づくのか、どの程度早期から存在するのか、抗炎症治療による進行阻止・改善が可能なのか不明な点も多い。

3）気道過敏性

　気道過敏性は、喘息の特徴的病態である。気道炎症による気道上皮傷害は、気道過敏性を亢進させる要因と考えられるが、気道炎症レベルと気道過敏性との間に相関性があるか否かについては、はっきりとした結論は得られていない。ヒスタミンやアセチルコリンなどの吸入に対する反応性から気道過敏性を評価することができる。運動誘発喘息も気道過敏性に関連する現象と考えられる。

3. 発作時の病態生理

　種々の程度の慢性炎症、リモデリングを有する喘息患者の気道に何らかの因子が作用すると、気道過敏性を持つ喘息患者の気管支は敏感に反応し、喘息発作（急性増悪）へと進展する。発作時には発作強度の進展とともに種々の程度の呼吸困難を自覚し、努力呼吸（陥没呼吸、鼻翼呼吸、肩呼吸、シーソー呼吸、起坐呼吸、などによって確認できる）、喘鳴、咳嗽などの症状が観察される。

　急性増悪時に気道狭窄を引き起こす重要な要素は、①気管支平滑筋の収縮、②気道粘膜浮腫、③気道分泌物増加である。これらが相加的に作用して気管支内腔の狭窄をもたらし、換気を障害する。平滑筋収縮は最も主要な気道狭窄の要因である（図2-1-2）。

　喘息発作のように胸腔内部に気道の狭窄がある場合は、呼気時に気道は周囲から圧迫されて狭窄の程度を増し、吸気時には周囲の陰圧によりやや拡張する。

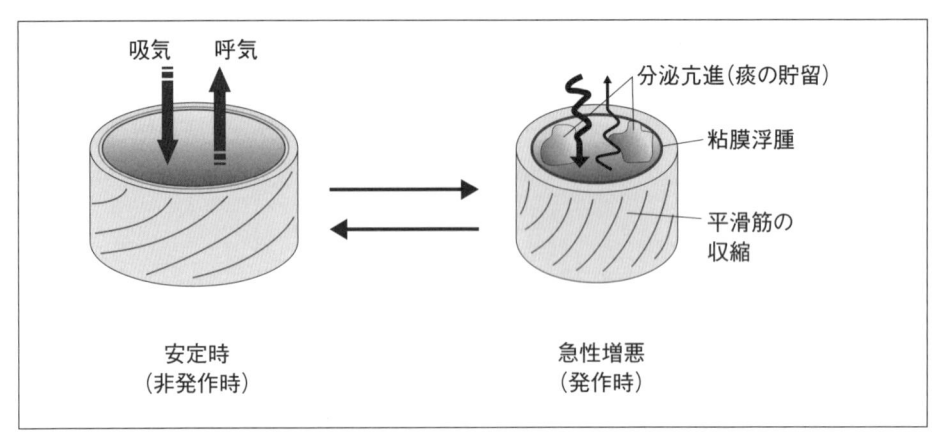

図2-1-2　喘息急性増悪（発作時）の気管支

　このために典型的な喘息発作では呼気時の喘鳴が強く、呼気相が延長する。また、吸気に比して呼気が十分に行われないために、肺内の含気量が増加して肺の過膨張を来す。気管支が複雑に分岐していることによる気道狭窄、また、分泌物の増加、貯留が原因で生ずる気道狭窄や換気障害の程度は肺内で均一でないため、換気血流比の不均等を生じ、低酸素血症を悪化させる。

　中枢側気道の狭窄の状態はピークフロー（PEF）メーターによって評価できるが、末梢気道を含めた呼吸機能を評価するためにはフローボリューム曲線（Flow-volume curve）が用いられる。また換気の状態を評価するには血液ガスを測定する。血液ガス分析のpH、炭酸ガス分圧（PCO_2）は静脈血でも評価は可能である。発作強度の悪化に伴って動脈血酸素分圧（PaO_2）は低下するが、炭酸ガス分圧は小発作、中発作ではあまり変化しないか、むしろ低下し、大発作から呼吸不全に進むに連れて肺胞低換気を反映して急速に上昇し、呼吸性アシドーシス（pH↓、PaO_2↓、$PaCO_2$↑）を呈する。

　乳児ではもともとの気道の内径が狭く、肺弾性収縮力が低い。さらに気管支平滑筋が少なく、粘液分泌腺や杯細胞が過形成を示し、側副換気が少なく、横隔膜が水平に付着して呼吸運動が小さいことなどから、気道の狭窄が生じやすい。したがって、2歳未満では年長児と比較して気道狭窄が強く現れやすく、症状の進行が速いことが特徴である。

2-2　診断、鑑別診断

1. 診断

　典型的な喘息発作の症状は、笛声喘鳴を伴う呼吸困難である。呼気性呼吸困難が主体であるが、症状が進んでくると、吸気性呼吸困難も合併してくる。このような症状を反復すれば、症候学的に喘息の診断をすることは比較的容易であるが、喘息と紛らわしい症状を呈する疾患もある。鑑別疾患については後述する（p.18）。表2-2-1に示した生理検査、免疫アレルギー検査を参考にすれば、診断の確実性を増す。

表2-2-1　喘息の診断の目安となる参考事項

①呼吸機能	：スパイログラム、フローボリューム曲線、PEF値、β_2刺激薬に対する反応性・可逆性
②気道過敏性試験	：アセチルコリン、メサコリン、ヒスタミン閾値、運動負荷試験
③気道炎症を示す成績	：鼻汁中や喀痰中の好酸球、マスト細胞（好塩基球）、呼気中NO濃度
④IgE	：血清総IgE値、特異的IgE抗体、即時型皮膚反応、抗原吸入負荷試験
⑤アレルギー疾患の家族歴、既往歴	

2. 乳児期喘息（乳児喘息）の特殊性

　日本小児アレルギー学会では、2歳未満の小児の喘息を乳児喘息と定義している。この年齢では、解剖学的にも生理学的にも喘鳴を起こしやすいため、乳児喘息の診断は初期には必ずしも容易ではなく、確定された診断基準は存在しない。本ガイドラインでは、乳児喘息の病態の多様性を考慮し、また発症早期からの適切な治療・管理を実現するために、乳児喘息を広義に捉えて、気道感染の有無にかかわらず、エピソードとエピソードの間に無症状な期間が1週間程度以上ある明らかな呼気性喘鳴を、3エピソード以上繰り返した場合に、乳児喘息と診断する（呼気性喘鳴は医師の診察によって判断することが望ましいが、保護者への指導を十分に行った上で、保護者の申告により判断することも可能である）。ただし、3エピソードの呼気性喘鳴は、乳児喘息の診断に必ずしも必須ではない。

　この基準では、ウイルス感染などに伴った喘鳴群を含む可能性があり、より

正確な診断には、**表2-2-2**に掲げる所見を参照することが望ましい。乳児喘息では、喘息発作時に、呼気性喘鳴とともに吸気性喘鳴も伴うことや、水泡音（coarse crackles）を聴取することもある。時に、肺雑音が肺野の局所でのみ聴取される場合もあるが、一般的には、このような局所でのみの聴取や、喘鳴が長期に持続する場合には、喘息以外の疾患である可能性が高い。

3. 鑑別診断

小児喘息の鑑別疾患を表2-2-3に示す。鑑別すべき喘鳴性疾患は、乳児期（2歳未満）と幼児期（2～5歳）、学童期以降では若干異なる。喘鳴を来した回数によって、急性喘鳴（基本的には1回だけ）と反復性喘鳴の2群に大別して考えると分かりやすい。

初めての喘鳴では、鑑別は急性喘鳴に分類された疾患を中心に行う。乳児における急性細気管支炎は喘鳴を来す疾患として重要である。冬期に流行することが多く、その大半はRSウイルス感染によるが、パラインフルエンザウイルス、ヒトメタニューモウイルス、アデノウイルス感染などでも発症する。数日間の感冒症状後に喘鳴や多呼吸が出現し、3か月未満の児では無呼吸発作を伴うこともある。6か月未満の児や基礎疾患を有する児（心疾患や早産児など）は重症化しやすい。

RSウイルス感染症の有無は、抗原迅速キットで確認できる。気管支炎や肺炎など下気道に分泌物が貯留する病態でも乳児では喘鳴を伴うことがある。このエピソードを繰り返す場合には、反復性喘鳴としての鑑別が必要になる。近年、ライノウイルスによる乳幼児の喘鳴が多いことが明らかとなっている。

表2-2-2　乳児喘息の診断に有用な所見

- 両親の少なくともどちらかに、医師に診断された気管支喘息（既往を含む）がある。
- 両親の少なくともどちらかに、吸入抗原に対する特異的IgE抗体が検出される。
- 患児に、医師の診断によるアトピー性皮膚炎（既往を含む）がある。
- 患児に、吸入抗原に対する特異的IgE抗体が検出される。
- 家族や患児に、高IgE血症が存在する（血清IgE値は年齢を考慮した判定が必要である）。
- 喀痰中に好酸球やクレオラ体が存在する（鼻汁中好酸球、末梢血好酸球の増多は参考にする）。
- 気道感染がないと思われるときに呼気性喘鳴を来したことがある。
- $β_2$刺激薬吸入後の呼気性喘鳴や努力性呼吸の改善、または酸素飽和度の改善が認められる。

表2-2-3 小児における喘鳴の鑑別診断

	急性喘鳴	反復性喘鳴
乳児 （2歳未満）	急性細気管支炎 気管支炎・肺炎 食物アレルギーによるアナフィラキシーなど クループ 気道異物	乳児喘息 喉頭・気管軟化症 慢性肺疾患（新生児期の呼吸器障害後） 先天異常による気道狭窄（血管輪など） 胃食道逆流症 誤嚥 閉塞性細気管支炎 心不全
幼児 （2～5歳）	気道異物 食物アレルギーによるアナフィラキシーなど クループ 腫瘍による気道圧迫 （縦隔腫瘍など）	喘息 慢性肺疾患（新生児期の呼吸器障害後） 気管支拡張症 胃食道逆流症 閉塞性細気管支炎 先天性免疫不全症（反復性呼吸器感染）
学童期以降	気管支炎 肺炎 肺結核 肺塞栓症・肺浮腫 腫瘍による気道圧迫 （縦隔腫瘍など） 気道異物	喘息 声帯機能異常 心因性咳嗽 鼻炎・副鼻腔炎 過敏性肺炎 アレルギー性気管支肺アスペルギルス症 サルコイドーシス

　喘息と鑑別すべき反復性喘鳴を来す疾患として**表2-2-3**がある。鑑別には、これらの疾患を念頭に置いた診療が大切となる。

1）喉頭・気管軟化症

　先天的に喉頭や気管が軟らかく吸気時に気道の狭小化が生じて吸気性喘鳴を呈する。吸気時に鎖骨上窩や肋間の陥没を認める。喉頭鏡検査が診断に有用である。通常、数か月～1年で治癒する。

2）慢性肺疾患

　多くは低出生体重児であり、呼吸促迫症候群（respiratory distress syndrome, RDS）や肺炎などの新生児期呼吸障害を呈している。喘息への移行頻度が高い。

3) 血管輪などの先天性奇形

重複大動脈弓などによる気管・食道の圧迫がある。圧迫が強ければ呼吸困難、チアノーゼなどを、弱ければ喘鳴や哺乳時の軽い呼吸困難、咳などを呈する。食道造影、造影CTが診断に有用である。

4) 胃食道逆流症

噴門括約筋の働きが十分でなく、胃内容物が食道に逆流し、食道下端の迷走神経刺激やmicroaspiration（微量誤嚥）により喘鳴を呈する。食道内のpH測定が診断に有用である。

5) 誤嚥

ピーナッツなどによる気道異物は、反復性喘鳴の原因となる。誤嚥から時間が経過している場合には保護者からそのエピソードの申告がない場合もあり、鑑別診断にあたっては十分な問診と聴診が大切である。

2-3 疫学

1. 有症率 (prevalence)

喘息の症状がある患者数の曝露人口に対する割合をいう。期間を限ったものを期間有症率という。これまでの国内における全国規模の調査には、次の3つの調査方法がある。

1) ATS-DLD (American Thoracic Society-Division of Lung Diseases) 方式

医師の診断、呼吸困難発作、2年以内の症状がある者を喘息としている。2000年までのほとんどの調査がこの方式に準拠している。わが国の疫学調査は、最近までこのカテゴリーで集計されていた。

2) ISAAC (International Study of Asthma and Allergies in

Childhood）方式

1年間の喘鳴のある者を喘息としている。ATS-DLDを用いた集計値の2～3倍に相当する。1990年代から世界56か国以上の参加する共同調査が、6～7歳と13～14歳の年齢層を対象に2回（1995年、2002年）実施されている。

3）学校保健調査

保健調査、定期健康診断、保護者からの申し出などにより養護教諭、教職員が把握している情報に基づく調査である。診断基準は曖昧だが、学校で対応が必要な喘息を含めたアレルギー疾患の有症率を示している。毎年報告されているものと、平成16年の全国の小中高校生に対する文部科学省の大規模な集計（図1-3-6）がある。

2. 有症率の動向

小児の喘息の有症率は近年急速に増加している。国内では過去20年で2倍に増加している（図2-3-1）。

年少者、男児に多く、特に年少者ほど男児に多い。

海外でも地域差があり、地域により2倍以上の開きがあるここでは、ECRHS（European Community Respiratory Health Survey）調査用紙による喘息期間有症

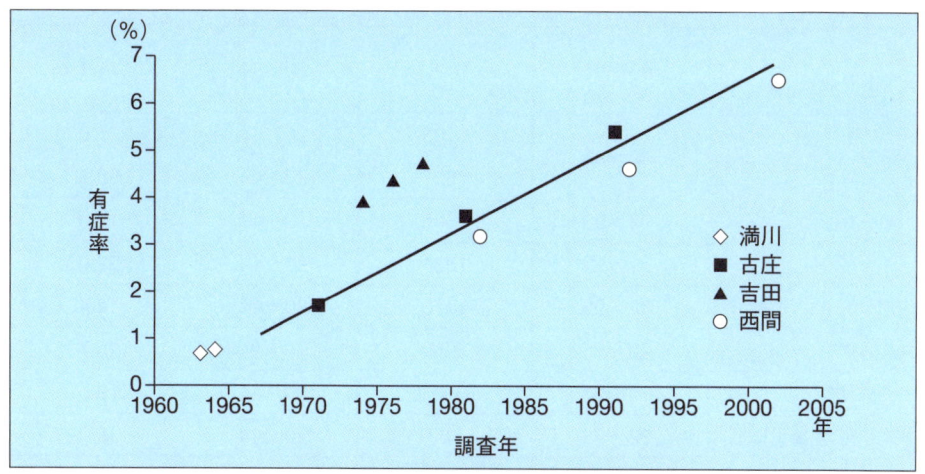

図2-3-1　わが国の小学生における気管支喘息の有症率の経年的推移

率を示す（表2-3-1）。

3. 合併症

喘息と同様の発症機序によるアレルギー疾患として、アレルギー性鼻炎、アレルギー性結膜炎、アトピー性皮膚炎が合併する頻度が高い。特にアレルギー性鼻炎の合併率は50％以上である（表2-3-2）。

4. 予後

喘息期間有症率は、年齢とともに減少している。米国での出生コホート研究では6歳未満の乳幼児期に喘鳴の既往がある群の60％は、6歳時点では喘鳴を認めない。6歳の時点で喘息と診断されている群では、22歳の時点での喘息有病率は57〜72％と高率である。国内でも、重症であるほど寛解率が低い。寛解は無治療、無症状になった状態であり、治癒とは異なる。5年以上寛解状態が続けば臨床的治癒とし、さらに、呼吸機能や気道過敏性が健康人と同等に回復した機能的治癒が確認されれば、治癒と判定する。

表2-3-1　ECRHS調査用紙による喘息期間有症率

国　　名	調査年	調査数	年齢	期間有症率
日本	05	5266	20〜44	8.1
オーストラリア	92〜93	745	20〜44	28.1
オーストラリアアボリ族	90〜91	715	20〜84	11.1
英国	92〜93	1198	20〜44	27.0
		1802	20〜44	30.3
ドイツ	92〜93	1608	20〜44	17.0
スペイン	92〜93	1331	20〜44	22.0
フランス	92〜93	1750	20〜44	14.4
米国	92〜93	337	20〜44	25.7
イタリア	92〜93	717	20〜44	9.5
アイスランド	92〜93	469	20〜44	18.0
ギリシャ	92〜93	309	20〜44	16.0

5. 喘息死

小児期の喘息による死亡は、激減しているが（図2-3-2）、いくつかの特徴がある。
1) 5～34歳の喘息死亡率は、人口10万人あたり、0.1以下に減少している。
2) 0～4歳は、小児期の他の年齢層に比べて高い。
3) 15～19歳は、低下しているが男に多く安定しない。
4) 死因は窒息が大部分を占める。
5) 重症に多いが、中等症、軽症と評価されていた患者でも死亡している。

表2-3-2　小児気管支喘息患者におけるアレルギー疾患合併頻度　　　　　　　　（%）

アレルギー疾患合併症	アレルギー疾患名				
	気管支喘息	アトピー性皮膚炎	アレルギー性鼻炎	アレルギー性結膜炎	花粉症
気管支喘息	—	14.6	16.9	16.3	14.2
アトピー性皮膚炎	30.9	—	26.2	27.6	27.3
アレルギー性鼻炎	52.8	38.8	—	64.1	87.8
アレルギー性結膜炎	24.4	19.5	30.6	—	72.2
花粉症	12.5	11.3	24.6	42.3	—

（西日本小学児童における2002年の調査）

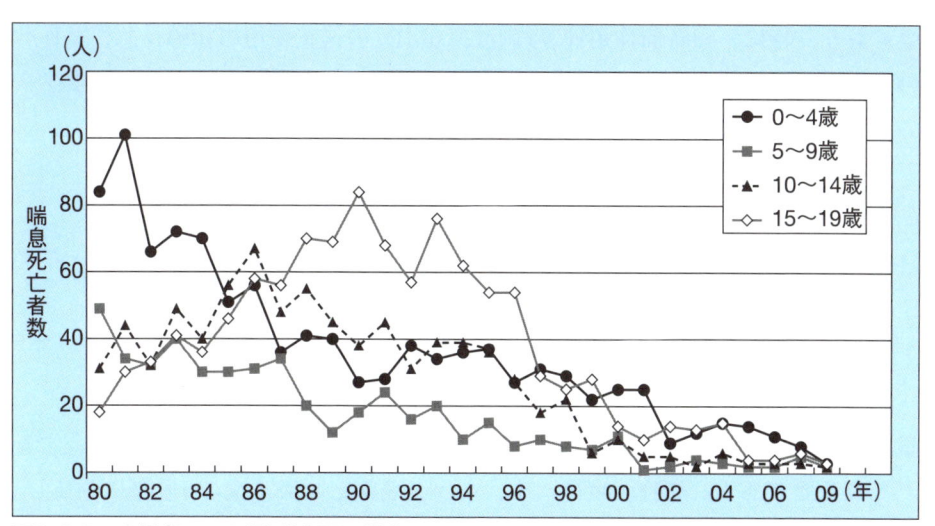

図2-3-2　小児（0～19歳）喘息死の推移

6) 喘息死に関与した要因は、予期し得ぬ急激な悪化、適切な受診時期の遅れが多い。
7) 発作重症度判断の誤り、短時間作用性β_2刺激薬の加圧噴霧式定量吸入器（pMDI）への過度依存が死亡要因として挙げられる。小児の喘息死の危険因子を表2-3-4に示した。

表2-3-4　小児の喘息死の危険因子

1．男＞女	8．重症な食物・薬物アレルギー歴
2．15歳以上	9．合併症
3．難治性喘息	乳幼児の下気道感染症
4．致死的喘息発作救命例（重篤発作の既往歴）	10歳以上の右心肥大
	10．外科的緊急手術
5．pMDI過度依存傾向	11．欠損・崩壊家庭，独居
6．不規則な通院治療（アドヒアランスの悪さ）	12．こだわらない，活動的性格
	13．性格傾向（異常な分離・喪失感など）
7．頻回の救急室受診	14．患児を取り巻く医療環境の不備

6．喘息死の予防・対策

　喘息死を減らすためには、喘息の早期診断、早期治療と患者教育の徹底が必要であり、特に、短時間作用性β_2刺激薬pMDIの適正使用の指導、急性発作への対応方法、吸入ステロイド薬などによる抗炎症療法の徹底とアドヒアランスの維持が重要となる。

2-4　急性発作時の対応

1．発作強度の評価

　発作強度の判定は、急性増悪（発作）時における治療管理を的確に行う上で重要であるばかりでなく、長期管理治療薬の選択の基になる重症度を判定する上でも重要である。発作強度は、小、中、大発作と呼吸不全の4段階に分類し、呼吸状態と生活状態の障害の度合いによって判断する（表2-4-1）。

呼吸状態の判断は、喘鳴の程度（重症発作では呼吸音減弱によって喘鳴の程度が小さくなることに注意）、陥没呼吸の程度、起坐呼吸やチアノーゼの有無、呼吸数（年齢によって正常値が異なることに注意）などの項目を把握することで行う。

生活状態は、動作、会話、食欲、睡眠などの障害程度で判断する。乳幼児では呼吸困難を自覚的に訴えることができないため、発作強度は他覚的所見から判断する。機嫌が悪い、嘔吐する、泣き叫ぶ、母親が抱いていないと夜間も眠

表2-4-1 発作強度の判定基準

		小発作	中発作	大発作	呼吸不全
呼吸の状態	喘鳴	軽度	明らか	著明	減少または消失
	陥没呼吸	なし～軽度	明らか	著明	著明
	呼気延長	なし	あり	明らか†	著明
	起坐呼吸	横になれる	座位を好む	前かがみになる	
	チアノーゼ	なし	なし	可能性あり	あり
	呼吸数	軽度増加	増加	増加	不定
覚醒時における小児の正常呼吸数の目安			<2か月 <60/分 2～12か月 <50/分 1～5歳 <40/分 6～8歳 <30/分		
呼吸困難感	安静時	なし	あり	著明	著明
	歩行時	急ぐと苦しい	歩行時著明	歩行困難	歩行不能
生活の状態	話し方	一文区切り	句で区切る	一語区切り	不能
	食事の仕方	ほぼ普通	やや困難	困難	不能
	睡眠	眠れる	時々目を覚ます	障害される	障害される
意識障害	興奮状況	正	やや興奮	興奮	錯乱
	意識低下	なし	なし	ややあり	あり
PEF	（吸入前）	>60%	30～60%	<30%	測定不能
	（吸入後）	>80%	50～80%	<50%	測定不能
SpO_2（大気中）		≧96%	92～95%	≦91%	<91%
$PaCO_2$		<41mmHg	<41mmHg	41～60mmHg	>60mmHg

判定のためにいくつかのパラメーターがあるが、全部を満足する必要はない。
†多呼吸のときには判定しにくいが、大発作時には呼気相は吸気相の2倍以上延長している。
注）発作強度が強くなると乳児では肩呼吸ではなくシーソー呼吸を呈するようになる。呼気、吸気時に胸部と腹部の膨らみと陥没がシーソーのように逆の動きになるが、意識的に腹式呼吸を行っている場合はこれに該当しない。

れないなどは、重症発作時の症状として重要な問診項目である（表2-4-2）。
　パルスオキシメーターによる酸素飽和度（SpO$_2$）やPEFメーターによる最大呼気流量（PEF）は、発作強度の判断指標として参考になる。ただし、乳幼児では学童に比してSpO$_2$の変動が大きく、発作強度の評価には注意を要する。
　参考に喘息発作強度を判定する際の注意点を示す（表2-4-3）。

表2-4-2　乳児喘息における重症発作時の症状

1	咳嗽が激しい(嘔吐することがある)	8	寝ない（または、眠れない）
2	喘鳴が著明（時に減弱）	9	チアノーゼ
3	胸骨上窩、鎖骨上窩、肋間の陥没	10	呻吟
4	頻呼吸	11	頻脈
5	鼻翼呼吸	12	機嫌が悪い
6	シーソー呼吸	13	泣き叫ぶ（興奮）
7	抱かれているほうが楽（起坐呼吸）	14	意識レベルの低下

表2-4-3　喘息の発作強度を判定する際の落とし穴

1)「小さい喘鳴＝軽い発作」
　・重症発作では、呼吸音の減弱に伴って喘鳴の程度が小さくなる
2)「騒いでいる子どもに重症発作はない」
　・呼吸困難があると、いつもより興奮して一見元気そうに見えることがある
3)「SpO$_2$値が正常範囲内なら軽い発作」
　・センサーの位置によって高値を示すことあり
　・酸素投与下では、SpO$_2$値が正常範囲内であっても心拍数が高値を示す場合には重症発作の可能性あり
4)「結構苦しそうだけど、PaCO$_2$が正常範囲内なので安心」
　・中発作程度では、過換気でPaCO$_2$はむしろ低値を示す。呼吸困難が強い時にPaCO$_2$が正常範囲内は、換気不全が進行しているサイン

2. 外来における治療・処置
1）初期治療
　喘鳴や呼吸困難を主訴に来院した患児に対しては、まず喘息発作か否かを判断する（表2-2-3）。喘息発作と判断できれば、発作強度を評価し（表2-4-1）、強度に対応する治療方針を選択する（図2-4-1）。

2-4 急性発作時の対応

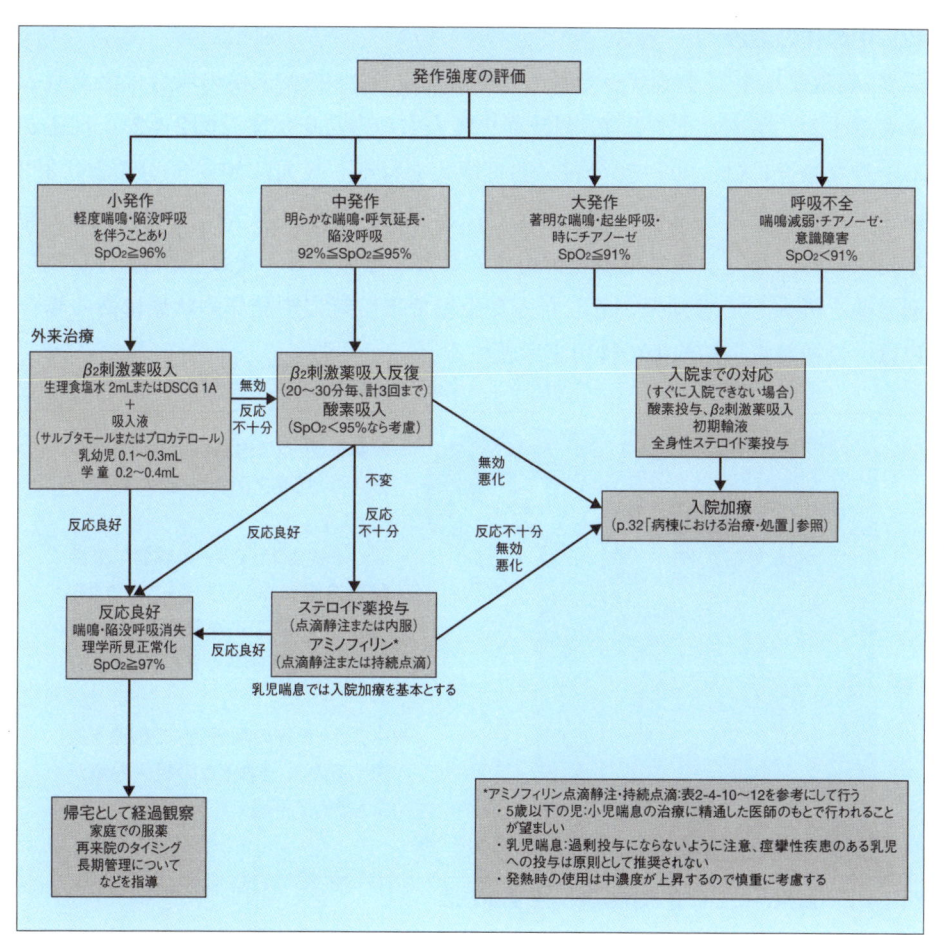

図2-4-1 外来での急性発作対応

```
                        発作強度の評価
        ┌───────────────┬───────────────┬───────────────┐
     小発作           中発作           大発作          呼吸不全
 軽度喘鳴・陥没呼吸  明らかな喘鳴・呼気延長・  著明な喘鳴・起坐呼吸・  喘鳴減弱・チアノーゼ・
   を伴うことあり    陥没呼吸         時にチアノーゼ      意識障害
    SpO₂≧96%      92%≦SpO₂≦95%     SpO₂≦91%        SpO₂<91%
```

外来治療

- **小発作**: β₂刺激薬吸入 — 生理食塩水 2mLまたはDSCG 1A + 吸入液（サルブタモールまたはプロカテロール）乳幼児 0.1〜0.3mL、学童 0.2〜0.4mL
- **中発作**: β₂刺激薬吸入反復（20〜30分毎、計3回まで）、酸素吸入（SpO₂<95%なら考慮）
- **入院までの対応**（すぐに入院できない場合）: 酸素投与、β₂刺激薬吸入、初期輸液、全身性ステロイド薬投与
- **ステロイド薬投与**（点滴静注または内服）、アミノフィリン*（点滴静注または持続点滴）
  - 乳児喘息では入院加療を基本とする
- **反応良好**: 喘鳴・陥没呼吸消失、理学所見正常化、SpO₂≧97%
- **入院加療**（p.32「病棟における治療・処置」参照）
- **帰宅として経過観察**: 家庭での服薬、再来院のタイミング、長期管理についてなどを指導

*アミノフィリン点滴静注・持続点滴：表2-4-10〜12を参考にして行う
・5歳以下の児：小児喘息の治療に精通した医師のもとで行われることが望ましい
・乳児喘息：過剰投与にならないように注意、痙攣性疾患のある乳児への投与は原則として推奨されない
・発熱時の使用は中濃度が上昇するので慎重に考慮する

(1) 小発作の治療

β₂刺激薬（サルブタモールあるいはプロカテロール）をネブライザーで吸入させる。使用量は吸入効率や発作の程度を考慮して、生理的食塩水（2mL）あるいはDSCG吸入液（1アンプル＝2mL）に、乳幼児では0.1〜0.3mL程度、学童では0.2〜0.4mL程度を用いる。家庭で既にβ₂刺激薬を吸入しても効果が乏しかった患児では、来院時に小発作の状態であっても最初から中発作に準じた対応を考慮する。

(2) 中発作の治療

　$β_2$刺激薬をネブライザーで吸入させる。SpO_2が95％未満の場合は酸素吸入を考慮する。酸素とともに$β_2$刺激薬を吸入する方法を示す（図2-4-2）。反応が不十分な場合には、20～30分後に再度吸入を行う。吸入は20～30分ごとに計3回まで反復可能であるが、効果がほとんど認められない場合には単に吸入を繰り返すのではなく、追加治療を併用することを考慮する。また、家庭で既に$β_2$刺激薬を吸入しても効果が乏しかった患児で来院時に中発作の状態にある場合には、最初から追加治療の併用を考慮する。

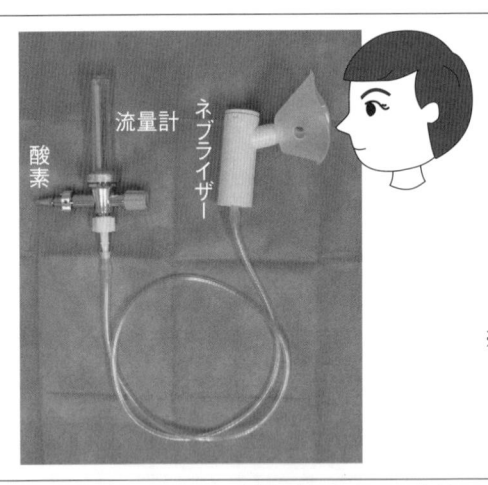

- 経鼻チューブで酸素吸入(0.5～2L/分)しながらネブライザー吸入する。
- ジェット式ネブライザーの嘴管に直接酸素流量計からのチューブをつなぎ（コネクターに工夫が要る場合あり）、5L/分の酸素で吸入する(左図)。

※ネブライザーの嘴管近くで酸素を放流するのは、それぞれの吸入効率が落ちるので不適である。

図2-4-2　酸素とともに$β_2$刺激薬吸入をする方法

(3) 大発作ならびに呼吸不全の治療

　治療は原則として入院の上で行われるべきであるが、すぐに病棟に移動できないときには外来で治療を開始する。まず、酸素投与を行いながら$β_2$刺激薬をネブライザーで吸入させて、血管を確保した上で、初期輸液とステロイド薬の静脈内投与を開始する。2歳以上の児にはアミノフィリンの点滴も追加可能であるが、適応を考慮した上で使用する（表2-4-4）。2歳未満の児については、十分な知識を持った医師により使用されることを推奨する。病棟移動は車椅子かストレッチャーで行う。

表2-4-4　中発作の治療でアミノフィリン投与を推奨しない患者(2〜15歳)

> 1) 痙攣既往者、中枢神経系疾患合併例
> 2) テオフィリン血中濃度の迅速測定ができない状況下における、下記の患者に対する治療
> ①アミノフィリンやテオフィリン製剤による副作用の既往がある患者。
> ②テオフィリン徐放製剤を定期的に内服中で、血中濃度が15μg/mL以上に維持されている患者。
> ③上記1)やテオフィリン製剤の使用状況を正確に把握できないため、アミノフィリン点滴静注が安全に実施できるか判断が困難な患者や、そのような状況下での治療。

2) 効果判定と対応（図2-4-1）

初期治療への効果は発作強度の変化で判定し、変化の程度によって反応良好・反応不十分・無効・悪化に分類する。

(1) 小発作の場合

①**反応良好**：β_2刺激薬の吸入後15〜30分後に、咳嗽や喘鳴がほぼ消失し、呼吸数や心拍数が正常に戻る。SpO_2は97％以上で、学童以上の喘息児についてはPEF値が予測値あるいは自己最良値の80％以上となる。この状態であれば、今後の指示を出して帰宅可能である。

②**反応不十分**：初期治療によって発作はやや軽快するが、咳嗽、喘鳴、陥没呼吸が軽度残存する場合には、再度吸入を行う。吸入は20〜30分ごとに計3回まで反復可能である。その後、症状の改善が認められ再増悪がない場合には、反応良好例と同様の指導で帰宅可能とする。

③**無効・悪化**：初期治療に対する反応が悪いか、むしろ悪化して中発作へと移行した場合には、中発作に対する追加治療を行う。

(2) 中発作の場合

①**反応良好**：初期治療に対する反応が良好な場合には、さらに1時間の経過を観察し、ほとんど無症状であれば今後の指示を出して帰宅可能である。

②**反応不十分・無効**：β_2刺激薬を複数回吸入しても軽快しない場合には、追加治療へ移行する。乳児では原則として入院の上で加療する。

③**悪化**：初期治療に対する反応が悪く、むしろ悪化する例では、入院の上で加療する。

3）中発作に対する追加治療（表2-4-5）

ステロイド薬とアミノフィリンのいずれかあるいは両者を投与する。ただし、乳幼児に対するアミノフィリンの使用に際しては、副作用について十分な注意が必要である。

(1) ステロイド薬

静脈内投与あるいは内服で投与する。静脈内投与は、ヒドロコルチゾン5～7mg/kg（乳児喘息では5mg/kg）、プレドニゾロン1～1.5mg/kg（乳児喘息では0.5～1mg/kg）、またはメチルプレドニゾロン1～1.5mg/kg（乳児喘息では0.5

表2-4-5 急性発作に対する治療薬の初期投与量

	2歳未満	2歳～5歳	6歳～15歳
β_2刺激薬 ネブライザー吸入 SpO_2＜95％では 酸素とともに	サルブタモールあるいは プロカテロール0.1～0.3mL ＋ 生理食塩水（2mL）あるいはDSCG（2mL）		サルブタモールあるいは プロカテロール0.2～ 0.4mL ＋ 生理食塩水（2mL）あるいはDSCG（2mL）
アミノフィリン 30分以上かけて 点滴静注	＜大発作以上、入院を基本とする＞ 前のテオフィリン製剤経口投与なし 　3～4mg/kg 前のテオフィリン製剤経口投与あり 　3～4mg/kgを適宜減量 （表2-4-10参照）		＜中発作以上での追加治療として＞ 前のテオフィリン製剤経口投与なし 　4～5mg/kg 前のテオフィリン製剤経口投与あり 　3～4mg/kg
ステロイド薬静注 10分程度かけて ゆっくりと静注、 または30分程度 かけて点滴静注	ヒドロコルチゾン：5mg/kg プレドニゾロン：0.5～1mg/kg メチルプレドニゾロン：0.5～1mg/kg		ヒドロコルチゾン：5～7mg/kg プレドニゾロン：1～1.5mg/kg メチルプレドニゾロン：1～1.5mg/kg
ステロイド薬経口	プレドニゾロン0.5～1mg/kg/日 分3 ＊プレドニゾロンが内服できない場合 　ベタメタゾンシロップあるいはデキサメタゾンエリキシル0.05mg（0.5mL）/kg/日 分2		
急速初期輸液	乳児：100～150mL/時間、体重10kg以上：200mL/時間 排尿あるまで		

〜1mg/kg）をゆっくり静注、または30分間程度かけて点滴静注する。内服はプレドニゾロン（0.5〜1mg/kg/日、分3）を投与する。プレドニゾロンの内服が困難な児に対してはベタメタゾンシロップあるいはデキサメタゾンエリキシル〔0.05mg（0.5mL）/kg/日、分2〕でもやむを得ない。

　なお、次のような患者は、中発作であっても診療初期から静脈内ステロイド薬の併用を考慮する。

・治療ステップ3以上の長期管理治療がなされている。
・過去1年間に喘息発作による入院の既往がある。
・意識障害を伴う喘息発作や発作治療のために気管挿管をされたことがある。

(2) アミノフィリン

　アミノフィリン投与中の副作用のリスクを下げるために、初期投与量を30分間以上かけて点滴静注し、その後持続点滴を行う。投与量は、テオフィリン徐放製剤内服の有無や患児の年齢を考慮して決定するが、必要に応じてテオフィリン血中濃度を測定し、8〜15μg/mL（2歳未満では10μg/mL前後）を目安に投与量を調整する。なお、5歳以下の児への投与は、小児喘息の治療に精通した医師のもとでの投与、2歳未満では入院の上での投与が望ましい。また、中発作であってもその治療にアミノフィリン投与が推奨されない患者を表2-4-4に示す。

4) 帰宅時の指示

　帰宅させる場合には、翌日までの経過観察を指導し、帰宅後の悪化時の対応について説明する。その後に発作がなくとも、数日間は家庭でβ₂刺激薬（吸入、内服あるいは貼付）の継続を指示する。また、ステロイド薬を投与した患児では、必要に応じて数日間のステロイド薬内服を指示し、再受診日を決めておく。

(1) 帰宅後の悪化時の対応

①β₂刺激薬を服用していても繰り返す小発作 → 受診予定日より早めに受診
②β₂刺激薬を服用しても軽快しない中発作 → 救急受診
③大発作・呼吸不全 → β₂刺激薬を吸入した上で直ちに救急受診（救急車を要請）

(2) 長期管理に関する指示

　必要に応じて、発作の原因を検討し適切な生活指導をする。また、治療ステ

ップが喘息の重症度と合致していないと考えられる例では、再受診した際に長期管理についても主治医と相談するように勧める（長期管理の項を参照）。

3. 病棟における治療・処置

　大発作ならびに外来での治療に反応が不十分な中発作、合併症が認められる症例は、入院による治療管理の適応となる（表2-4-6）。呼吸不全状態に陥った場合には、救急専門医や麻酔科医の協力を得て、集中的治療が必要である。

1）大発作の場合（表2-4-7）

　大発作に対する薬物療法プランを年齢別に示す。治療薬に対する反応性は個人差もあり、症例によって有効な治療方法が異なることがある。初期治療から始めて、効果を確かめながら順次高度なものとするか、途中を適宜スキップして早めに高度のものを選択するかについては、その症例における過去の治療歴を参考にして決定する必要がある。選択した治療に対する効果を的確に評価する一方で、反応が悪い場合に備えて次の治療を常に想定しておくことが重要で

表2-4-6　入院治療の適応

1) 大発作、呼吸不全の場合
2) 中発作の場合
　・重篤な発作の既往歴がある場合
　・2時間程度の外来治療で改善しない場合
　・中発作状態が前日から持続し、睡眠障害を伴った場合
　※ 乳児喘息では、原則として入院加療とする
3) 合併症のある場合
　・肺炎、無気肺、縦隔気腫、皮下気腫、気胸など

表2-4-7　大発作に対する薬物療法プラン（年齢別）

	2歳未満	2〜5歳	6〜15歳
初期治療	入院 β_2刺激薬吸入反復 酸素投与、輸液 ステロイド薬静注	入院 β_2刺激薬吸入反復 酸素投与、輸液 ステロイド薬静注 アミノフィリン持続点滴	入院 β_2刺激薬吸入反復 酸素投与、輸液 ステロイド薬静注 アミノフィリン持続点滴
追加治療	イソプロテレノール持続吸入 ステロイド薬静注反復 アミノフィリン持続点滴（考慮）	イソプロテレノール持続吸入 ステロイド薬静注反復	イソプロテレノール持続吸入 ステロイド薬静注反復

ある。
(1) 初期治療（表2-4-5、図2-4-1）
　酸素吸入を行いながらβ₂刺激薬吸入液をネブライザーで吸入させる。β₂刺激薬の吸入は20〜30分間隔で繰り返すことが可能である。同時に、初期輸液を開始する（表2-4-8）とともにステロイド薬の静脈内投与（表2-4-9）を行う。アミノフィリンの投与を同時に行うことも可能であるが、低年齢児に対しては適応や投与方法を考慮する必要がある（表2-4-10〜12）。

①**反応良好**：治療によって症状が軽快する兆候が認められた場合には、治療開始後15〜30分毎に1時間まで経過を観察する。以後、明らかに症状の順調な改善が認められる場合には、β₂刺激薬の間欠吸入（4〜6時間毎）と維持輸液を行いながら経過を見る。さらには、必要によってステロイド薬の反復投与やアミノフィリンの持続点滴も併用する。症状が軽快しても一般的にはすぐに退院させず、1〜2日間は経過を観察する。

②**反応不十分、あるいは無効**：初期治療に反応が悪く、若干の症状の軽快を認めるが、治療開始30分を過ぎてもなお発作が改善しない（中発作以上）場合には、追加治療へと進む。

(2) 追加治療
　初期治療で十分な反応が見られない喘息児に対して、イソプロテレノール（アスプール®など）持続吸入療法を考慮する（表2-4-13）。本療法中は、血圧、心

表2-4-8　喘息発作時の輸液量の設定

	急速初期輸液	緩徐均等輸液	維持輸液
体重計算	○乳児：100〜150mL/時間 ○10kg以上：200mL/時間 ○排尿あるまで	維持量（mL）＋ （喪失量−初期輸液量）× 0.5mL/24時間	○乳児：100mL/kg/24時間 ○10〜20kg：1,000＋（体重kg−10kg）×50mL/24時間 ○21kg以上：1,500＋（体重kg−10kg）×20mL/24時間 経口摂取可能になれば適宜減量

大発作では、しばしば脱水を伴い、時には乏尿などの急性循環不全症状を伴う。輸液を行うに当たっては、まず末梢循環不全の改善を目的として排尿があるまで急速初期輸液を行い、続いて未だ補正されていない脱水量と維持量を24時間の緩徐均等輸液で補い、最終的には維持輸液に移行する。経口可能となれば適宜減少し、過剰な補液は避ける。

表2-4-9　全身性ステロイド薬の投与方法

静脈内

	初回投与量		定期投与量	
	2〜15歳	2歳未満	2〜15歳	2歳未満
ヒドロコルチゾン	5〜7 mg/kg	5 mg/kg	5〜7 mg/kg 6時間毎	5 mg/kg 6〜8時間毎
プレドニゾロン	1〜1.5 mg/kg	0.5〜1mg/kg	0.5 mg/kg 6時間毎	0.5〜1mg/kg 6〜12時間毎 (Max：2mg/kg/日)
メチルプレドニゾロン	1〜1.5 mg/kg	0.5〜1mg/kg	1〜1.5 mg/kg 4〜6時間毎	0.5〜1mg/kg 6〜12時間毎

経口

プレドニゾロン	0.5〜1mg/kg/日（分3）
*プレドニゾロンの内服が困難な場合 　　ベタメタゾンシロップあるいはデキサメタゾンエリキシル 0.5mL(0.05mg)/kg/日（分2）	

<静脈内投与方法>10分程度かけて静注 または 30分程度の点滴静注
<注意点>
・ヒドロコルチゾン：ミネラルコルチコイド作用もあるため、数日以内の使用に留めること。
・静脈内投与で稀に即時型アレルギー反応が誘発されることあり。
・使用は1か月に3日間程度、1年間に数回程度とする。これを超える場合には、小児アレルギー専門医に紹介する。

表2-4-10　急性発作時のアミノフィリン投与量の目安

あらかじめの 経口投与	年齢（歳）	初期投与量 (mg/kg)	維持量 (mg/kg/時)
なし	6か月〜<1歳	3〜4	0.4
	1歳〜<2歳	3〜4	0.8
	2歳〜<15歳	4〜5	0.8
	15歳以上	4〜5	0.6
あり	6か月〜<1歳	適宜、減量	0.4
	1歳〜<2歳	適宜、減量	0.8
	2歳〜<15歳	3〜4	0.8
	15歳以上	3〜4	0.6

初期投与は30分以上かけて点滴静注。初期投与量の上限：250mg、投与量は標準体重で計算する。
2歳未満では、適応の有無を十分考慮する。
テオフィリン血中濃度：2〜15歳では8〜15μg/mL、2歳未満では10μg/mL前後。

表2-4-11　乳児喘息発作時のアミノフィリン注射薬使用に関する注意事項

- 大発作や呼吸不全に際し、β₂刺激薬やステロイド薬の効果が十分でない場合には、テオフィリン薬に関する十分な知識を持った医師により使用が考慮されることが推奨される。
- 熱性痙攣やてんかんなどの痙攣性疾患がある場合には原則として推奨されない。
- 発熱時の使用は適用の有無を慎重に考慮する。
- 血中濃度10μg/mLを目安に設定し、必要に応じて適宜、血中濃度をモニタリングする。必要に応じて15μg/mL程度を上限として投与量を調節する。
- テオフィリンクリアランスは発熱、ウイルス感染、食事内容、併用薬などにより低下し、血中濃度が上昇することがある。

表2-4-12　アミノフィリン注射の投与量の目安(テオフィリン血中濃度が判明しているとき)

テオフィリンの拡散容量は0.3〜0.7L/kgの幅はあるが平均的にはおよそ0.5L/kgであり、以下の式が成り立つ。
初期投与量(mg/kg) = 1/2 ×〔目標血中濃度−現在の血中濃度(μg/mL)〕
維持液などで希釈して30分以上かけて点滴静注する。
血中濃度が測定できないときは過去のデータや、その時点でのテオフィリン使用量から現在の血中濃度を予測して代入する。
維持量(mg/kg/時)　　　2〜15歳　　0.8
　　　　　　　　　　　15歳以上　　0.6

拍数、呼吸数、SpO₂などをモニターする必要がある。吸入の効果は通常30分以内に確認でき、その際には上昇していた心拍数が減少してくることが多い。この治療法については、心・循環系の副作用の報告もあり、その適応や方法についてさらに検討する必要があるが、非常に有効な治療法である(なお、ℓ体イソプロテレノール製剤のプロタノール®Lは注射用製剤であり、現在、吸入の保険適応は認められていない)。

また、定期的にステロイド薬を静脈内投与する(表2-4-9)。ヒドロコルチゾンはミネラルコルチコイド作用を有し、反復投与によってナトリウム蓄積ならびにそれに起因する浮腫が起きる可能性があるため、数日間以上使用する場合には他のステロイド薬へ変更することを推奨する。2歳未満の乳児喘息では、大発作の初期治療にアミノフィリン持続点滴は通常行わない(表2-4-7)。

しかし、前述の治療によっても改善が十分でないときには、痙攣性疾患、発熱、テオフィリン薬の前投与の有無を確認し、表2-4-10に示す用量を参考にして血

表2-4-13　イソプロテレノール持続吸入療法実施の要点

1. 吸入液の調整
   アスプール®（0.5%）2〜5mL（またはプロタノール®L* 10〜25mL）＋生理食塩水500mL
   （無効例や呼吸不全では増量も可；例えばアスプール®（0.5%）10mL＋生理食塩水500mLから開始）
* 注射用製剤プロタノール®L（0.2mg/1mL、1mg/5mL）は吸入薬としての使用には保険適用はない。

2. ネブライザーと接続
   インスピロン®やジャイアントネブライザー内に調整した上記の液を入れる。
   ネブライザーと接続したフェイスマスクを患児の口、鼻を覆うように固定するが、乳幼児やマスクを嫌がる患児は酸素テントに収容してテント内に噴霧する。

3. 方法
1) 酸素濃度50%、噴霧量10L/分で開始する。
2) 本療法は薬物の定量的な指標に乏しい。よって、発作の重症度と副作用の出現について詳細に観察して、適量の噴霧になるように薬液濃度や噴霧量を適宜調整する。
3) 吸入液の時間あたりの減り方からおよその使用量を把握する。
4) SpO_2は95%以上に維持する。
5) 発作の程度に応じて数時間から数日間の実施を行う。
6) 症状の改善が見られたら、噴霧量を漸減し、中止する。その後は、$β_2$刺激薬の間欠的吸入へ変更する。
7) イソプロテレノールを増量して持続吸入した場合は、症状軽快後、まずイソプロテレノールの濃度を通常量へ下げる。

4. モニター
1) パルスオキシメーター、心拍数、呼吸数、心電図；連続的に必ず行う。
2) 血清電解質、心筋逸脱酵素、血圧；適宜。
3) $PaCO_2$上昇例では動脈カテーテルを留置すると血液ガス分析が容易に行える。

5. 効果判定
1) 喘鳴、陥没呼吸、チアノーゼなど臨床症状。
2) 吸入の効果が現れ始めると、上昇していた心拍数が減少してくることが多い。
3) 十分な噴霧を行ってもSpO_2が上昇しない場合や、SpO_2が95%以上でも心拍数が低下してこない場合には、効果が不十分である可能性がある。その際には、血液ガス分析や胸部X線撮影を行い、呼吸状態の再評価や合併症の確認を行う。

6. 注意点
1) 酸素テント内に噴霧するとエアロゾルの霧で患児の状態が観察しにくくなることに注意する。
2) 一定時間ごとに排痰、体位変換、体動を促す。
3) フェイスマスクの装着状態を定期的に確認する。
4) チューブの閉塞（折れ曲がり、液貯留、圧迫など）や噴霧の状況などに常に注意する。特に、インスピロン®で生理食塩水を用いると目詰まりしやすい。
5) 心電図上の変化、胸痛など心筋障害を疑う所見があったときには心筋逸脱酵素を検査し、イソプロテレノールの減量を早急に検討する。
6) 症状が悪化してイソプロテレノールを増量しても十分な反応がない場合は、人工呼吸管理ができる体制を進める。

中濃度が10μg/mL前後になることを目処にアミノフィリン持続点滴の併用を考慮する。血中濃度が測定されているときの投与量の計算は表2-4-12に示す。

治療に応じて症状の軽快兆候が認められたときには、しばらく定期的に経過観察し、その後も順調に症状が軽快している場合には、経過に注意を払いながら治療薬の減量や投与間隔の延長を行い、症状が治まるのを待つ。一般的には、ステロイド薬は症状軽快後、数日で減量ならびに中止できる。

(3) イソプロテレノール持続吸入療法（表2-4-13）

イソプロテレノールは$β_2$刺激作用と同等の$β_1$刺激作用を有するために、$β_2$選択的薬剤に比べて動悸、頻脈など循環器系の副作用が出やすい。しかし、$β_2$受容体の固有活性が最も強力であり、さらに作用時間が極めて短いために、持続吸入でも管理しやすい面がある。吸入用の製剤にはアスプール®0.5％、1％があり、d体とℓ体が等量含まれており、d体にはほとんど活性がない。注射用製剤プロタノール®L（0.2mg/1mL、1mg/5mL）はℓ体のみを含むが、吸入薬としては保険適用がない。アスプール®とプロタノール®Lを比べると、ほとんどの症例で、ℓ体が等量であれば臨床効果には大差ないとされている。

表2-4-13に実施の要点を示したが、施行する際には有害事象に留意し、本療法中は血圧、心拍数、呼吸数、SpO_2、心電図などを必ずモニターし、頻脈、血圧低下、血清カリウム低下、心筋障害（CPK、AST上昇）などに細心の注意を払って管理する。

吸入液残量の減り方によっておよその噴霧量は把握できるが、正確な時間あたりの噴霧量や患者が吸入した薬物の総量などは把握できないので、発作強度の推移や副作用を詳細に経時的に観察して使用する薬剤量を決定する。間欠的吸入に比べて患児への排痰誘導、体位変換などの働きかけの機会が減りやすいので、一定時間ごとの観察と処置を励行する。

2）呼吸不全

呼吸不全状態になると、陥没呼吸、呼気延長、チアノーゼが著明となり、尿便失禁、喘鳴の減弱・消失、意識消失を伴うことがある。通常の大発作に対する治療にもかかわらず、呼吸状態が改善しないときは、動脈血液ガス分析を行って呼吸状態を評価し、治療効果を妨げる合併症（皮下気腫、縦隔気腫、無気肺、肺炎、気胸など）の有無も確認する。

その上で、気管挿管、補助呼吸、人工呼吸管理のできる体制を整えながら、ステロイド薬の増量、イソプロテレノール増量（**表2-4-13**）、およびアシドーシスの補正〔7％重曹（メイロン®）の初回投与量（mL）＝ BE（base excess）× 体重（kg）×1/2〕を試みて反応を見る。それでも症状が改善しない場合には、気管挿管、補助呼吸、人工呼吸管理が必要となる。人工呼吸管理の適応についての絶対的な基準は存在しないが、個々の症例の病歴を考慮して、以下の目安を参考に決定する。

(1) 人工呼吸管理適応の目安

①呼吸状態が改善しないにもかかわらず、呼吸音の低下や喘鳴の減弱が認められる。

②意識状態が悪化し、傾眠傾向〜昏睡になる。

③十分な酸素を吸入させてもPaO_2が60mmHg未満（SpO_2でも90％未満）。

④$PaCO_2$が65mmHg以上、または1時間に5mmHg以上、上昇する。

(2) 人工呼吸法

挿管に際しては、困難な状況で行うので、麻酔科医などの挿管経験が豊富な医師に依頼して行うことが望ましい。

①マスク、酸素による補助換気を行う。

②硫酸アトロピン（0.01mg/kg筋注あるいは静注）およびジアゼパム（0.2〜0.5mg/kg静注）、ミダゾラム（0.08〜0.1mg/kg静注）あるいは静注用塩酸ケタミン（1mg/kg静注）の投与後、筋弛緩剤であるスキサメトニウム（0.8〜1.0mg/kg静注）を投与して挿管する。バルビタール剤による麻酔導入は、喘息発作を悪化させる可能性があるので禁忌。

③気管挿管後しばらくはTピースによる用手換気を行う。

④喘息児の胸の動きに即した換気パターンを探りながら、人工呼吸器による換気を行う。

⑤挿管後もそれまでの薬物療法が奏効しない場合は、気管支拡張作用のあるセボフルランなどの揮発性吸入麻酔薬が用いられることがあるが、明確な投与基準はない。

4. 退院時の指導
　入院後の治療により症状が徐々に軽快してきたら、退院までの間に、喘息の治療管理について指導する。
1）いままで長期管理に関して指導を受けていない喘息児
(1) 家庭での急性発作への対応について、発作強度の判定（図2-4-3）と、発作強度に応じた対処方法（図2-4-4）を指導する。
(2) 発作の誘因や増悪因子について説明し、家庭の生活環境を問診し、適切な環境整備や日常生活における注意点についてのアドバイスを行う。
(3) 喘息の病態と長期管理の必要性を説明し、長期管理薬の服薬指導を行う。
(4) 喘息日誌の記載の仕方や自宅でのPEFモニタリングについて説明する。

2）既に長期管理について指導を受けている喘息児
　長期管理の不適切、薬物療法や環境整備に関するアドヒアランスの不良例が散見される。このような児や保護者には、入院したときが再指導のチャンスである。
参考：日本小児アレルギー学会監修の『家族と専門医が一緒に作った小児ぜんそくハンドブック2008』は、患児やその家族でも理解しやすい文章や図表で説明されているので実際の患者指導に有用である。

5. 発作治療薬使用上の留意点
1）β_2刺激薬
　内服、吸入、貼付として用いられることが一般的である。効果の発現が早く確実で副作用が少ないのは吸入であるが、定量吸入器（pMDI、DPI）は使用が簡便であるために過剰使用に陥りやすい欠点があり、喘息死の一部に関連している可能性が指摘されている。過剰な使用を避けるための患者教育の徹底が不可欠である。
　また、吸入β_2刺激薬の注意点として、種類により作用の持続時間に差があることが挙げられる。このため、効果と副作用（動悸、頻脈、不整脈、振戦、嘔気、嘔吐など）を慎重に観察しながら吸入の間隔を決める。SpO_2が95％未満のときは酸素吸入を併用することが望ましい。

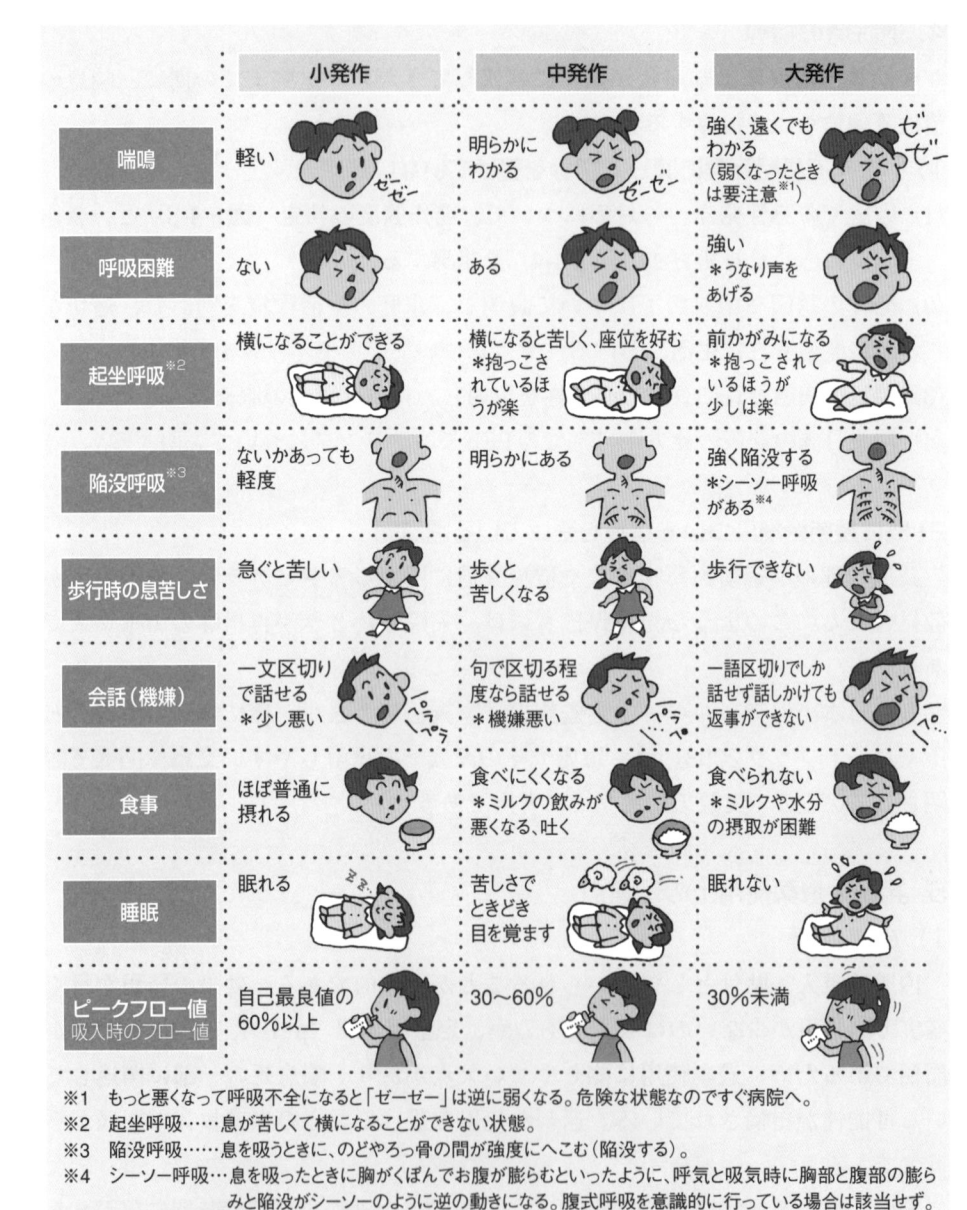

	小発作	中発作	大発作
喘鳴	軽い	明らかにわかる	強く、遠くでもわかる（弱くなったときは要注意※1）
呼吸困難	ない	ある	強い *うなり声をあげる
起坐呼吸※2	横になることができる	横になると苦しく、座位を好む *抱っこされているほうが楽	前かがみになる *抱っこされているほうが少しは楽
陥没呼吸※3	ないかあっても軽度	明らかにある	強く陥没する *シーソー呼吸がある※4
歩行時の息苦しさ	急ぐと苦しい	歩くと苦しくなる	歩行できない
会話（機嫌）	一文区切りで話せる *少し悪い	句で区切る程度なら話せる *機嫌悪い	一語区切りでしか話せず話しかけても返事ができない
食事	ほぼ普通に摂れる	食べにくくなる *ミルクの飲みが悪くなる、吐く	食べられない *ミルクや水分の摂取が困難
睡眠	眠れる	苦しさでときどき目を覚ます	眠れない
ピークフロー値 吸入時のフロー値	自己最良値の60％以上	30〜60％	30％未満

※1 もっと悪くなって呼吸不全になると「ゼーゼー」は逆に弱くなる。危険な状態なのですぐ病院へ。
※2 起坐呼吸……息が苦しくて横になることができない状態。
※3 陥没呼吸……息を吸うときに、のどやろっ骨の間が強度にへこむ（陥没する）。
※4 シーソー呼吸…息を吸ったときに胸がくぼんでお腹が膨らむといったように、呼気と吸気時に胸部と腹部の膨らみと陥没がシーソーのように逆の動きになる。腹式呼吸を意識的に行っている場合は該当せず。
＊乳幼児の主な特徴（乳幼児の場合は判断が難しく、比較的わかりやすい特徴を掲載）

『家族と専門医が一緒に作った小児ぜんそくハンドブック2008』

図2-4-3　小児喘息の発作の強度の判定基準

2-4 急性発作時の対応

		小発作	中発作	大発作	呼吸不全
		咳嗽、喘鳴、軽度の陥没呼吸や呼吸困難あり、睡眠など日常生活に障害なし〔PEF＞60%（β₂刺激薬吸入前）〕	喘鳴、呼気延長、陥没呼吸、明らかな呼吸困難、会話、睡眠、食事など日常生活に軽度の障害〔30%≦PEF≦60%（β₂刺激薬吸入前）〕	肩呼吸、鼻翼呼吸、強度の呼吸困難、途切れがちな会話、チアノーゼ、苦悶様顔貌〔PEF＜30%（β₂刺激薬吸入前）〕	著明なチアノーゼ、意識レベルの低下、尿便失禁、呼吸停止（PEF測定不能）

＜評価＞
β₂刺激薬吸入:15分後
その他の薬物:30分後

↓ ↓ ↓ ↓
　　　β₂刺激薬吸入 or 内服　　　　　β₂刺激薬吸入

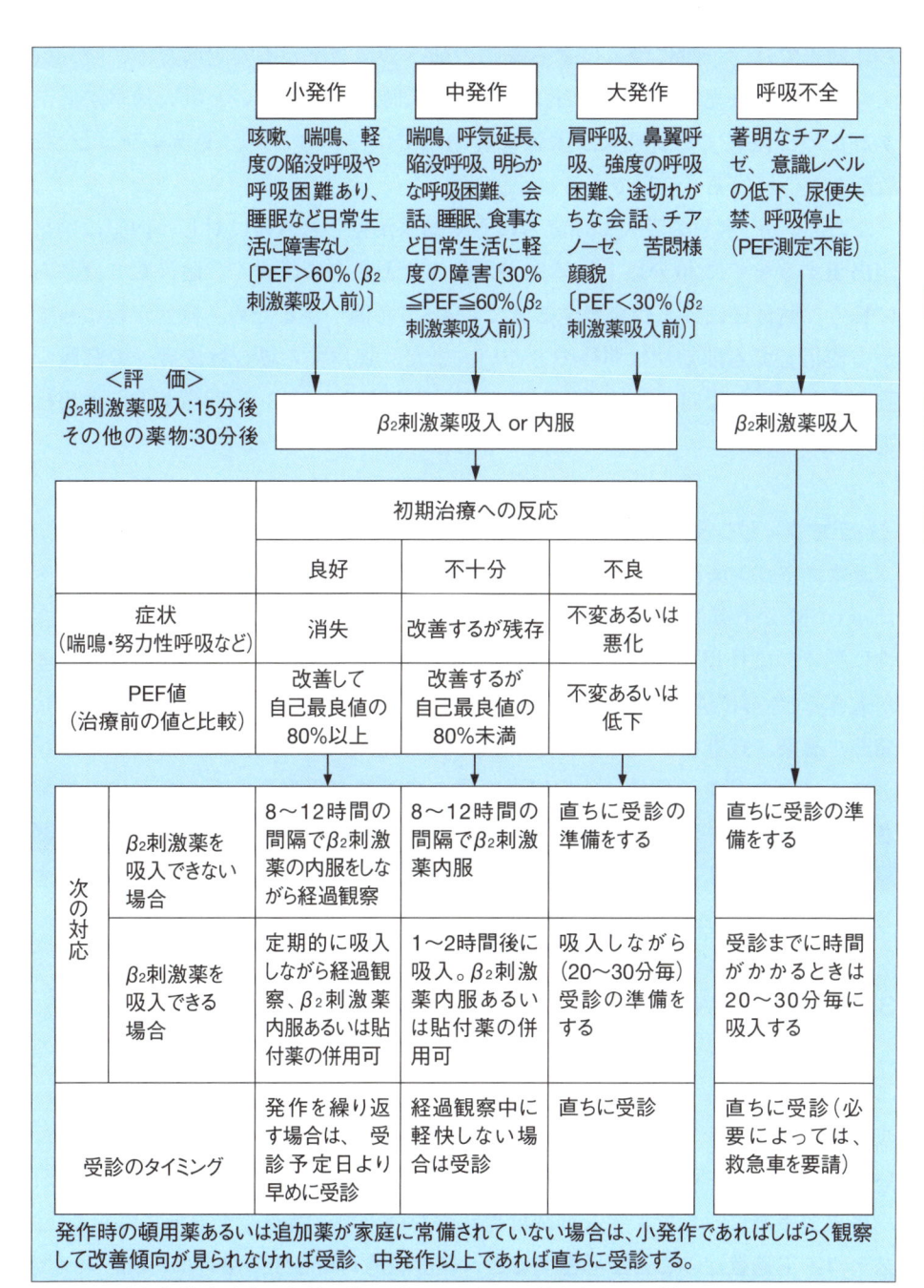

	初期治療への反応		
	良好	不十分	不良
症状（喘鳴・努力性呼吸など）	消失	改善するが残存	不変あるいは悪化
PEF値（治療前の値と比較）	改善して自己最良値の80%以上	改善するが自己最良値の80%未満	不変あるいは低下

次の対応					
	β₂刺激薬を吸入できない場合	8～12時間の間隔でβ₂刺激薬の内服をしながら経過観察	8～12時間の間隔でβ₂刺激薬内服	直ちに受診の準備をする	直ちに受診の準備をする
	β₂刺激薬を吸入できる場合	定期的に吸入しながら経過観察、β₂刺激薬内服あるいは貼付薬の併用可	1～2時間後に吸入。β₂刺激薬内服あるいは貼付薬の併用可	吸入しながら（20～30分毎）受診の準備をする	受診までに時間がかかるときは20～30分毎に吸入する
受診のタイミング		発作を繰り返す場合は、受診予定日より早めに受診	経過観察中に軽快しない場合は受診	直ちに受診	直ちに受診（必要によっては、救急車を要請）

発作時の頓用薬あるいは追加薬が家庭に常備されていない場合は、小発作であればしばらく観察して改善傾向が見られなければ受診、中発作以上であれば直ちに受診する。

図2-4-4 小児気管支喘息の急性発作に対する家庭での対応（2～15歳）

乳幼児では、一般に吸入による薬物の肺への沈着率が不安定のため、吸入療法の薬効が年長児に比して劣る。また、吸入時に啼泣が強いと吸入効率が低下するため、注意する。吸入が困難な乳幼児では、シロップ、ドライシロップ、散剤などの経口薬も有用である。
　ただし、β_2刺激薬吸入では直ちにその効果が見られるのに対し、内服は効果が出現するまでに30分以上の時間がかかることを念頭に置く。貼付薬ではさらに長く、貼付後に効果が発現するまでに4～6時間かかるため、発作が起こってから使用しても即効性は期待できない。また、連用する場合は皮膚への刺激を避けるために、毎回、貼付部位を変える必要がある。経口β_2刺激薬との併用は避ける。

2）テオフィリン薬

　テオフィリン薬は血中濃度に依存して気管支拡張効果が増強し、血中濃度8～15μg/mLが有効濃度域とされている。しかし、18μg/mLを超えると濃度依存性に種々の副作用を発現する症例が増加する。テオフィリン薬の代謝は個人差が大きく、さらに併用薬（エリスロマイシン、クラリスロマイシンなどの抗菌薬）、発熱、感染、食事などの影響を受けるので、注意しながら使用する。
　アミノフィリンの投与は、痙攣の既往や中枢神経系疾患を有する者には推奨されない。また、乳児では治療濃度域でも痙攣とそれに基づく重篤な中枢神経障害を引き起こす可能性が否定できないため、使用にあたっては十分に注意する（表2-4-11）。特に発熱時の使用は適応の有無を十分に検討する。

3）全身性ステロイド薬

　全身性ステロイド薬には通常は即効性がなく、投与後に臨床効果が発現するまでに少なくとも4時間かかることを考慮して臨床効果を判断する必要がある。また、全身性ステロイド薬の投与は患者の発作状態の適切な評価に基づいて行い、投与開始後もできるだけ早期に中止する必要がある。数日間の投与ならば、副腎皮質機能に対して大きな抑制は見られないので、漸減せず中止してもよい。ステロイド過敏症のことを考慮すると、経静脈的に投与する場合は、one shotで投与するよりも、点滴静注するほうが安全である。

成人に多いアスピリン喘息に合併することがあるステロイド過敏症は、ステロイド製剤に含まれる防腐剤のパラベンだけではなく、コハク酸エステル化ステロイドが関与しているとされている。比較的安全とされるリン酸エステルのステロイドでも頻度は少ないが気管支収縮を惹起し得る。

また、ソル・メドロール®40に添加されている乳糖には微量の乳タンパク質が含まれており、重症な牛乳アレルギー患者にとって過敏症の原因となる恐れがある。全身性ステロイド薬の投与は、全身作用出現の観点から漫然と長期に投与してはならない。その使用が1か月に3日間以上繰り返される場合は、小児アレルギー専門医へ紹介する。

6. 喘息発作時の合併症
1) air leak syndrome

急性増悪期には気道のair trappingや咳、努力性呼吸により気道内圧が局所的に高まって、気道内の空気が間質や胸腔へ漏れ出すことがある。間質に漏れた空気が気管支、血管に沿って肺門から縦隔へ至ると縦隔気腫、さらに頸部、胸部、顔面へ広がると皮下気腫となる（図2-4-5）。臓側胸膜のブラを破って胸腔に空気が漏れると気胸（図2-4-6）となるが稀である。必ずしも重症度の高い発作に

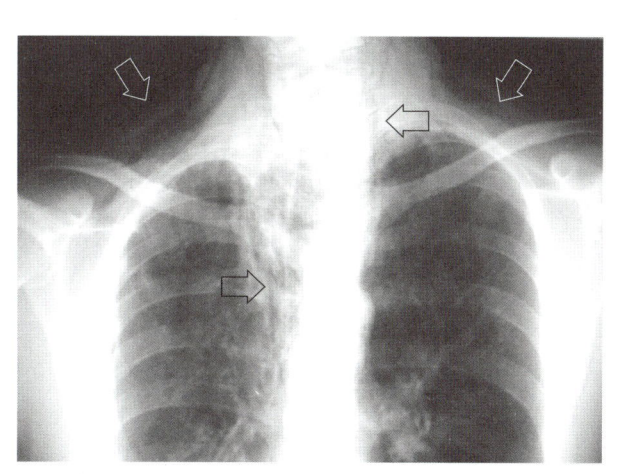

縦隔内の臓器に沿って多くの線状のガス像が認められる。鎖骨窩の皮下軟部組織、頸部の皮下と血管などに沿った軟部組織（矢印）にガス像が認められる。
図2-4-5　喘息発作時の縦隔気腫、皮下気腫

伴って発生するわけではない。

　症状としては、縦隔気腫あるいは皮下気腫では胸痛、咳嗽、空気の貯留した部分の痛み（頸部皮下気腫では上気道炎による咽頭痛と間違えないこと）や腫脹など、気胸では呼吸困難の増悪、体動や深呼吸に伴う胸痛、背部への放散痛、咳嗽などがある。これらの疑いがあるときはX線撮影で確認する。

　高度の気胸に対しては胸腔穿刺による脱気や持続吸引が必要になることがあるが、それ以外は通常は特別な処置は必要としない。喘息の治療を積極的に行い肺胞内圧、気道内圧を早期に低下させる。間欠的陽圧呼吸法（intermittent positive pressure breathing, IPPB）は気腫を増悪させることがあり、人工呼吸管理中のair leakは緊張性気胸となり急激な換気の悪化をもたらす危険がある。

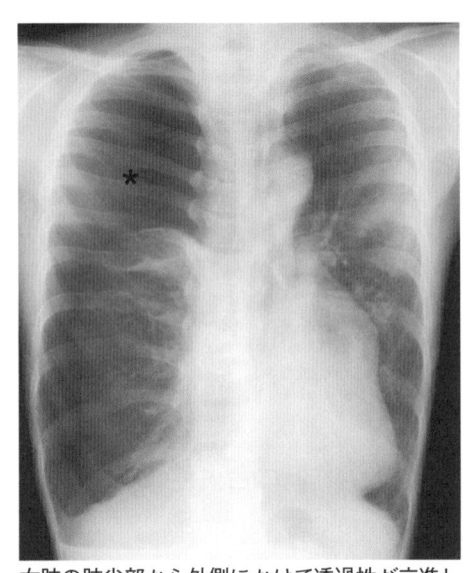

右肺の肺尖部から外側にかけて透過性が亢進した無血管領域（＊）が認められる。また、収縮した肺の辺縁として臓側胸膜が認められる。

図2-4-6　喘息発作に伴った気胸（11歳男児）

2）無気肺と肺虚脱

　気管支の狭窄、粘膜腫脹、分泌物貯留などによる気管支内腔の閉塞によって肺のある部分の含気が減少、消失した状態である。無症状のこともあるが、程度により呼吸困難、胸痛、乾性咳嗽、喘息発作の見かけ上の強度に相当する以上の低酸素血症、チアノーゼなどを呈する。胸部X線撮影によって偶発的に発見されるものもある。

　診断は胸部のX線撮影やCT撮影による。右中葉に起こることが多く、この場合にはX線撮影では正面像で心陰影右第2弓のシルエットサインとして認められることもあるが、叉腔位撮影（肺尖撮影）像や側面像でより明瞭に描写できる（図2-4-7）。

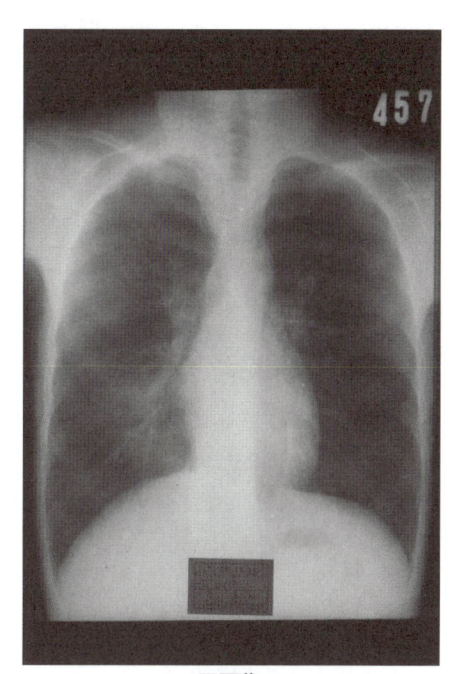

2-4 急性発作時の対応

A 正面像

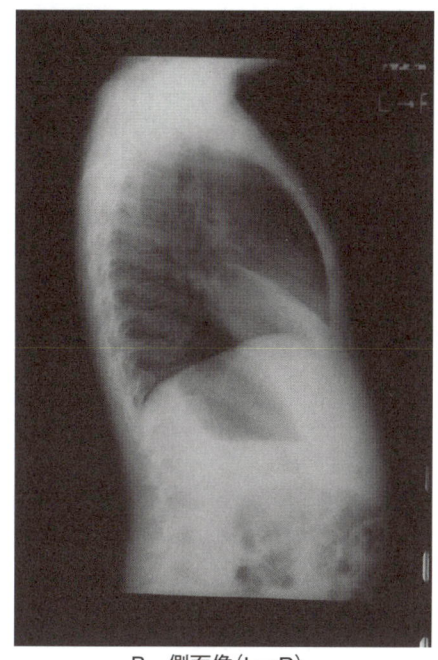

B 側面像(L→R)

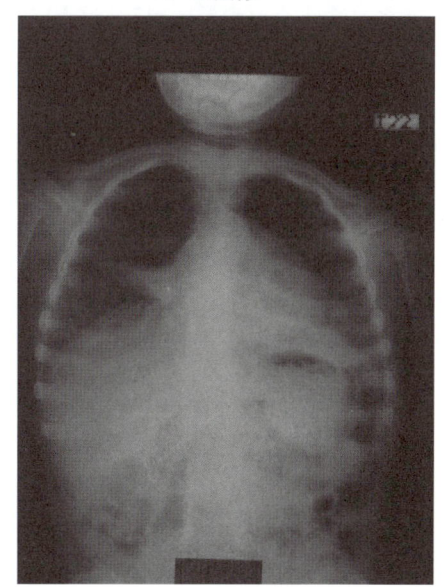

正面像（A）では心陰影右第2弓に接してシルエットサインが認められる。
側面像（B）では濃度の増強、容積の減少した楔状の中葉を認める。
叉腔位撮影（C）では楔状に濃度の増強した陰影を確認することで右中葉無気肺を1枚で証明できる。

C 叉腔位

図2-4-7 右中葉無気肺

無気肺を認めた場合でも、治療は喘息発作の改善を図ることが最優先である。体位ドレナージ、理学療法、去痰薬も考慮する。広範囲に及ぶ無気肺で著明な換気障害の原因になっている場合は、内視鏡的に気道閉塞物の除去を行うことも検討する。鋳型気管支炎（plastic bronchitis）の場合には内視鏡的処置が必要となることが多い。

2-5　長期管理の基本

1．小児喘息の重症度判定とコントロールの評価
1）重症度判定
(1) 長期管理薬が投与されていない患者の重症度判定
　表2-5-1に示す「治療前の臨床症状に基づく小児気管支喘息の重症度分類」により判定される。ただし、最重症持続型は「重症持続型に相当する治療を行っていても発作が制御できないもの」なので、本来は表2-5-1に該当するものではないが、重症度分類が5段階になっていることを意識するために記載されている。
　間欠型は、年に数回、季節性に軽い喘息症状が出現するが、β_2刺激薬の頓用

表2-5-1　治療前の臨床症状に基づく小児気管支喘息の重症度分類

重症度	症状程度ならびに頻度
間欠型	・年に数回、季節性に咳嗽、軽度喘鳴が出現する。 ・時に呼吸困難を伴うこともあるが、β_2刺激薬の頓用で短期間で症状は改善し、持続しない。
軽症持続型	・咳嗽、軽度喘鳴が1回/月以上、1回/週未満。 ・時に呼吸困難を伴うが、持続は短く、日常生活が障害されることは少ない。
中等症持続型	・咳嗽、軽度喘鳴が1回/週以上。毎日は持続しない。 ・時に中・大発作となり日常生活が障害されることがある。
重症持続型	・咳嗽、軽度喘鳴が毎日持続する。 ・週に1～2回、中・大発作となり日常生活や睡眠が障害される。
最重症持続型	・重症持続型に相当する治療を行っていても症状が持続する。 ・しばしば夜間の中・大発作で時間外受診し、入退院を繰り返し、日常生活が制限される。

で軽快し、症状が持続しない程度のものである。頻度は間欠型に相当するが、強い発作で短期間では改善せず入院を要する症例も存在する。そのような症例は間欠型ではなく、発作の強度、持続期間、生活の障害程度をもとに該当する重症度を判定し、それに応じた治療ステップを選択する。

(2) 長期管理薬が投与されている患者の重症度判定

すでに長期管理薬が投与されている場合には治療薬の影響を受けているので、そのときの症状・頻度で判定する重症度は「見かけ上の重症度」であり、「真の重症度」は現在の治療ステップを考慮して判断しなければならない（表2-5-2）。

例えば、治療ステップ2で治療中の患者が、「見かけ上」は軽症持続型の場合、「真の重症度」はその交点に相当する中等症持続型と判定する。治療ステップ4の治療中にもかかわらず症状がコントロールされず、見かけ上の重症度が中等

表2-5-2 現在の治療ステップを考慮した小児気管支喘息の重症度の判断

症状のみによる 重症度(見かけ上の重症度)	現在の治療ステップを考慮した重症度 （真の重症度）			
	治療ステップ1	治療ステップ2	治療ステップ3	治療ステップ4
間欠型 ・年に数回、季節性に咳嗽、軽度喘鳴が出現する。 ・時に呼吸困難を伴うが、β₂刺激薬頓用で短期間で症状が改善し、持続しない。	間欠型	軽症持続型	中等症持続型	重症持続型
軽症持続型 ・咳嗽、軽度喘鳴が1回/月以上、1回/週未満。 ・時に呼吸困難を伴うが、持続は短く、日常生活が障害されることは少ない。	軽症持続型	中等症持続型	重症持続型	重症持続型
中等症持続型 ・咳嗽、軽度喘鳴が1回/週以上。毎日は持続しない。 ・時に中・大発作となり日常生活や睡眠が障害されることがある。	中等症持続型	重症持続型	重症持続型	最重症持続型
重症持続型 ・咳嗽、喘鳴が毎日持続する。 ・週に1〜2回、中・大発作となり日常生活や睡眠が障害される。	重症持続型	重症持続型	重症持続型	最重症持続型

または重症持続型に相当する症例は最重症持続型と判定される。

(3) 小児の重症度判定と成人の重症度判定

わが国における喘息重症度判定の設定は、小児と成人では1段階程度の差が認められる。すなわち、成人の軽症間欠型、軽症持続型、中等症持続型は、小児ではそれぞれ軽症持続型、中等症持続型、重症持続型に相当する。小児科医が成人移行した患者を継続診療する際や、内科医が小児喘息患者の診療をする際には、このことを留意する必要がある。

2) 小児喘息の治療目標

『小児気管支喘息治療・管理ガイドライン（JPGL）2008』では、最終的に寛解・治癒を目指すという治療目標を掲げている（表2-5-3）。そのため、従来から掲げられている1）〜6）の治療目標に、7）気道過敏性の改善が加えられた。気道過敏性試験は専門医療機関でないと実施が困難なので、日常診療において運動誘発喘息がないことや、冷気・煙などの刺激で症状の誘発がないなど、気道過敏性の改善が示唆される状態を目指して治療管理する。

3) 喘息のコントロール

治療の目標である、①昼夜を通じて喘息症状がない、②日常生活障害がない、③喘息症状のためにβ_2刺激薬の頓用がない、④運動誘発喘息がないことを達成した状態が、症状的に喘息が完全コントロールされた状態である。良好なコン

表2-5-3 小児気管支喘息の治療目標

最終的には寛解・治癒を目指すが、日常のコントロールの目標は、
1. β_2刺激薬の頓用が減少、または必要がない。
2. 昼夜を通じて症状がない。
3. 学校を欠席しない。
4. スポーツも含め日常生活を普通に行うことができる。
5. ピークフロー（PEF）値が安定している。
6. 肺機能がほぼ正常。
7. 気道過敏性が改善される（運動や冷気などの吸入による症状誘発がないことが確認される）。

トロールは、重症度に適合した治療ステップの選択により達成することができるが、真の重症度に適合しない治療不足や、患者の不適切な服薬、さらには増悪因子の回避に問題がある場合にはコントロール不良となる。このことを喘息の治療管理に応用し、良好なコントロールを目指して治療管理するツールとして開発されたのが、喘息コントロールテストである。

(1) Childhood Asthma Control Test（C-ACT）

C-ACTは4～11歳の小児を対象とした小児喘息コントロールテストである（図2-5-1）。

全7問で、最初の4問は患児が、残りの3問は保護者が答える形式である。最

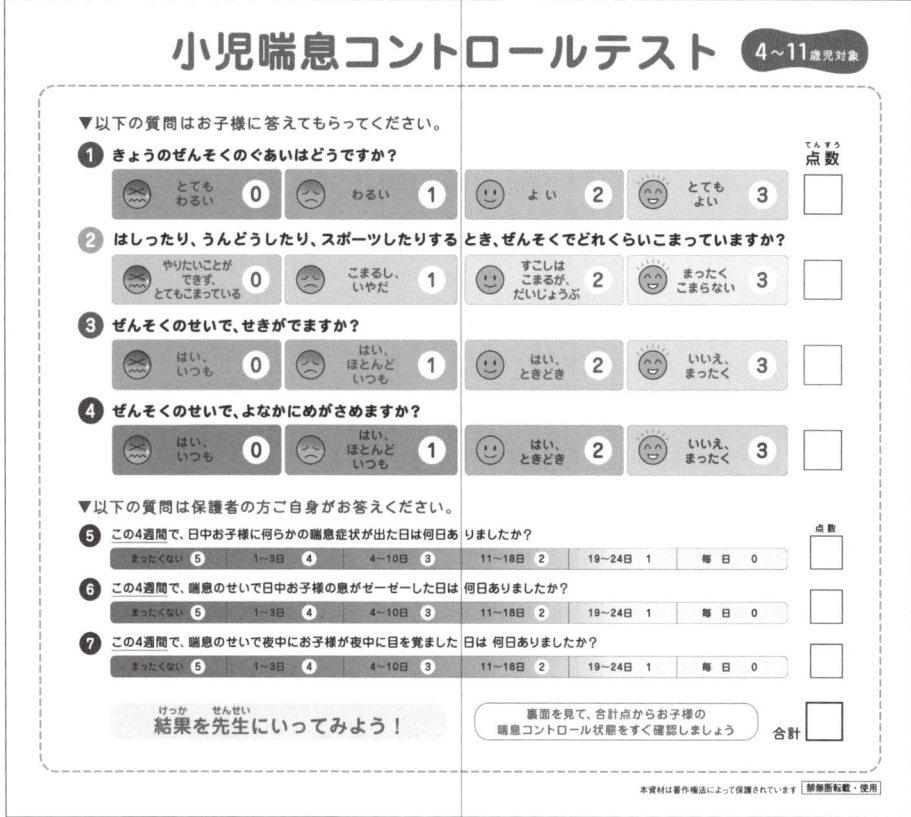

図2-5-1　C-ACT設問票
（日本小児アレルギー学会ホームページ　http://zensoku.jp/check/check2.html#infoより）

初の4問は、小児にも答えやすいようにフェイススケールになっている。27点満点で、20点以上はコントロール良好、20点未満ではコントロール不良と判定し、27点を目標に長期管理を進めていく。12歳以上では、成人で用いられるAsthma Control Test（ACT）を活用することができる。

(2) Japanese Pediatric Asthma Control Program（JPAC）

　JPACは重症度が容易に判定でき、ガイドラインに沿った治療薬が選びやすく、症状のコントロール状態が評価できるツールとして開発された。図2-5-2にJPAC使用の実例を示す。この症例は設問6で治療ステップ2に相当する吸入ステロイド薬を使用中で、重症度を判定する設問1～3において軽症持続型のランクに○印があるので、真の重症度は「中等症持続型」と判定される。

　コントロール状態は、設問1～5の各ランクに付された点数の合計をJPAC点数として評価するが、この症例のJPAC点数は12点でコントロール不十分である。この症例では真の重症度が中等症持続型なので、ステップアップしてステップ3治療を選択する。JPAC15点が完全コントロール、12～14点はコントロール良好（不十分）、11点以下はコントロール不良と判定し、15点を継続することを目標に治療管理する。

4) コントロール設問紙を活用した長期管理の方法

　非専門医が薬物による長期管理を遂行する場合、図2-5-3に示す方法が分かりやすい。薬物治療による長期管理は、患児の重症度を判定し、その重症度に応じた治療ステップの基本治療を選択する。投薬後は、C-ACTやJPACなどのコントロール設問紙によって定期的にコントロール状態を評価し、完全コントロール状態を維持するように治療管理を継続する。

　完全コントロール状態が3か月以上続けばステップダウンを考慮する（小児喘息の薬物による長期管理の項を参照）。コントロール不十分または不良の場合、まず不適切使用についてチェックし、不適切であれば矯正する。使用が適切であるにもかかわらずコントロールできない場合には、その時点での真の重症度（表2-5-2）を判定し、それに応じた治療にステップアップする。しかし、治療の中止や予後を考えたときには、症状経過を主体とした重症度やコントロール状態の評価だけでなく、呼吸機能などの客観的評価が必要であり、専門医療機

小児ぜん息重症度判定と喘息コントロールテスト

最近1ヵ月間のぜん息症状と生活の障害について、1～5の質問にお答え下さい。
それぞれの質問に対する回数、程度にあてはまるところにチェックして下さい。

1. この1ヵ月間に、ゼーゼー・ヒューヒューした日はどのくらいありましたか。
   | まったくなし(3) | 月1回以上、**週1回未満(2)** | 週1回以上、毎日ではない(1) | 毎日持続(0) |

2. この1ヵ月間に、呼吸困難(息苦しい)のある発作がどのくらいありましたか。
   | **まったくなし(3)** | 時に出現、持続しない(2) | たびたびあり、持続する(1) | ほぼ毎日持続(0) |

3. この1ヵ月間に、ぜん息症状で夜中に目を覚ましたことがどのくらいありましたか。
   | **まったくなし(3)** | 時にあるが週1回未満(2) | 週1回以上、毎日ではない(1) | 毎日ある(0) |

4. 運動したり、はしゃいだ時にせきが出たりゼーゼーして、困ることがありますか。
   | まったくなし(3) | **軽くあるが困らない(2)** | たびたびあり困る(1) | いつもあり困っている(0) |

5. この1ヵ月間に、発作止めの吸入薬や飲み薬、はり薬をどのくらい使いましたか。
   (この設問の薬は、予防のための薬ではなく、せきやゼーゼーなどの発作時に使用する薬です)
   | まったくなし(3) | **週間に1回以下(2)** | 週間に数回、毎日ではない(1) | 毎日使用(0) |

6. 現在使用しているぜん息の長期管理薬(予防薬)の名前を教えて下さい(使用している薬に○をつけて下さい)。
   吸入ステロイド薬を使用している場合には、1日の吸入回数がわかれば教えて下さい。

   吸入ステロイド薬
   ①フルタイドディスカス**(50μg)**, (100μg), (200μg) 　[1日吸入回数: 2 回]
   ②フルタイドロタディスク(50μg), (100μg), (200μg) 　[1日吸入回数: 　回]
   ③フルタイドエアゾール(50μg), (100μg) 　[1日吸入回数: 　回]
   ④キュバール(50μg), (100μg) 　[1日吸入回数: 　回]
   ⑤パルミコート吸入液(0.25mg), (0.5mg) 　
   ⑥アドエア(50/100mg) 　[1日吸入回数: 　回]

   ロイコトリエン受容体拮抗薬　　①オノン　　②シングレア　　③キプレス

   長時間作用性 β_2 刺激薬　　①セレベントディスカス　　②セレベントロタディスク

   テオフィリン徐放製剤　　①テオドール　　②スロービッド　　③テオロング　　④ユニフィル

   インタール吸入　　①吸入液　　②インタールカプセル(イーヘラー)　　③エアゾール

・重症度　　　 ：中等症持続型(治療ステップ2で、軽症持続型相当の症状)
・コントロール状態：JPAC12点〔コントロール良好(不十分)〕
・対　応　　　　：治療ステップ3　ICS 100μg×2

図2-5-2　JPAC設問票
(日本小児アレルギー学会ホームページhttp://zensoku.jp/check/check2.html#infoより改変)

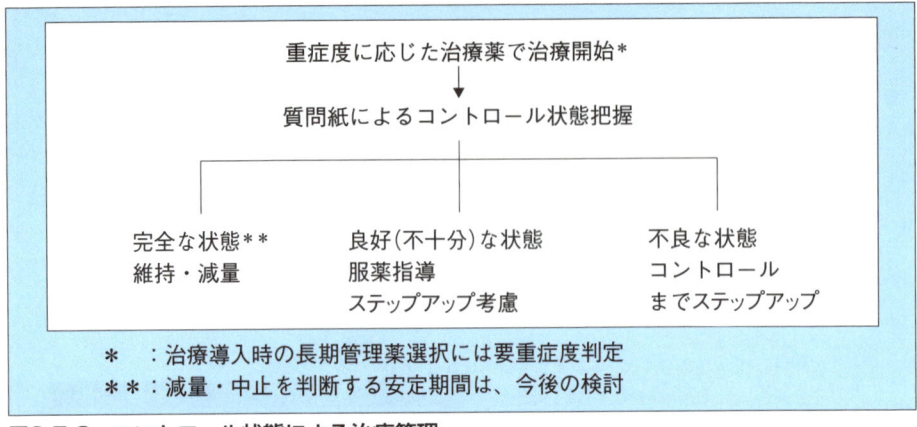

```
                    重症度に応じた治療薬で治療開始*
                              ↓
                    質問紙によるコントロール状態把握
        ┌─────────────────────┼─────────────────────┐
   完全な状態**           良好(不十分)な状態          不良な状態
   維持・減量              服薬指導                コントロール
                          ステップアップ考慮         までステップアップ

   *  ：治療導入時の長期管理薬選択には要重症度判定
   ** ：減量・中止を判断する安定期間は、今後の検討
```

図2-5-3　コントロール状態による治療管理

関との連携が望まれる。

5) 客観的なコントロール評価

長期管理を行う上で重要なことは、現在患児がどのような状態にあるかを正確に評価することである。その評価に活用すべきものに、喘息日誌とPEFの測定があり、さらにフローボリューム曲線による末梢気道の評価が重要である。

(1) 喘息日誌

喘息日誌は喘息症状（咳嗽・喘鳴、呼吸困難など）と服薬状況を基本に、付随する鼻症状・眼症状・皮膚症状、体温などの身体症状、服薬状況、日常生活の状態、天候などを毎日記入するようになっており、また後述するPEF測定値も記入できるので、客観的なコントロール状態の評価と、増悪したときの発作強度判定と原因の推定に役立つ。喘息日誌は各施設毎に工夫された独自のものが使用されているが、ここでは独立行政法人環境再生保全機構から無償配布されているものの改変版を示す（図2-5-4）。

小児喘息では、この喘息日誌の発作状態で、「ゼーゼー、ヒューヒュー」and/or「胸苦しい」があれば、小発作と判定してよい。患者・保護者が、記載に際して判断が難しいのは発作強度なので、表2-4-1をイラストレーション化した図2-4-3を用いると理解しやすい。

2-5 長期管理の基本

			年　　月	日（日）　℃	日（月）　℃	日（火）　℃	1週間の合計
			天　　気	☼　☁　☂	☼　☁　☂	☼　☁　☂	
			仕事・学校	出　遅早　欠	出　遅早　欠	出　遅早　欠	
			一日の区分	朝　昼　夜	朝　昼　夜	朝　昼　夜	
発作について	発作の状態		大発作				
			中発作				
			小発作				
			ゼーゼーヒューヒュー				
			胸苦しい				
			発作なし				
	β_2刺激薬吸入前後ピークフロー値		前　　後				
			前　　後				
			運動発作	ある　ない	ある　ない	ある　ない	
			日常生活	不可　ほぼ　普通	不可　ほぼ　普通	不可　ほぼ　普通	
			夜間睡眠	不可　ほぼ　安眠	不可　ほぼ　安眠	不可　ほぼ　安眠	
せ　き			あり				
			なし				
鼻症状			はなみず				
			はなづまり				
			くしゃみ				
			発　　熱	ある（　℃）ない	ある（　℃）ない	ある（　℃）ない	
			眼がかゆい				
予防薬	吸入薬						医師からの通信欄
	内服薬						
発作時	内服						
	吸入						
	注射						
その他の薬							

ピークフロー グラフ (L/分)
朝　夜　朝　夜　朝　夜
800 (400)
700 (350)
600 (300)
500 (250)
400 (200)
300 (150)
200 (100)
100 (50)

ピークフロー値

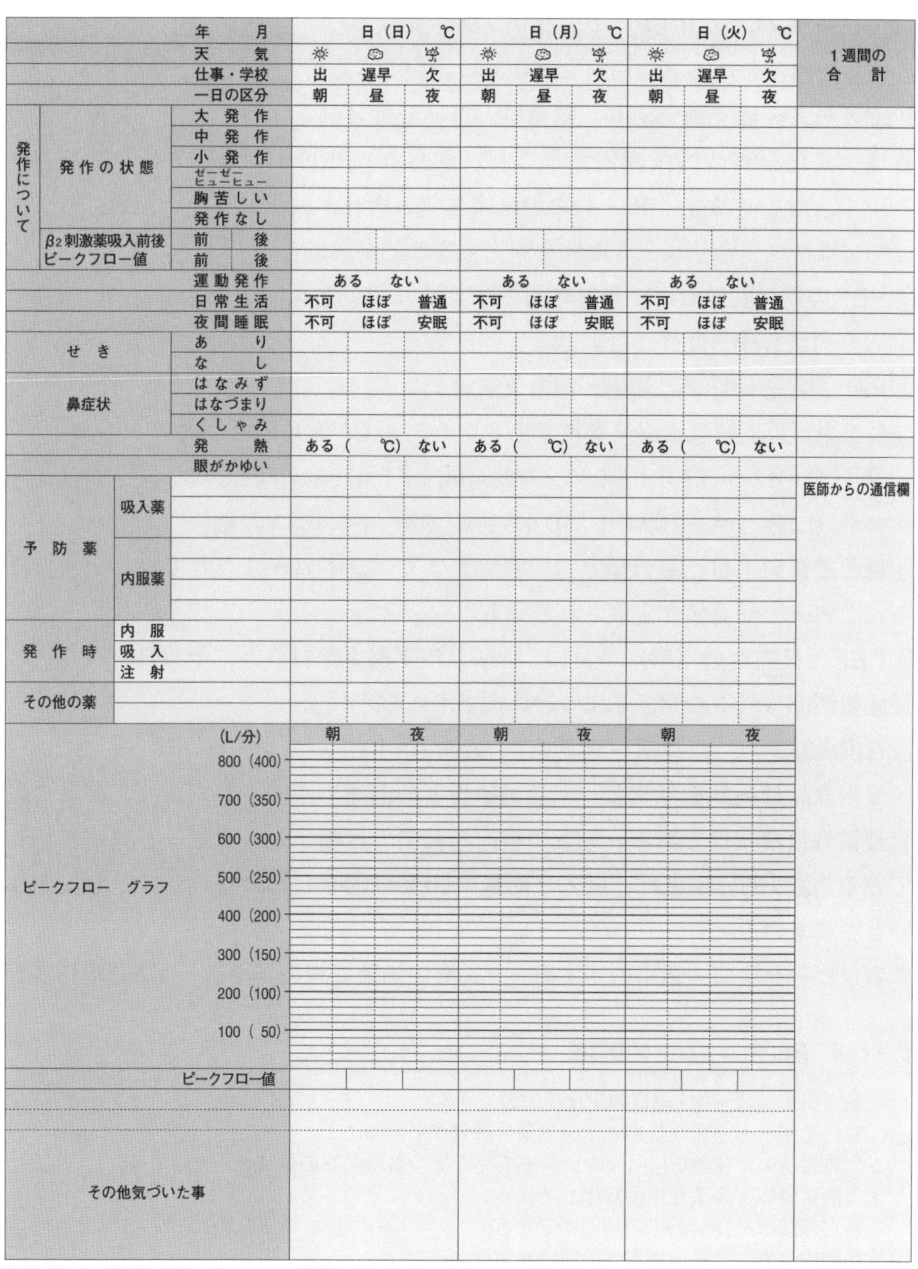

その他気づいた事

図2-5-4　喘息・ピークフロー日誌
（日本小児アレルギー学会ホームページhttp://zensoku.jp/check/check2.html#infoより改変）

(2) ピークフロー（PEF）モニタリング

　喘息発作における気道閉塞を客観的に把握できるものに、PEF値測定がある。PEFメーターは安価であり、喘息児が自宅で毎日測定することで、気道閉塞の程度・変化を客観的に評価できる利点がある。PEFモニタリングの意義を表2-5-4に示す。しかし、PEFのみでは末梢気道所見が検出できないため、外来受診時にはフローボリューム曲線を測定することが望ましい。

① PEFの測定回数および測定時刻PEF測定：早朝起床時と、夕か夜のいずれかの時間にもう一度行うとよい。

② PEF測定値の評価と活用・標準予測式：

　（『小児気管支喘息治療・管理ガイドライン2008』第13章を参照）

　　男子（L/分）＝77.0＋64.53×身長（m)^3＋0.4795×年齢^2

　　女子（L/分）＝－209.0＋310.4×身長（m）＋6.463×年齢

③ 自己最良値：自己最良値とは、喘息がよくコントロールされている状態で得られたPEFの最高値と定義されている。

④ PEFの日内変動（率）：1日に2回以上PEF測定を行うと、その日の最高値と最低値が得られるので、下記の計算式で求める。

　　日内変動率＝（最高値－最低値）÷最高値×100％

　日内変動は病状を反映し、気道過敏性との関連も示唆されており、喘息治療管理に有用な指標である。最近の検討の結果では喘息がよくコントロールされている7歳以上の小児は、成人と同様に20％以内を目標に管理して差し支えないとされている。

参考：『ピークフロー活用のすすめ－ぜん息の治療管理のために－［患者用］』、『ぜ

表2-5-4　PEFモニタリングの意義

① 気道閉塞の経時的・経日的変化を追跡できる。
② 急性発作への適切な対応と治療効果の評価ができる。
③ 自覚症状および他覚所見がない早期の時点での気道閉塞の認識が可能となる。
④ 日内変動による重症度の評価ができる。
⑤ 特定の抗原や誘発因子の解明ができる。
⑥ 長期的治療の効果や妥当性の評価ができる。
⑦ 喘息児に治療の主体性をもたせ、患者教育に役立つ。
⑧ 喘息児と医師のコミュニケーションの促進が可能となる。

ん息・ピークフロー日誌』というPEFモニタリングに関する手引きが、独立行政法人環境再生保全機構（電話：044-520-9568、ホームページ：http://www.erca.go.jp）から配布されている。

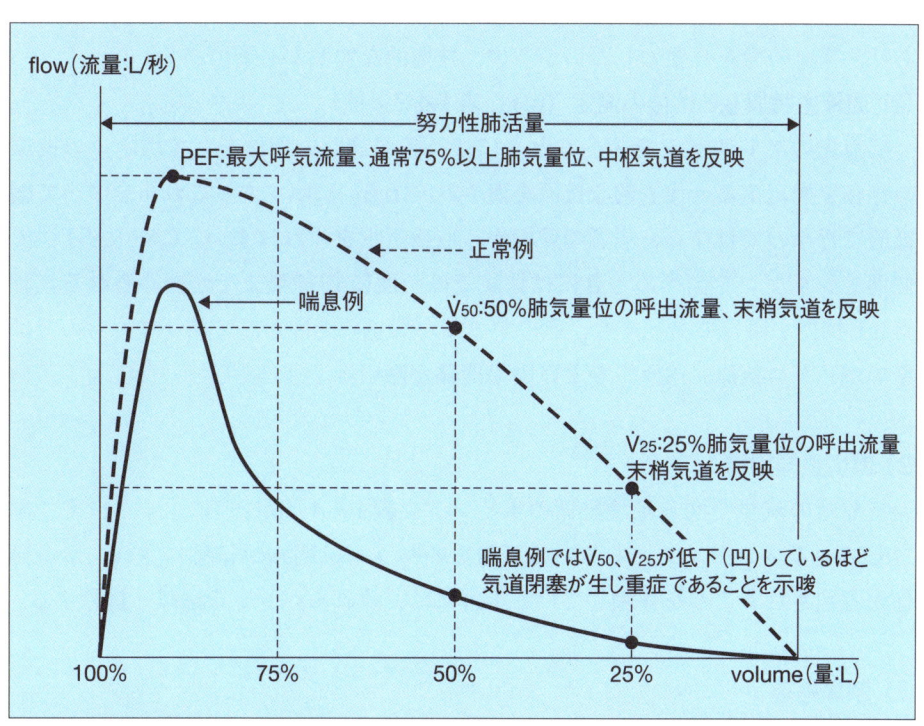

(3) フローボリューム曲線

フローボリューム曲線（図2-5-5）は、縦軸を流量（flow）、横軸を気量（volume）として、肺気量別の呼気流量が測定できる。測定項目としてはFVC（努力性肺活量）、PEF（最大呼気流量。簡易型PEFメーターで測定するものとは単位が異なる）、$\dot{V}_{50}$（50％肺気量位での呼出流量）、$\dot{V}_{25}$（25％肺気量位での呼出流量）などである。

$\dot{V}_{50}$、$\dot{V}_{25}$は努力非依存性であるといわれ、末梢気道の状態を反映する。したがって、フローボリューム曲線の下行脚が下に凸である場合は末梢の閉塞状況を示すと考えられる。寛解に入ったと考えられる症例でも下行脚が下に凸であることは多く、長期管理上、そのような恒久的呼吸機能の低下を来さないように

図2-5-5　フローボリューム曲線

十分な抗炎症療法を行うことの重要性を表している。

2. 増悪因子の回避

小児喘息の大部分はアトピー素因をもとに発症する。喘息患者の多くは、室内塵中のダニに対して特異IgE抗体を産生しているが、それ以外のアレルゲンに対する特異IgE抗体の関与や、治療管理経過中における特異IgE抗体価の変化を把握するために、検査が必要となる。

1) アレルギー検査とその評価

総IgE値は、年齢によって基準値が異なるため判定には注意を要する。基準値の2SDよりも多い場合は高値と判断してよい。

(1) 皮膚テスト

皮膚テストではプリックテストや皮内テストが用いられる。プリックテストは、乳児であっても一度に多数の抗原について調べることができるのが特徴であり、採血の労を必要としないが多少、技術的な習熟が必要である。

(2) 血液中特異IgE抗体の測定（p.11, 表1-4-2参照）

喘息児のアレルゲンを調べるときには、必ず詳しい問診をして環境中の抗原の存在を推定する。代表的な抗原を表1-2-1（p.5）に示すが、これらをすべて網羅的に行うのではなく、患者の環境から取捨選択をすればよい。CAP-RAST法で個別アレルゲンを調べるときには保険では一度に13種類までが認められる。特異IgE抗体が陽性であっても、そのすべてが喘息の誘因として結びつくものではないが、ダニ抗原、ペットなどは因果関係が深い。

2) 環境整備指導

抗原量の減少を図る環境整備のポイントを表1-4-4（p.12）に示す。自宅で飼育しているネコやイヌ、あるいは齧歯類のペットに明らかに感作され、かつ発作が惹起されることを体験している場合には、それらペットを隔離・排除する。

3) 禁煙指導

タバコは、能動喫煙、受動喫煙ともに喘息の悪化要因となり、妊娠中の母親

の喫煙は出生後の児の呼吸機能に影響をもたらす。保護者の喫煙の習慣を変えること、すなわち禁煙に導くことはかなり困難な面もあるが、患児の喘息の治療上は必須であることを外来診療の機会に伝えていくべきである。親の喫煙習慣は児に影響し、将来的に児が喫煙習慣に染まる可能性が高い。患児自身が喫煙している場合には、治療上の大きな妨げとなることを伝え、速やかに、かつ強力に禁煙治療を行う。

2-6　薬物による長期管理

　小児喘息の病態は、非発作時にも継続する気道の持続性炎症と考えられており、その治療は、気道炎症を抑制し、無発作状態を長期に維持することにある。薬物治療においては、副反応を最小にして、生活の質を向上させ、呼吸機能の改善を目指す。長期管理は、薬物の投与だけで行うものではなく、アレルゲンや刺激物質の回避も重要であり、適切な環境整備を行い、喘息増悪因子の軽減に努めることも必要である。ここでは長期管理に関する薬物療法について解説する。

1. 長期管理薬（コントローラー）の種類と特徴

　喘息症状の軽減・消失、QOLの向上、呼吸機能の正常化を達成し維持するために継続的に使用する薬物を長期管理薬（コントローラー）という。長期管理薬は、基本的には抗炎症作用を有することが必要である。抗炎症作用を有する薬物としては、ステロイド薬、ロイコトリエン受容体拮抗薬（LTRA）、テオフィリン徐放製剤（SRT）が挙げられる。

　長期間のステロイド薬全身投与は副作用があるため、最重症の難治症例でなければ長期管理薬として使用することはなく、通常は吸入ステロイドが使用される。長時間作用性 β_2 刺激薬（LABA）には抗炎症作用はないが、吸入ステロイド薬と併用して長期管理薬として使用されることがある。単独で用いるものではない。

1）吸入ステロイド薬（inhaled corticosteroid, ICS）

　吸入ステロイド薬は直接気道に到達し、気道炎症を強力に抑制するが、全身的影響は比較的少ないことから、長期管理薬において重要な役割を担っている。気道炎症の改善に伴い、自覚症状、呼吸機能、気道過敏性が改善し、発作入院や喘息死が減少することが明らかにされている。小児喘息の自然寛解（natural outgrow）の率を上昇させることを示すエビデンスは得られていない。小児に適応がある吸入ステロイド薬には、加圧噴霧式定量吸入器（pMDI）、ドライパウダー定量吸入器（DPI）およびネブライザーによる懸濁液吸入の3つの剤型がある。

　pMDIにはフルチカゾンプロピオン酸エステル（FP；フルタイド®エアゾール）とベクロメタゾンプロピオン酸エステル（BDP；キュバール®エアゾール）、シクレソニド（オルベスコ®インヘラー）の3種類、ドライパウダー製剤にはフルチカゾンプロピオン酸エステル（FP；フルタイド®ディスカス、フルタイド®ロタディスク）とブデソニド（BUD；パルミコート®タービュヘイラー）、吸入懸濁液にはブデソニド（BUD；パルミコート®吸入液）がある（表2-6-1、pMDIとDPIは2歳以上に適応となっているが、低年齢ではpMDI＋スペーサーが基本となる。以前5歳未満の適応であったBUD吸入懸濁液（BIS）は、2010年11月から、6か月の乳児以上すべての年齢で適応となった。このことにより障害児にもICSの使用が容易となったが、薬用量は今後の検討を要する）。

　小児用の吸入ステロイド薬（FP）と長時間作用性吸入 β_2 刺激薬（サルメテロール）との合剤（SFC）には、表2-6-1に示した製品（アドエア50®エアゾール／アドエア®100ディスカス）がある。保険適応は5歳以上であり、より低年齢の小児に対する評価は不十分である。SFCは2倍量のFPと同等以上の効果が認められ、同量の2剤を別々に吸入するよりも良好なコンプライアンス（アドヒアランス）が保たれ、効果も優れると報告されているが、その適応、効果、安全性などについては、今後、さらに検討が必要である。

　年齢や吸入手技に応じて使用薬剤を選択し、効率よい吸入を図ることが重要である。pMDIの使用に際しては、吸入効率上昇と副作用発現減少のために吸入補助具（スペーサー）を用いるべきである。乳幼児においても保護者を指導し、マスクつき吸入補助具を用いればpMDIの使用が可能である。

　DPI製剤は十分な吸気努力が必要なため、概ね5歳以上にならないと使用は難

しい。吸入ステロイド薬投与量と効果の関係は低用量域では用量依存性が認められるものの、高用量域では増量効果が乏しく副作用（表2-6-2）が増加する。

表2-6-1　小児に適応が認められている吸入ステロイド薬の種類

剤型	一般名	商品名	用量	備考
pMDI	フルチカゾン	フルタイド®エアゾール	50,100μg	最大200μg/日
	ベクロメタゾン	キュバール®	50,100μg	最大200μg/日
	シクレソニド	オルベスコ®	50,100,200μg	最大200μg/日
DPI	フルチカゾン	フルタイド®ディスカス	50,100μg	最大200μg/日
		フルタイド®ロタディスク	50,100μg	最大200μg/日
	ブデソニド	パルミコート®タービュヘイラー	100,200μg	最大800μg/日
懸濁液	ブデソニド	パルミコート®吸入液	0.25,0.5mg	最大1.0mg/日 6か月以上すべての年齢

＊：BUD800μgは力価ではFPとBDPの400μgに相当する

長時間作用性β_2刺激薬との合剤

pMDI	フルチカゾン サルメテロール	アドエア®50エアゾール	50μg 25μg	最大200μg/日 最大100μg/日
DPI	フルチカゾン サルメテロール	アドエア®100ディスカス	100μg 50μg	最大200μg/日 最大100μg/日

表2-6-2　小児における吸入ステロイド薬の副作用

　副作用は、吸入に伴う局所的なものと、気道系や消化管からの吸収に伴う全身的なものがある。本ガイドラインで設定されている治療ステップ3の使用量であれば概ね問題がない。

・局所的な副作用としては咽頭刺激感や咳嗽、嗄声、口腔カンジダ症などがある。年長児では吸入直後にうがいをさせるが、乳幼児では吸入直後に水分を摂らせる。
・気道の易感染性の増悪についての具体的報告は見られない。成長過程にある小児に長期使用した場合の気道局所への影響についての検討は今後の課題である。
・全身的な影響として、身長発達に対しては使用開始後1年間でおおむね1cm程度の抑制が生じる可能性が示唆されているが、それ以後は大きな影響がなく、最終身長の検討では有意な抑制を認めないとする報告が多い。
・間脳・下垂体・副腎皮質系に対する影響は、より鋭敏な手法を用いて検討すれば抑制は見られるが、通常量において臨床的に問題となる報告はない。
・骨代謝に対する影響や、皮膚、目などに対する影響も危惧されるが、小児領域で問題となる報告は見られない。

2) ロイコトリエン受容体拮抗薬
（leukotriene receptor antagonist, LTRA）

　ロイコトリエン受容体拮抗薬は、気管支収縮抑制作用、気道炎症抑制作用を有し、長期管理薬に適している。ロイコトリエン受容体拮抗薬は、ロイコトリエンの受容体である$CysLT_1$受容体の拮抗薬として、わが国ではプランルカスト水和物（オノン®）とモンテルカストナトリウム（シングレア®、キプレス®）が、小児喘息の適応として認められている（表2-6-3）。

　$CysLT_1$受容体拮抗薬は、使用を開始して1〜2週間のうちに呼吸機能の改善や発作症状の軽減などの効果が確認されることが多いが、コントローラーとしての臨床効果が最終的に確認されるまでには2か月程度かかる場合もある。軽症例においては、吸入ステロイド薬と比較してほぼ同等の効果が得られている。また、吸入ステロイド薬の追加薬としても有効性が認められており、吸入ステロイド薬の減量効果も認められている。副作用は発疹、下痢・腹痛、肝機能障害などであるが、その頻度は従来の経口抗アレルギー薬と比して高いものではなく、安全性の高い薬物といえる。

3) クロモグリク酸ナトリウム（disodium cromoglycate, DSCG）

　DSCGの薬理作用は、マスト細胞からの化学伝達物質遊離抑制作用を中心として、アレルギー性炎症抑制、神経原性アレルギー反応抑制、ある種のウイルス感染抑制、などがある。DSCGはアレルゲン吸入によって誘発される即時型、遅発型療法の喘息反応を抑制し、運動や冷気などによる気管支収縮も抑制する。

　カプセル剤（20mg/カプセル）はスピンヘラー、イーヘラーで吸入し、他に

表2-6-3　小児適応のロイコトリエン受容体拮抗薬の種類と投与量

一般名	商品名	剤形	用量
プランルカスト	オノン®	ドライシロップ カプセル	7mg/kg/日（1日450mgを超えない） 2回分服
モンテルカスト	シングレア®	チュアブル錠5 細粒4mg	通常6歳以上の小児に5mgを1日1回就寝前に投与 通常1歳以上6歳未満の小児に4mgを1日1回就寝前に投与
	キプレス®	チュアブル錠5 細粒4mg	通常6歳以上の小児に5mgを1日1回就寝前に投与 通常1歳以上6歳未満の小児に4mgを1日1回就寝前に投与

pMDI（1mg/噴霧）、吸入液（20mg/2mL）もある。中等症〜重症例で、DSCGにサルブタモールあるいはプロカテロール吸入液の少量（0.05〜0.1mL）を混合して定期吸入する方法があるが、症状が安定したらDSCG単独とする。頻回にβ_2刺激薬の使用が必要な場合は、ステップアップを考慮する。副作用として咽喉頭の刺激感、咳の誘発、咽喉頭痛、発疹などが報告されているが、安全性の高い薬剤である。

4）テオフィリン徐放製剤（sustained release theophylline, SRT）

製剤の工夫によりゆっくりと放出され、作用時間の長い徐放薬は効果発現まで時間を要するが、喘息症状の出現を持続的に抑制するので、長期管理薬として使用されるようになった。

その作用機序は従来phosphodiesterase（PDE）阻害によるcyclic AMP上昇に由来する気管支拡張作用であるとされていたが、その後抗炎症作用が確認されている。テオフィリンは肝臓で代謝されるが、その速さは個人差、年齢による差が大きく、時に血中テオフィリン濃度の上昇によって重篤な副作用を発現する場合もある。

したがって、テオフィリン薬の使用にあたっては、個人差、感染症、食事内容、併用薬剤などテオフィリン代謝に影響を及ぼす因子を考慮して投与量を設定する。特に、ウイルス感染による発熱時には、クリアランスが低下して血中濃度が上昇するので、投与を控えるか内服を半量にするなどの具体的指示をする。2歳以上では通常8〜10mg/kg/日（分2）で開始するが、開始後しばらくしてから血中濃度を測定し、安全域にあることを確認することが望ましい。抗炎症作用は血中濃度10μg/mL以下でも発揮される。

小児におけるテオフィリンの副作用は悪心・嘔吐などの胃腸症状が最も多く、興奮、食欲不振、下痢および不眠などが報告されている。血中濃度が上昇すると頻脈、不整脈があり、高度となると痙攣が起きて死に至ることがある。最近、乳幼児においてテオフィリン徐放製剤投与中の痙攣重積が問題となっており、使用に関して表2-6-4に示す注意を喚起している。また、中枢神経合併症を有する患児については、その使用を控える。

表2-6-4　乳児喘息長期管理におけるテオフィリン徐放製剤の留意点

- 治療ステップ3以上の患者において考慮される追加治療の一つである。
- 6か月未満の児は原則としてテオフィリン徐放製剤による長期管理の対象とならない。
- 6か月以上でも、てんかんや熱性痙攣などの痙攣性疾患を有する児には、原則として推奨されない。
- 発熱出現時には、一時減量あるいは中止するかどうかをあらかじめ指導しておくことが望ましい。
- テオフィリン徐放製剤投与中は、テオフィリンクリアランスを抑制して血中濃度を上昇させる薬物(エリスロマイシン、クラリスロマイシンなど)の併用には注意が必要である。
- 痙攣閾値を下げる可能性が報告されている中枢神経系への移行性の高いヒスタミンH_1拮抗作用を主とする抗アレルギー薬との併用は、乳児喘息においては注意が必要であるかもしれない。
- アミノフィリン坐薬の使用は推奨できない。

5) 長時間作用性 β_2 刺激薬 (long acting β_2 agonist, LABA)

　本来、β_2刺激薬は気管支拡張薬であり、気管支収縮を改善するために短期間用いるのが原則である。長期管理薬として用いる場合には長時間作用性のものを選択し、吸入ステロイド薬と併用することが基本であり、単独で長期連用を行ってはいけない。現在わが国において使用可能なLABAには、吸入薬と経皮吸収型貼付薬、および経口薬がある。

(1) 吸入薬

　長時間作用性β_2刺激薬の吸入薬であるサルメテロール(セレベント®)は、約12時間効果が持続する。β_2刺激薬そのものには気道炎症を抑制する効果は認められないため、長時間作用性β_2刺激薬を使用する場合には、吸入ステロイド薬と併用することが必須である。現時点では、5歳以上の小児に対して投与が認められている。小児にはサルメテロールとして1回25μgを1日2回、朝と夜に吸入投与する。なお、症状に応じて1回50μgを1日2回まで増量できる。

(2) 経皮吸収薬 (貼付)

　経皮吸収型β_2刺激薬であるツロブテロール貼付薬(ホクナリン®テープ)は、皮膚に貼付後24時間血中濃度が維持される薬物である(注:ジェネリック製品は先発品と同様の徐放性は確保されていないと報告されている)。1日1回就寝前に貼付することで、夜間症状および明け方の喘息増悪のコントロールに優れ

た臨床効果を有し、全身性副作用が少ないことが示されているが、長期管理薬として用いる場合には、必ず吸入ステロイド薬との併用で使用する。使用量は0.5～3歳未満0.5mg、3～9歳未満1mg、9歳以上2mgを就寝前に胸部、背部または上腕部等に貼付する。アトピー性皮膚炎の患者には慎重に使用する。

(3) 経口薬

長時間作用性経口β_2刺激薬にはプロカテロール塩酸塩水和物、クレンブテロール塩酸塩、ホルモテロールフマル酸塩水和物、ツロブテロール塩酸塩、マブテロール塩酸塩がある。安易な長期連用は慎み、その必要性について十分検討すべきである。

2. 長期管理の進め方

1) 重症度に応じた治療ステップの選択

長期管理の薬物療法プランを進めるにあたっては、直近の1～2か月間の症状程度・頻度から重症度を判定して（表2-5-1）、それに適合した治療ステップの長期管理薬を選定する。

2歳未満、2～5歳、6～15歳の各年齢区分で、長期管理に関する薬物療法が提示されているので、それぞれの年齢における重症度に適合したステップの基本治療を選択する（表2-6-5、表2-6-6、表2-6-7）。すでに何らかの治療が行われている場合には、真の重症度（表2-5-2）を勘案して適切な薬剤を選択する。基本治療でコントロールが不十分な場合は追加治療を加える。

治療開始にあたっては、早期に十分な治療効果を上げられると考えられる治療薬の組み合わせを選択し、表2-5-3に示された治療目標の達成を意識しながら薬物療法を進める。コントロールが得られたら、コントロールを維持するために必要な最少量の薬物へ徐々に減量する。

2) コントロール状態による治療薬のステップアップ、ステップダウン

喘息症状のコントロールを確実にするためには、継続したモニターが必要で、1～2か月間隔で定期的に経過観察を行う。喘息発作を含む呼吸器症状、睡眠や運動、学校生活を含む日常生活の状況、頓用のβ_2刺激薬の使用状況、連用薬の実施状況、PEFモニタリングなどを喘息日誌に記録して受診時に持参してもら

表2-6-5 小児気管支喘息の長期管理に関する薬物療法プラン（2歳未満）

	治療ステップ1	治療ステップ2	治療ステップ3[*6]	治療ステップ4[*6]
基本治療	なし（発作の強度に応じた薬物療法）	・ロイコトリエン受容体拮抗薬[*1] and/or ・DSCG吸入（2〜4回/日）[*2,*5]	・吸入ステロイド薬[*3]（FP or BDP 100μg/日 or CIC BIS 0.25〜0.5mg/日）	・吸入ステロイド薬[*3]（FP or BDP 150〜200μg/日 or CIC BIS 0.5〜1.0mg/日） 以下の1つまたは両者の併用 ・ロイコトリエン受容体拮抗薬[*1] ・DSCG吸入[*2,*5]（2〜4回/日）
追加治療	・ロイコトリエン受容体拮抗薬[*1] and/or ・DSCG吸入（2〜4回/日）[*2,*5]	・吸入ステロイド薬[*3]（FP or BDP 50μg/日 or CIC BIS 0.25mg/日）	以下の1つまたは複数の併用 ・ロイコトリエン受容体拮抗薬[*1] ・DSCG吸入（2〜4回/日）[*2,*5] ・$β_2$刺激薬[*5]（就寝前貼付あるいは経口2回/日） テオフィリン徐放製剤[*4]（考慮）（血中濃度5〜10μg/mL）	・$β_2$刺激薬[*5]（就寝前貼付あるいは経口2回/日） ・テオフィリン徐放製剤[*4]（考慮）（血中濃度5〜10μg/mL）

[*1] その他の小児喘息に適応のある抗アレルギー薬：化学伝達物質遊離抑制薬、ヒスタミンH_1拮抗薬の一部、Th2サイトカイン阻害薬。

[*2] DSCG吸入液をネブライザーで吸入する場合、必要に応じて少量（0.05〜0.1mL）の$β_2$刺激薬と一緒に吸入する。

[*3] FP：フルチカゾンプロピオン酸エステル、BDP：ベクロメタゾンプロピオン酸エステル、CIC：シクレソニド、BIS：ブデソニド吸入懸濁液。FP、BDPはマスク付き吸入補助器具を用いて、BISはネブライザーにて吸入する。

[*4] 6か月未満の児は原則として対象にならない。適応を慎重にし、痙攣性疾患のある児には原則として推奨されない。発熱時には一時減量あるいは中止するかどうかあらかじめ指導しておくことが望ましい。

[*5] $β_2$刺激薬は症状がコントロールされたら中止するのを基本とする。

[*6] 治療ステップ3以上の治療は小児アレルギー専門医の指導・管理のもとで行うのが望ましい。治療ステップ4の治療で喘息のコントロールが不十分な患者の治療は原則として専門医が行う。

付記）CICについては本邦での小児のエビデンスが不十分なため量は記載していない。

2-6 薬物による長期管理

表2-6-6 小児気管支喘息の長期管理に関する薬物療法プラン(幼児2〜5歳)

		治療ステップ1	治療ステップ2	治療ステップ3	治療ステップ4
基本治療		発作の強度に応じた薬物療法	・ロイコトリエン受容体拮抗薬[*1] and/or ・DSCG [*1、*5、*6] あるいは 吸入ステロイド薬[*2] (考慮) (FP or BDP 50〜100μg/日 or CIC BIS 0.25mg/日)	吸入ステロイド薬[*2] (FP or BDP 100〜150μg/日 or CIC BIS 0.5mg/日)	吸入ステロイド薬[*2,*4] (FP or BDP 150〜300μg/日 or CIC BIS 1mg/日) 以下の1つまたは複数の併用 ・ロイコトリエン受容体拮抗薬 ・DSCG [*5、*6] ・テオフィリン徐放製剤[*3] ・長時間作用性β2刺激薬[*6] (貼付/経口/吸入[*7])
追加治療		・ロイコトリエン受容体拮抗薬[*1] and/or ・DSCG [*1]	テオフィリン徐放製剤[*3]	以下の1つまたは複数の併用 ・ロイコトリエン受容体拮抗薬 ・DSCG [*5、*6] ・テオフィリン徐放製剤[*3] ・長時間作用性β2刺激薬[*6] (貼付/経口/吸入[*7])	

[*1] その他の小児喘息に適応のある抗アレルギー薬:化学伝達物質遊離抑制薬、ヒスタミンH1拮抗薬、Th2サイトカイン阻害薬。
[*2] FP:フルチカゾンプロピオン酸エステル、BDP:ベクロメタゾンプロピオン酸エステル、CIC:シクレソニド、BIS:ブデソニド吸入懸濁液。
[*3] テオフィリン徐放製剤の使用にあたっては、特に発熱時には血中濃度上昇に伴う副作用に注意する。
[*4] 治療ステップ4の治療で症状のコントロールができないものについては、専門医の管理のもとで経口ステロイド薬の投与を含む治療を行う。
[*5] DSCG吸入液をネブライザーで吸入する場合、必要に応じて少量(0.05〜0.1mL)のβ2刺激薬と一緒に吸入する。
[*6] β2刺激薬は症状がコントロールされたら中止するのを基本とする。
[*7] ドライパウダー定量吸入器(DPI)が吸入できる児。
付記) サルメテロールキシナホ酸塩・フルチカゾンプロピオン酸エステル配合剤(SFC)の適応は5歳以上である。したがって5歳においては治療ステップ3(追加治療)から使用可能であるが、エビデンスが不十分なため、本表には記載していない。
CICについては本邦での小児のエビデンスが不十分なため量は記載していない。

表2-6-7　小児気管支喘息の長期管理に関する薬物療法プラン(年長児6〜15歳)

		治療ステップ1	治療ステップ2	治療ステップ3	治療ステップ4
基本治療		発作の強度に応じた薬物療法	吸入ステロイド薬[*2] (FP or BDP:100μg/日 or CIC BUD:100〜200μg/日) あるいは ・ロイコトリエン受容体拮抗薬[*1] 　and/or ・DSCG[*1]	吸入ステロイド薬[*2] (FP or BDP:100〜200μg/日 or CIC BUD:200〜400μg/日)	吸入ステロイド薬[*2,*3] (FP or BDP:200〜400μg/日 or CIC BUD:400〜800μg/日) 以下の1つまたは複数の併用 ・ロイコトリエン受容体拮抗薬 ・テオフィリン徐放製剤 ・DSCG ・長時間作用性$β_2$刺激薬[*4] (吸入/貼付/経口) あるいはSFC[*5] (100/200μg/日)
追加治療		・ロイコトリエン受容体拮抗薬[*1] 　and/or ・DSCG[*1]	テオフィリン徐放製剤	以下の1つまたは複数の併用 ・ロイコトリエン受容体拮抗薬 ・テオフィリン徐放製剤 ・DSCG ・長時間作用性$β_2$刺激薬[*4] (吸入/貼付/経口) または以下への切り替え ・SFC[*5](50/100〜100/200μg/日)	・経口ステロイド薬[*3] (短期間・間欠考慮) ・施設入院療法(考慮)

[*1] その他の小児喘息に適応のある抗アレルギー薬：化学伝達物質遊離抑制薬、ヒスタミンH_1拮抗薬、Th2サイトカイン阻害薬。
[*2] 吸入ステロイド薬：FP(フルチカゾンプロピオン酸エステル)、BDP(ベクロメタゾンプロピオン酸エステル)、CIC(シクレソニド)、あるいはBUD(ブデソニド)。BUDの用量はFP/BUD：BUD＝1:2と換算して記載。BUDは治療ステップ2で症状が良好にコントロールできれば100μg/日、1日1回投与まで減量可能。
[*3] 治療ステップ4の治療で症状のコントロールができないものについては、専門医の管理のもとで経口ステロイド薬の投与を含む治療を行う。
[*4] $β_2$刺激薬は症状がコントロールされたら中止するのを基本とする。
[*5] SFC：サルメテロールキシナホ酸塩・フルチカゾンプロピオン酸エステル配合剤。用量の表示はサルメテロール/フルチカゾン。合剤の使用にあたっては、FPまたはBDPから切り替える。また、長時間作用性$β_2$刺激薬との併用は行わない。なお、ロイコトリエン受容体拮抗薬、DSCG、テオフィリン徐放製剤との併用は可である。
付記) CICについては本邦での小児のエビデンスが不十分なため量は記載していない。

い、慎重に目を通す。

　喘息症状がコントロールされた状態とは、夜間の睡眠も含めて日常生活の障害がないこと、PEF値の日内変動が20％以内、あるいは自己最良値の80％以上、また可能であればフローボリューム曲線を測定しFEV₁が予測値の80％以上、$β_2$刺激薬頓用の必要性がないことなどである。

　喘息症状のコントロール状態を簡便に評価する方法としてJapanese Pediatric Asthma Control Program（JPAC）、小児喘息コントロールテスト（Childhood Asthma Control Test：C-ACT）が（小児喘息の長期管理の基本の項）で紹介されている。

　喘息症状のコントロールが得られない場合や維持できない場合には、ステップアップを行う。その場合は、まず①患児が薬物治療を適確に行っているか〔吸入薬の場合は吸入手技の確認（表2-6-8、2-6-9)〕、②アレルゲンや気道刺激物質の回避が適切であるか、③心理社会的な要因はないか、などを再確認し、ステップアップの要否を判断する。当初の喘息の診断が正しいかどうかについても再検討が必要である。

　治療ステップ4の治療によっても効果が十分でない場合は、最重症持続型の症例として、施設入院療法、あるいは経口ステロイド薬の投与を考慮して専門医に紹介する。現在の治療ステップで、3か月以上症状がコントロールされている

表2-6-8　加圧噴霧式定量吸入器の吸入手技

1. 初めて使用する場合は、ボンベかアダプターにしっかりはまっているかどうか確認するため、試し押しを2回行う。
2. キャップをはずしてから容器をよく振る。
3. 機能的残気量(FRC)レベルで舌を下げ、喉を拡げた状態になるようにする。
4. アダプターを歯で噛んで、噛んだ歯の隙間から空気も同時に吸入できるように口を開ける。
5. ボンベを1回強く押すと同時に、息を深くゆっくり吸い込む(吸気時間約3秒)。
6. 息を吸い込んだ状態で、3秒以上、息を止める。息は、ゆっくり吐く。
7. 2回以上吸入する場合は最初の吸入終了後、続けて3～6の手技を繰り返す。
8. 吸入ステロイド薬では吸入後にうがいをする。$β_2$刺激薬の場合は、必ずしもうがいはしなくてよい。

＊振戦などの副作用の出現するものや、頻回使用者には吸入後のうがいを励行し、吸入補助器具の使用を試みる。吸入ステロイド薬の吸入では口腔内への余分な沈着を避けるために、年長児においてもスペーサーを併用することが望ましい。
＊BDPとCICは容器を振る必要はない。

表2-6-9 スペーサーを使用しての吸入手技

1. 器具を組み立てて、換気弁その他が正常に作動するかどうかを確かめる。
2. 薬の容器（缶）をよく振る。
3. 薬の容器（缶）を器具に装着し、缶を押して、医師から指示された1回分の吸入量を噴霧する。
   息を普通に吐いた状態でマウスピースをしっかりと口にくわえて、ゆっくりと大きく吸入する。できるだけ長く息を止めて、静かに息を鼻から吐き出す。

（注：乳児の場合はフェイスマスク式のものを使用し、マスクを鼻と口を覆って空気が漏れないように密着させ、換気弁が呼吸とともに動くことを確認する。BDPとCICのpMDIは振る必要はない）

場合にはステップダウンを考慮するが、ステップダウン開始の時期は患者の重症度、罹患歴、呼吸機能の程度、使用薬物の種類と量などによって大幅に異なる。ステップダウンの際には、気管支拡張作用を有する長時間作用性β_2刺激薬、テオフィリン徐放製剤から減量、中止していくのが一般的であり、できるだけ少ない数の薬物による単純な処方で長期管理を継続する。

3）長期管理薬の中止

小児喘息の長期管理において、薬物療法の中止の仕方については現在のところ一定の基準はない。一般的には薬物を減量して、最少量で間欠型以下に喘息症状がコントロールされ、呼吸機能も良好であれば治療を中止することが可能である。無治療・無症状になれば、寛解として経過観察するが、寛解は治癒を意味していない。小児喘息の予後判定基準では、無治療・無症状の寛解状態が5年以上継続している場合を臨床的治癒、さらに呼吸機能、気道過敏性が正常の場合に機能的治癒としている（表2-6-10）。どの重症度の患者であっても、一定期間の寛解状態の後に再発することがある。長期管理を中止する場合には、再発予防のための環境整備指導、日常生活管理、また喘息発作再出現時の早期の対応方法を指導しておく。禁煙指導も必須である。

表2-6-10 小児気管支喘息の予後(転帰)判断基準

1. 患者の治療・管理を行った後、最低1年以上経過した時点で、その患者の症状ならびに長期管理治療ステップの変化によって、以下の判定が可能である。

2. 予後(転帰)の定義ならびに判定基準
   1) 機能的治癒：無治療、無症状の状態が5年以上持続しており、かつ呼吸機能検査、気道過敏性試験が健常人と同等に回復している場合。
   2) 臨床的治癒：無治療、無症状の状態が5年以上継続している場合。
   3) 寛　　解：無治療、無症状となったときから寛解とする。
      寛解1年、2年、3年、4年目と表現する。
   4) 軽　　快：最高時の治療ステップより2段階以上ステップダウンできた場合。
      記載例　①ステップ4→ステップ2
      　　　　②ステップ3→ステップ1
   5) 改　　善：最高時の治療ステップより1段階ステップダウンできた場合。
      記載例　①ステップ3→ステップ2
      　　　　②ステップ2→ステップ1
   6) 不　　変：治療ステップの変化がない場合。
      記載例　①ステップ4→ステップ4
      　　　　②ステップ2→ステップ2
   7) 悪　　化：治療ステップが同じで症状が悪化した場合か、治療の増強を必要とした場合、またはステップアップを要した場合、悪化前のステップならびに治療点数と悪化後のステップならびに治療点数を記載する。
      記載例　①ステップ4(治療点数541)→ステップ4(治療点数720)
      　　　　②ステップ3(治療点数480)→ステップ4(治療点数660)
   8) 再　　発：治癒または寛解にあったものが、薬物治療を要する症状を呈して治療が再開された場合。
   9) 死　　亡：喘息発作により死亡した場合は、死亡前の治療ステップとともに、治療薬の種類、使用量、使用状況をできるだけ明記する。
      記載例　治療ステップ4
      　　　　フルチカゾン(200μg)　　　　2吸入/日　怠薬傾向あり
      　　　　テオフィリン徐放製剤　　　　400mg/日分2 RTC 定時服用していた
      　　　　サルブタモールpMDI　　　　来院前24時間に10吸入
      　　　　　　　　　　　　　　　　　　普段より濫用傾向

2-7　遷延する咳嗽の診断と治療

1. 遷延する咳嗽と喘息

　小児科の日常診療において、咳嗽を主訴として受診する児は数多く、感染症で悪化の見られる喘息の小児では、咳嗽が遷延化する症例が少なくない。近年、小児においても、慢性咳嗽を一つの疾患単位として考える傾向があり、諸外国ではガイドラインも作成されている。

　これまでの慢性咳嗽の定義には、咳嗽の持続期間を4週間以上とするものと8週間以上とするものがあり一定しない。成人を中心とした日本呼吸器学会による「咳嗽に関するガイドライン」によれば、咳嗽は持続する期間で、3週間未満の急性咳嗽（acute cough）、3週間以上8週間未満の遷延性咳嗽（prolonged cough）、8週間以上持続する慢性咳嗽（chronic cough）に分類される。8週間未満では百日咳や肺炎マイコプラズマによる下気道感染の影響が残存する症例も多い（表2-7-1）。

　慢性咳嗽の原因には数多くの疾患が関与するが、疾患の確定できる慢性咳嗽を広義の慢性咳嗽とし、喘鳴、呼吸困難の既往がなく、呼吸機能、胸部X線写真が正常、かつ明らかな原因疾患が見られないものを、狭義の慢性咳嗽として分類することが試みられている。

　喘息は広義の慢性咳嗽の原因疾患の一つであり、最も頻度が高く、後鼻漏を

表2-7-1　小児の遷延性・慢性咳嗽の鑑別

主に湿性咳嗽を伴う疾患	主に乾性咳嗽を伴う疾患
1) 喘息 2) 後鼻漏症候群 3) 副鼻腔気管支症候群 4) 気管支拡張症 5) 腫瘍 6) 肺結核 7) 気道内異物	1) 感染性咳嗽＊ 2) 咳喘息 3) アトピー咳嗽 4) 胃食道逆流症 5) 喉頭アレルギー 6) 間質性肺炎、肺線維症 7) 心因性・習慣性咳嗽

＊：百日咳、肺炎クラミジア、マイコプラズマを含む
（咳嗽に関するガイドライン「成人の遷延性・慢性咳嗽」を参考に8週間以上持続する咳嗽が認められた小児58名を対象として検討・改訂した）

伴う疾患が次いでいる。狭義の慢性咳嗽には咳喘息やアトピー咳嗽が含まれる。注目されるのは、喘息やアレルギー性鼻炎を含む後鼻漏を伴う疾患など、気道のアレルギー疾患の関与が大きいことである。胃食道逆流症は乳幼児に多く見られるが、喘息の急性増悪時に顕在化する可能性も考えられる。喘息とアレルギー性鼻炎を合併する症例では、さらに難治化する可能性がある。

2. 咳喘息と典型的喘息

　原因疾患の特定できない狭義の慢性咳嗽に、咳喘息（cough variant asthma, CVA）がある。典型的喘息と異なる点は、咳喘息では遷延する咳嗽と気道過敏性の亢進が認められるものの、喘鳴の既往がないことである。咳喘息の咳嗽には、β_2刺激薬の吸入が有効とされている。

　喘鳴がなく咳嗽のみ持続するという咳喘息特有の機序について、①気道炎症は存在するが喘息より軽度であること、②気道収縮に対し喘鳴発生の閾値が高いこと、③刺激に対する気道収縮の速度が低いことなどがこれまで指摘されているが、咳嗽を遷延化させる機序は不明である。咳喘息の約半数は、経過中、喘息に移行すると報告されている。

3. 咳嗽の遷延化の原因

　慢性咳嗽で咳嗽が慢性化する臨床的な原因として、①感染やアレルギー反応による気道炎症、②喀痰や鼻漏、胃液による直接的、間接的刺激、③気道の収縮や粘膜の浮腫による刺激、④これらの合併、が想定される。

　慢性咳嗽の原因疾患が年齢によって異なることが小児の特徴であるが、原因疾患で最も頻度の高い喘息では、過剰な喀痰、気道収縮による咳受容体への刺激の存在が考えられる。さらに、慢性的な気道炎症による咳受容体の感受性の亢進の関与も推測される。アレルギー性鼻炎などを合併する喘息の症例では、上気道の慢性的な炎症と過剰な鼻汁による刺激の影響も推測される。一方、狭義の慢性咳嗽の発症機序には不明な点が多いが、咳受容体の何らかの易刺激性の亢進が推測されている。

　いずれにしても、遷延する咳嗽の機序として、咳受容体の被刺激性の亢進、または気道過敏性の亢進のいずれかが関与するという報告もあり、治療抵抗性

の咳嗽が見られる小児では、咳嗽を遷延させる複数の因子が存在する可能性がある。近年、大気汚染やタバコの煙などの室内汚染など、環境因子の影響についても議論されている。

4. 遷延する咳嗽の治療

遷延する咳嗽の小児にアトピー素因があれば、喘息や鼻疾患により咳嗽が遷延する可能性が高いと考えられる。喘息のコントロール不良から生じるものであれば、喘息治療のステップアップを行う。また、薬剤のコンプライアンスや、家族の喫煙、ペットなどに関連する環境調整について、あらためて患者教育を行う。

他の原因が確認できれば、原因のための治療をこれまでの喘息の治療に追加する。いずれにしても、咳嗽が治療に抵抗性であれば、効果の不明な薬剤を長期に使用せず、原因疾患を速やかに確定し、疾患に特異的な治療を追加することが重要である。

2-8 吸入機器および補助器具と使い方

吸入療法は小児喘息の日常管理と発作治療に極めて重要かつ有効な手段である。それぞれの吸入器具の特徴および長所・短所を理解し、薬剤、患児の状況（年齢、重症度、アドヒアランス、経済的因子など）を考慮して機器・補助器具を選択する。

1. 吸入機器

大きくネブライザーと定量吸入器とに分類される。ネブライザーは駆動方式によりジェット式ネブライザー、超音波式ネブライザー、メッシュ式ネブライザーの3種がある。定量吸入器には加圧噴霧式定量吸入器（pressurized metered-dose inhaler, pMDI）とドライパウダー定量吸入器（dry powder inhaler, DPI）とがある。表2-8-1にそれぞれの長所と短所を示した。どの吸入機器を使用するかは、薬剤や、併用する補助器具、患児の年齢、重症度、コンプライアンス、

表2-8-1 吸入器の種類と特徴

分類	長所	短所	方式	長所	短所
ネブライザー	普通の呼吸で吸入可、乳幼児に使用可、確実に吸入できる、薬液量調整が容易	吸入装置が大型、高価、使用に時間がかかる、薬物の種類が限定される、電源が必要、騒音	ジェット式	耐久性に優れる	騒音、比較的大型、交流電源が必要なものが多い
			超音波式	大量噴霧が可能、静か	薬物の変性、過量の水分吸入、少量の噴霧には不適、装置が大型、ステロイド懸濁液の吸入不可
			メッシュ式	静か、軽量小型、電池で駆動可	耐久性未確認、選択の機器が少ない
定量吸入器 (metered dose inhaler; MDI)	軽量・小型、携行性に優れる、特別な装置不要、騒音がない、電源不要、吸入に時間がかからない	吸入手技の習得が必要、吸入が不確実な場合がある、年少者では使用が難、量の微調整が不可能、安易に反復使用しやすい、過量投与の危険性	加圧噴霧式 (pMDI)	スペーサーを使用すると同調不要、携行に便利	吸気と噴霧の同調が必要、使用前によく振って混合する必要あり、噴射用溶媒が必要
			ドライパウダー (DPI)	吸気との同期が不要、操作・管理が容易、噴射用溶媒不要	吸入力が必要、年少児では使用不可、薬剤の種類が限定

経済的因子などを考慮して選択する。

1) ネブライザー

薬剤吸入時に呼吸のコントロールが不要なので、マスクを併用すれば年齢を問わず使用可能である。加えて、薬物量が調節可能、同時に気道が加湿されるという長所がある。一方、高価で携帯に不便、吸入効率が悪く、吸入に時間が

かかるなどの短所もある。ネブライザー用の薬剤を表2-8-2に示した。現時点ではジェット式ネブライザーが喘息の吸入療法に対して最も広く使用されている。ガイドライン上のブデソニド懸濁液（パルミコート®）の用量設定はジェット式ネブライザーを使用することを前提としたものである。ただし、ジェット式ネブライザーも機種間で基本的性能に差がある。

　従来、性能表示はメーカーに任されていたが、この度、日本アレルギー学会において性能に関して比較検討が行われ、推奨する8機種が選定された。メッシュ式ネブライザーは超音波ネブライザーの亜種である。軽量、省電力性で、噴霧能力が高く（吸入時間；短、吸入効率；高）、ブデソニド懸濁液の噴霧も可能である（注：メッシュ式ネブライザーを用いたブデソニド懸濁液吸入について安全面での問題点は指摘されていないが、コンセンサスが得られているわけではない）。超音波式ネブライザーは喘息治療薬を吸入する目的には不適である。理由は発熱による薬剤への影響、薬槽中での薬剤濃度変化、およびブデソニド懸濁液使用時の噴霧力不足である。

2）ネブライザーの使用法

　座位で安静呼吸の状態で吸入する。口呼吸が可能な年齢以上ではネブライザーの吹き出し口に接続したマウスピースを口にくわえて吸入する。乳幼児では吹き出し口にマスクをつけて口と鼻をしっかりと覆って噴霧する。密閉性の保持は吸入効率に大きく影響する。吸入に協力できない患児は鼻からの吸入にな

表2-8-2　ネブライザー用吸入液

種類	商品名	薬品名	内容
$β_2$刺激薬	アスプール®	dl-イソプレナリン塩酸塩	0.5%液50mL、1%液10mL
	プロタノール®L*	l-イソプレナリン塩酸塩	0.2mg 1mL、1mg 5mL
	ベネトリン®	サルブタモール硫酸塩	0.5%液30mL
	メプチン®	プロカテロール塩酸塩水和物	0.01%液30mL、0.01% 0.3mL、0.01% 0.5mL
ステロイド薬	パルミコート®	ブデソニド	0.25mg/2mL、0.5mg/2mL
抗アレルギー薬	インタール®	クロモグリク酸ナトリウム	20mg/2mL液

*基本的には静注用$β_2$刺激薬であり、吸入薬としての保険適応はない。

りがちであるが、鼻からの吸入では効率が低下する。また、啼泣により吸入の効率は低下する。ブデソニド懸濁液吸入後には、副作用発現を防ぐために顔面に付着した薬剤を拭き取り、うがいあるいは水分を摂取させる。

3）定量吸入器

　pMDIとDPIとがある。pMDIはスペーサーを使用しない場合には噴霧と吸入を同調させる必要があるので、ネブライザーよりも手技的には難しい。ただし、携帯性に優れていて、吸入が短期間で終了するという長所がある。噴霧と吸入を同調できない乳幼児でもスペーサーおよびマスクを併用することでpMDIの使用が可能である。

　DPIは自らの吸気力で薬剤を吸入する。一定時間息止めする必要があること、ある程度の吸気力が必要であること（ディスカス®30L/分、ロタディスク®60L/分）などの短所がある。pMDIと違ってこれらの短所をスペーサーやマスクの併用によって補填することができないため、通常は学童以上での使用となる。しかし、pMDIのように噴霧と吸入を同調させる必要がないので、使用可能な年齢の患児にとっては手技的にはpMDIより容易である。小児喘息で使用可能な定量吸入器の薬剤を表2-8-3に示す。

（1）pMDIの使用法

　スペーサーを併用しない場合の手技について表2-6-8に示す。

（2）DPIの使用法

　息を吐き出し、吸入器のマウスピースをくわえて口を閉じ、強く吸い込む。そのとき、外部からの空気の取り込み、口を塞がないように注意する。吸入後は可能な限り息を止めて、その後吸入器を口から離して息を吐く。ステロイド薬では吸入後に必ずうがいを十分にする。

2. 吸入補助器具

　スペーサーは、pMDIを使用する際に、噴霧と吸入を同調させるための的確な操作が行えない乳幼児にとって不可欠な器具である。スペーサーを併用することにより、薬剤の噴霧と同調させなくとも、普通の呼吸リズムに合わせて吸入ができるので、吸入効率が上昇する。また、5μm以上の大きい粒子をスペーサ

表2-8-3　小児に適応のある吸入薬の定量吸入器の種類

加圧噴霧式定量吸入器（pMDI）	β₂刺激薬	サルブタモール；サルタノール®インヘラー、アイロミール®エアゾル、 プロカテロール；メプチン®エアー、メプチン®キッドエアー
	吸入ステロイド薬	ベクロメタゾン；キュバール® フルチカゾン；フルタイド®エアゾール シクレソニド；オルベスコ®
	抗コリン薬	イプラトロピウム；アトロベント®エロゾル
	吸入ステロイド薬/β₂刺激薬合剤	フルチカゾン/サルメテロール；アドエア®エアゾール
	抗アレルギー薬	DSCG；インタール®エアロゾル
ドライパウダー定量吸入器（DPI）	吸入ステロイド薬	フルチカゾン；フルタイド®ロタディスク、フルタイド®ディスカス、パルミコート®タービュヘイラー
	β₂刺激薬	サルメテロール；セレベント®ロタディスク、セレベント®ディスカス、 プロカテロール；メプチン®クリックヘラー
	吸入ステロイド薬/β₂刺激薬合剤	フルチカゾン/サルメテロール；アドエア®ディスカス
	抗アレルギー薬	DSCGカプセル；インタール®＋イーヘラー®

ー内壁に吸着し、口腔内への不要な薬剤の沈着を防ぎ、副作用を軽減するためにも有用である（注：ベクロメタゾンのpMDI；キュバール®、オルベスコ®は噴霧される粒子径が小さく、噴霧スピードも緩やかなため、他のpMDIと異なり、スペーサーを使用しないでよいというデータもある）。

　ネブライザー吸入、pMDI＋スペーサーでの吸入、いずれの場合でも、マウスピースを接続し、口からの呼吸で吸入することになるが、口呼吸ができない乳幼児では鼻と口を覆うマスクの併用が吸入効率を確保するために必要不可欠である。

1) スペーサー

(1) スペーサーの種類

　現在入手可能なスペーサーには多くの種類がある。しかし空気力学的特性や臨床的有用性・安全性に関するデータが示されたものは多くはない。これらの中から単一の薬剤の吸入目的に設計されたものを除くと、現時点で推奨できるスペーサーは、各種データがそろっているエアロチャンバープラス®とオプティヘラー®の2種類である（図2-8-1）。

　その他のスペーサーの使用を否定はしないが、今後は、欧米と同様に空気力学的特性や臨床的有用性・安全性に関するデータが保証されたスペーサーの使用を推奨すべきと考える。ただし、スペーサーの効果はスペーサーそのものの形状や構造及び物性のみならず、使用する薬剤との組み合わせ、患者の手技などに大きく影響を受けるため、一定の基準に従った、種々の条件下での評価も今後の課題である。

(2) スペーサーの使い方

　表2-8-4にスペーサーを用いた吸入手技を、表2-8-5に注意点を、また表2-8-6に長所・短所を示す。スペーサーを使用する上で注意すべき点は、スペーサーの中に複数回の噴霧をしないこと、噴霧後吸入までの時間をできる限り短くすること、マスク使用の際は漏れないようにきちんと顔に密着させること、静電気を生じないように取り扱うことである（洗浄に際しては水洗し自然乾燥する）。

2) マスク

　マスクについては、漏れがないことが最も重要なので、顔のサイズに適合し、

エアロチャンバープラス®　　　　オプティヘラー®

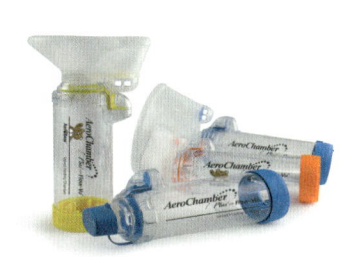

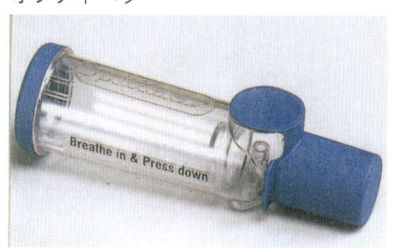

図2-8-1　代表的なスペーサー

表2-8-4　スペーサーを使用しての吸入手技

1. 器具を組み立てて、換気弁その他が正常に作動するかどうかを確かめる。
2. 薬の容器（缶）をよく振る（不要な製剤もある）。
3. 薬の容器（缶）を器具に装着し、缶を押して、医師から指示された1回分の吸入量を噴霧する。
   息を普通に吐いた状態でマウスピースをしっかりと口にくわえて、ゆっくりと大きく吸入する。できるだけ長く息を止めて、静かに息を鼻から吐き出す。

（注：乳児の場合はフェイスマスク式のものを使用し、マスクを鼻と口を覆って空気が漏れないように密着させ、換気弁が呼吸とともに動くことを確認）

表2-8-5　スペーサーを使用する上で注意すべき点

1. 噴霧後吸入までの時間はできる限り短くする。
2. プラスチック製スペーサーをこすらない（静電気防止）。
3. 水で洗浄し自然乾燥が望ましい。
4. 1回の吸入用に複数回の噴霧をしない。

表2-8-6　スペーサーの長所・短所

長所	短所
同期をとる必要がない 乳幼児にpMDIを使用できる 口腔内への薬剤の沈着を軽減させる 口腔内・気道への刺激を軽減させる 副作用の軽減 小～中気道への沈着率を上昇させる （3～5ミクロンの粒子径が最も有用）	pMDIの利点（携帯性・簡便性）を損なう スペーサー吸着による薬剤効率の低下

柔軟性があって容易にフィットし、エアロゾルが漏れないもの、かつ死腔が大きすぎないものがよい。薬剤の沈着が少ない静電気を発生しにくい素材が望ましい。

3. 定量吸入器とネブライザーの選択

　適切に使用すれば、肺内への吸入効率に関して定量吸入器はネブライザーに比べて高い。しかし、pMDIで吸入ステロイドを使用してもコントロールが不良であった乳幼児に対して、ネブライザーによるステロイド懸濁液の吸入が症状

およびQOL改善に寄与したとの報告もある。実際の診療では、(経済的な観点から)まず定量吸入器で開始し、必要に応じてネブライザーに切り替えるのが標準的考え方であろうが、吸入手技への適応性や患児の個人的な要因により個々の対応が肝要である。

現時点で各種のデータが揃っていて販売数が多いものは、図2-8-2の7機種である。

2-9　日常生活における問題点とその管理

1. 運動と喘息

1)運動誘発喘息(exercise-induced asthma, EIA)

(1) **運動誘発喘息とは**：運動により一時的に喘鳴や呼吸困難が起きる現象で、その病態は未だ確定的ではないが、運動時の換気増大による気道の冷却と水分喪失に伴う気道上皮の浸透圧の上昇が重視され、運動終了後に再び気道温度が上昇することも関係すると考えられている。

(2) **診断**：運動中あるいは運動後に、咳、喘鳴、呼吸困難が出現すればEIAと診断可能である。特に長距離を走った場合、階段を駆け昇ったときなど運動強度が強い条件で咳が出現するような場合はEIAを疑う。EIAを定量的に把握するには運動負荷試験を行う。

(3) **重症度との関連**：喘息の重症度が重いほど、運動負荷後の1秒量の最大低下率が高くなることから、重症度判定の目安ともなる。またEIAは気道過敏性とも相関があるため、治療ステップの適否を判定するためにもEIAの問診は重要である。

(4) **予防方法**：重症度に適合した治療ステップを選択することでEIAを予防するのが基本であるが、EIAが起こってしまう場合には、表2-9-1に示す方法で予防する。

2)運動指導

運動そのものは子どもの成長発達にとって種々の利益をもたらすため、運動

図2-8-2　代表的なネブライザー

製造／販売	オムロン	オムロン	パリ・ジャパン㈱
品名	NE-U22	NE-C28	パリ・ボーイモバイルS
税込価格	31,500円	21,000円	25,200円
噴霧型式	メッシュ式	ジェット式	ジェット式
外形寸法mm（幅x奥行x高さ）	38×51×104	約170×約182×約103	89×113×45 別売品バッテリーパック使用時：89×148×45
分時噴霧量	0.25mL/分以上（生理食塩水、23℃噴霧時：薬剤の種類などにより変化）	約0.4mL/分（生理食塩水、23℃噴霧時：薬剤の種類などにより変化）	440mg/分（分時平均吸気流量20L/分の場合）
発生粒子径（粒子中位径）	4.2μm	2.7μm	5.2μm
5μm以下の粒子の比率	53.3%	78.0%	65%
薬剤槽容量	7mL	最大7 mL	8mL
残液量	約0.1mL	約0.4 mL	0.7mL
最低霧化可能薬剤量	約0.3mL	約0.6 mL	2mL
外形写真	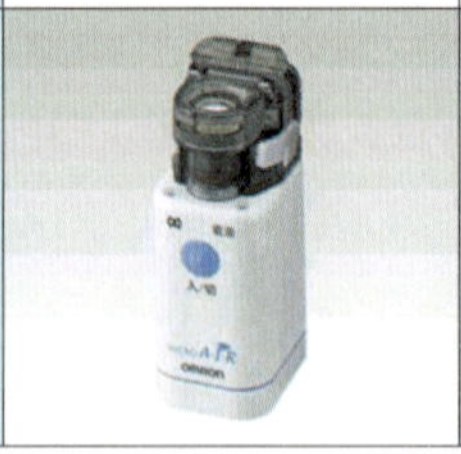	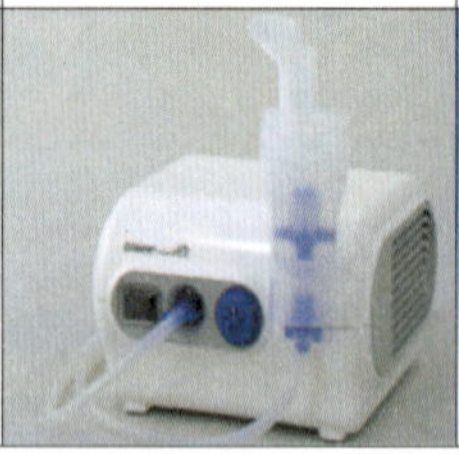	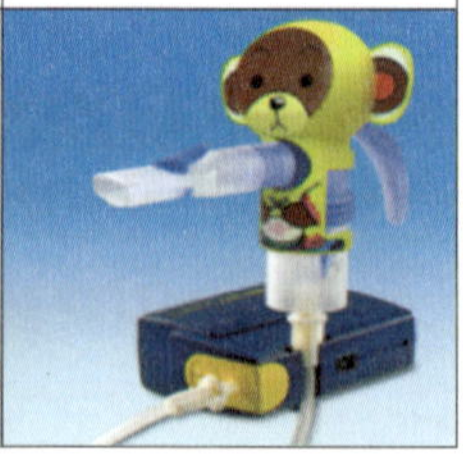

表2-9-1　EIAの予防に効果的な対応

1. ウォーミングアップ
2. 薬剤などによる予防
    1) β_2刺激薬
    2) DSCG
    3) ロイコトリエン受容体拮抗薬
    4) その他
3. その他の予防法
    1) マスクの使用
    2) 普段からのトレーニング

パリ・ジャパン㈱	パリ・ジャパン㈱	パリ・ジャパン㈱	エアーリキッド・メディカル・システムズ 東京エム・アイ商会
パリ・ターボボーイN	パリ・ジュニアボーイN	パリ・ボーイN	ボヤージ
29,400円	33,600円	39,900円	26,250円
ジェット式	ジェット式	ジェット式	ジェット式
192×150×145	192×150×145	192×150×145	205×275×95
440mg/分（分時平均吸気流量20L/分の場合）	250mg/分（分時平均吸気流量6L/分の場合）	460mg/分（分時平均吸気流量20L/分の場合）	0.4mL/分
4.58μm	4.58μm	4.47μm	1.9μm（生理食塩水使用時）
65%	65%	60%	99.8%
8mL	8mL	8mL	8mL
0.7mL	0.7mL	0.7mL	0.5mL以下
2mL	2mL	2mL	1.5mL

制限はすべきでない。EIAへの対応に注意を払いながら積極的に取り組んでいく必要がある。これは特に学校生活上、重要である。学校で喘息児が適切かつ安全に運動に参加できるようになるためには、喘息児および保護者、主治医、校医、養護教諭、担任教諭、体育専任教諭などが、EIAについて正しい認識を持ち、互いに連携して対処することが必要である。具体的方法を表2-9-2に示す。「食物依存性運動誘発アナフィラキシー（FDEIAn）」はワンポイントレッスンを参照されたい。

表2-9-2　運動指導の具体的対応

1. 事前の情報収集
   1) 運動量や運動内容とEIAの程度や頻度の関係
   2) 運動の際に本人が注意していること、周囲が配慮しなければならないこと
   3) 運動開始前の予防薬使用の有無とその内容
   4) EIAが起きたときの対応法、周囲が配慮し実施すべきこと
2. 運動を行う際の配慮
   1) 経験が乏しく、運動が苦手な場合にも、楽しく参加できるように配慮する
   2) 当日の発作状況、PEF値を確認する
   3) 運動内容と運動強度を確認する
       (1) 無理なく参加できる運動の程度を調整する
       (2) 前夜発作があるか、当日発作がある場合には運動量を調整する
       (3) 全く運動への参加が困難と考えられる場合
           体操服に着替え、記録係、計測係、審判などの方法で仲間に入れるかを確認する
   4) 開始前に使用する薬剤の使用状況を確認する
   5) EIAが起きたときの本人の対応を確認、周囲が実施すべきことを確認する
3. 運動開始の際の配慮
   1) 予防薬の使用
   2) 十分なウォーミングアップを実施する
       (当初、軽くEIAを生じさせ、身体への負担を軽減させておくと、目的とする運動の際にはEIAが起きにくい)
   3) インターバルトレーニング、レペティショントレーニングを実施する
       (緩急をつけたり、運動と休息を繰り返したりする運動方法を取り入れる)
4. EIAが起こったときの対応
   1) EIAが起こりやすい喘息児の運動中は、患児の観察に気を配り、呼吸困難の兆候が出現した場合には早めに、一時運動を中止し、腹式呼吸を行わせ、呼吸困難の回復を図る
       注) 仲間からさぼっていると誤解されないように、あらかじめEIAについて説明しておく
   2) 呼吸困難が強い場合、腹式呼吸で呼吸困難が治まらない場合
       (例えば①強い陥没呼吸、②切れ切れにしか会話できない、③チアノーゼの存在など)
       あらかじめ準備しておいた薬剤(例えば$β_2$刺激薬の吸入など)を使用するか、医療機関に搬送する
       注) 学校で一般的に行われる以上の激しい運動を行う場合
           全国レベルの競技会に出場するような選手に極めて激しいトレーニングを行った場合には、喘息の悪化を来す例や、コントロールが不十分な場合には、ごく稀には喘息死といった報告がある。したがって一般的なレベル以上に激しい運動を行う場合には、運動量、トレーニング法、使用薬剤など、特に主治医と密接に連携をとった上で行う必要がある。

※食物依存性運動誘発アナフィラキシー(food dependent exercise-induced anaphylaxis：FDEIAn)については「2-14.ワンポイントレッスン」(p.102)を参照。

3）喘息児とドーピング

　公式スポーツ競技におけるアンチ・ドーピング規定は、抗喘息薬による治療を受けている患児では注意が必要である。国際基準の禁止表は、毎年、世界アンチ・ドーピング機構（World Anti-Doping Agent, WADA）から発表されたものを、日本アンチ・ドーピング機構（Japan Anti-Doping Agent, JADA；www.anti-doping.or.jp/）が翻訳してホームページに掲載している。

　抗喘息薬のうちドーピングに関連した薬物はステロイド薬とβ_2刺激薬、およびエフェドリンである（以下の記載は2011年禁止表による）。

　ステロイド薬は、吸入での使用を除き、経口、経静脈注射、筋肉注射、座薬での使用はすべて認められていない。

　すべてのβ_2刺激薬は光学異性体を含めて禁止されている。ただし、サルブタモール（24時間で最大1,600μg）およびサルメテロールが、製造販売会社によって推奨される治療法に従って吸入使用される場合は除く。

　検査で、尿中のサルブタモールが1,000ng/mLを超える場合は、治療を意図した使用とは見なされず、その異常値が治療量のサルブタモール（24時間で最大1,600μg）の吸入使用の結果であることを競技者が立証しない限り、違反が疑われる分析報告として扱われることになる。

　大量のβ_2刺激薬使用が競技能力を向上させる効果に関しては懸案事項として引き続き検討を続けるとされている。

　その他のβ_2吸入薬を使用する場合には、あらかじめJADAに、個別にTUE（therapeutic use exemptions；治療目的使用に係る除外措置に関する基準）の申請が必要であり、申請が認められた場合のみ使用可能である（申請書類についてはJADAのホームページからダウンロード可能）。

　吸入薬以外のすべてのβ_2刺激薬の使用についてはTUEの申請が必要である。

　禁止表に関しては毎年改訂がなされているので、注意が必要である。

2. 幼稚園・学校生活

1）幼稚園・学校行事への参加

　修学旅行、林間学校、遠足などの校外学習や、クラブ活動などの課外活動については、あらかじめ喘息児およびその家族に行事参加における諸注意と発作

の予防法、対応について指導し、できる限り参加する方向で幼稚園・学校とも連絡をとり、協力を依頼する。

(1) 行事参加に際しての薬物療法
①喘息児が行事参加中に発作を起こした場合には、普段の環境とは異なった状況にあるため、たとえ小発作でも、早めに気管支拡張薬を吸入させる。
②軽症持続型、中等症持続型では、日頃の発作状況や薬剤の使用状況に応じて、行事参加の期間、吸入ステロイド薬の増量などを検討する。
③中等症持続型以上の喘息児には、行事参加期間における吸入ステロイド薬の増量を行い、状態によっては経口ステロイド薬の短期投与も検討する。

(2) 校外活動参加に際しての留意点
①旅行先で発作が起きたときに最寄りの医療機関で適切な処置を受けられるよう、主治医の病状記録を持たせる(できれば最寄りの医療機関に事前に連絡をとっておいてもらう)。
②動物にアレルギーのある場合は、動物園などでの動物との接触に注意する。触れた場合は十分に手洗い、洗顔を行い、衣類などへのアレルゲンの付着にも注意を払う。装着が可能な児ではマスクを用いる。
③煙の多い花火を行う場合には、煙を吸い込まないような場所に位置するなど十分に注意する。
④キャンプファイヤーでは煙を吸わないよう風上に位置する、できるだけ煙が出ないような材料を用いるなどの配慮をしてもらう。
⑤同室者が部屋の中で走り回ったり、布団の上で暴れたり、枕投げをしないよう事前に指導してもらい、部屋割りなどの際も、これらのことに協力してもらえる友人との組み合わせを依頼する。
⑥ソバアレルギー児では同室者にもソバガラ枕の使用を禁止してもらうよう依頼する。

2) 園内・校内での活動に際しての留意点
(1) 運動種目
運動種目の中でスポーツテストやマラソンなど、全力疾走や長距離走が最もEIAを起こしやすいことを理解してもらうことが第一である。事前に少しずつラ

ンニングに慣らし、自分の走るペースが会得できるように計画的に指導してもらい、極力参加できるように配慮する。実施にあたっては、苦しくなったらすぐに休むこと、走る時間に制限を設けないことなどの確認を行ってから開始するよう依頼する。EIAが強く起こる患児では吸入β_2刺激薬を携帯させ、運動前吸入や吸収困難が出現した際に使用するように指導しておくとよい。マット運動、跳び箱などは必ずしも発作を誘発しやすい種目ではないが、観察を密に行って実施するよう依頼する。

(2) 動物飼育

動物アレルギーがあるときは、飼育係からは外してもらい、教室内での動物の飼育も中止するよう依頼する。

(3) 周囲の理解

クラスメートにはあらかじめ喘息児であることを紹介してもらい、「運動の際には運動誘発喘息による呼吸困難がひどくならないように早めに休むことがあること」、「除去食が必要な場合には、好き嫌いではなく食べられないのだということ」などについて誤解のないように説明してもらうように依頼する。

(4) 学校での役割分担

学校での掃除当番などではアレルゲンを吸わないように、役割などでの配慮を依頼する。

3) 海外旅行・ホームステイ・留学（高校生）

治療・管理の責任は本人となるので、自分が納得できるかたちでの準備を行わせるのを原則とする。

海外では盗難の危険性があることを説明し、必要な薬剤は分散して準備させる。発作に対しては普段より早めに気管支拡張薬を使用するよう指示する。万一に備えて英文での日常管理薬および発作治療薬の使用法について記載したものを携行させる。

ホームステイ・留学では、ステイ先の生活環境を事前に調査し、ペットなどの動物を飼っている環境は避けることが安全であることを指導する。長期間の滞在の場合は使用している薬剤が当事国で入手可能か調査し必要であれば処方しておく。

4）学校生活管理指導表の活用

　2008年度よりアレルギー疾患用の学校生活管理指導表が新設された。喘息、アトピー性皮膚炎、アレルギー性結膜炎、アナフィラキシー・食物アレルギー、アレルギー性鼻炎が対象疾患である。喘息では、病型・治療について、重症度分類、日常使用している長期管理薬の種類、急性発作時の薬物や、急性発作時の対応法を、学校生活上の留意点については、運動（体育・部活）、動物との接触やホコリなどの舞う環境での活動、宿泊を伴う校外活動についてを、緊急時連絡先、医療機関・医師名を含めて記載し、学校に提出することになった（**表2-9-3**）（http://www.gakkohoken.jp./book/bo0002.html）。入学前の健康診断、入学説明会、新学期開始後早期、いずれかの機会に管理表を提出するとともに、患児の喘息について教育機関とあらかじめ十分に話し合うように指導する。

　この管理表を活用して、喘息児が運動会、マラソン大会や林間学校、修学旅行など校内、校外活動に安心して参加できるように、きめ細かな指導表の作成が主治医に求められている。学校職員も喘息に関する知識を深め、喘息児がより安全で快適な学校生活が過ごせるように、学校生活管理指導表の活用が期待される。（参考：「学校のアレルギー疾患に対する取り組みガイドライン」、財団法人日本学校保健会、監修　文部科学省スポーツ・青少年局学校健康教育課）

　また、この管理表には急性発作時の対応について自由記載する欄がある。学校での発作時の取り扱いを教育機関に指示しておくとよい（**参考図：「もし学校でぜんそくの発作が起きたら」**）。

　なお、2011年4月、厚生労働省より学校生活管理指導表と同様に、保育所での管理指導表が示された（**表2-9-4**、http://www.mhlw.go.jp/bunya/kodomo/pdf/hoiku03_005.pdf）。

2-10　患者教育

1. 患者教育

　喘息治療を効果的に遂行するには、患者に処方や指示を出すだけでは不十分である。患者や保護者が、喘息治療を主体的に実践できるように教育すること

が必要である。患者教育の対象は、乳児の場合は親などの保護者であり、幼児や学童では患者本人と保護者、思春期以降では本人が主体となる。対象者の年齢、発達段階に応じた患者教育が求められる。

1) 幼児（2～4歳）

治療に対して不快感を与えず、興味を抱かせて、治療意欲を出させる。特に吸入などは嫌がらずにできるように、初めは賞賛して次第に習慣づける。

2) 学童期（5歳～小学校低学年）

分かりやすい言葉で、比喩を用いて喘息の病態を説明し、治療の必要性を理解させる。腹式呼吸やPEF測定などの習得には、ゲーム感覚を取り入れて、楽しませながら指導する。

3) 前思春期（小学校高学年）

多くは治療中なので、中断せずに継続することの必要性を認識させる。患児の理解力に合わせ、病態生理と治療内容について本人に直接教育する機会を設ける必要がある。いままで保護者が介入していた服薬行動やモニタリングをいきなり本人に任せるのは難しいので、可能なことから始めて、できたことを賞賛しながら自己達成感を高め、自己管理できるように導く。

4) 思春期（中学生以降）

思春期独特の親子の葛藤から親の指示に従わなくなるケースが増え、患児本人に対する教育指導が遅れると治療管理が中断され、コントロール不良になるばかりか、喘息死の危険を増すことになる。患者本人の受診時に直接指導する必要があるが、外来では時間が十分とれないので、重症持続型の患児では夏休みなどを利用して教育入院し、指導するのも効果的である。

2. アドヒアランスの向上

的確な喘息治療が継続されるために、患者、患者家族、患者を取り巻く人たちに喘息を正しく理解してもらう必要がある。患者のアドヒアランス向上を図るには、治療目標の共有とパートナーシップの確立が必須である。知識とスキルの基本的な事項は、受診時に繰り返し確認し、定着するよう導く。主体的に治療に取り組む姿勢が確立すると、良好なアドヒアランスが実現する。アドヒアランス向上のポイントを、表2-10-1に示す。

表2-9-3 アレルギー疾患用の学校生活管理指導表（表と裏で構成されている）

http://www.gakkohoken.jp/book/bo0002.html

2-10 患者教育

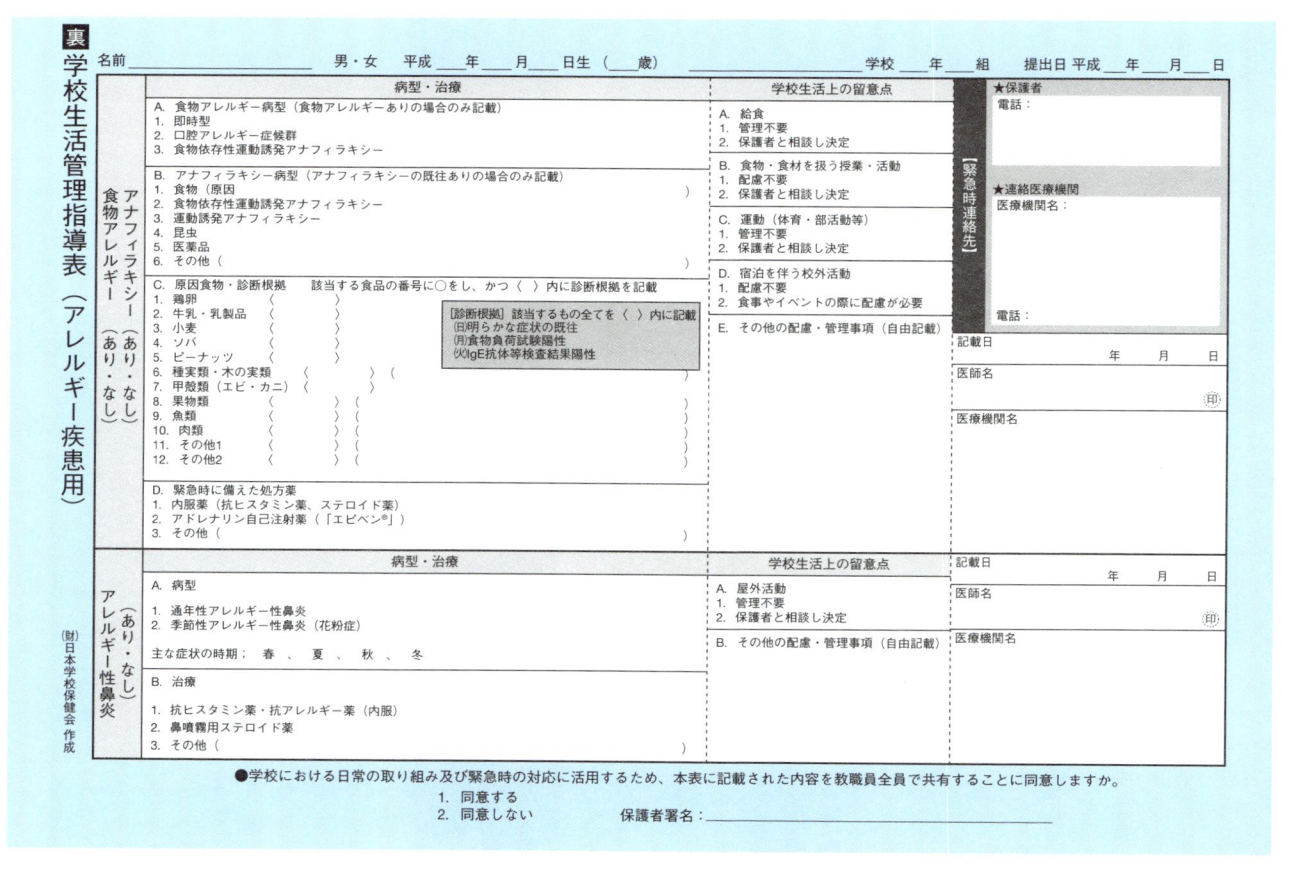

http://www.gakkohoken.jp/book/bo0002.html

【参考図】　もし学校でぜんそくの発作が起きたら

発作の程度と子どもの様子

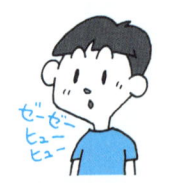

- 軽い喘鳴がある
- 給食　普通に食べられる
- 勉強・運動　普通にできる

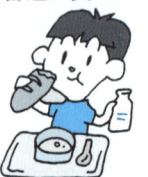

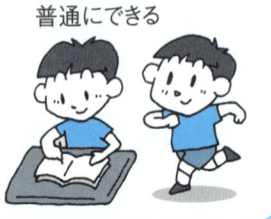

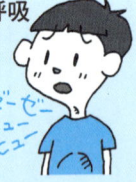

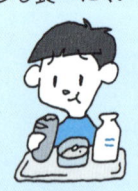

- 喘鳴
- 呼吸困難
- 陥没呼吸
- 給食　少し食べにくい
- 勉強・運動　ずっと座っているのが辛い　少ししか歩けない

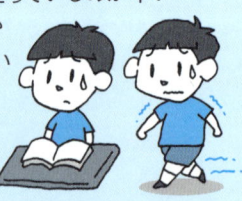

- 喘鳴が離れていても聞こえる
- 呼吸困難のため起坐呼吸になる　苦しくて横になれない　チアノーゼ
- 給食　食べられない
- 勉強・運動　話しかけられても返事ができない　歩けない

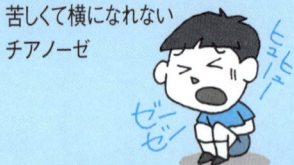

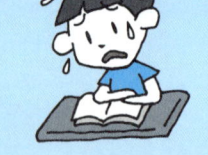

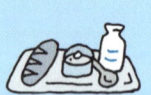

チアノーゼ
（呼吸ができないため顔色が青白になり唇が紫になる）
意識障害
（目がうつろになり、呼びかけても反応しない）
便尿失禁

2-10 患者教育

2 気管支喘息

保健室での対応

★持って来ている薬を吸入するか、飲ませる（1〜2時間後に再度吸入）

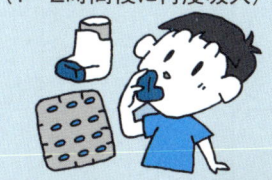

★薬を吸入した時間をメモする

★痰出し 痰を上手に出せるように手助けする。

★イスに座って休む 腹式呼吸をする

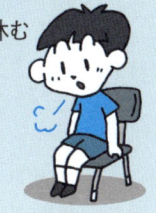

★家庭に連絡する

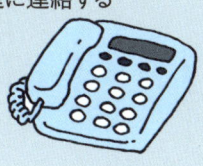

発作がおさまったら授業に戻れます

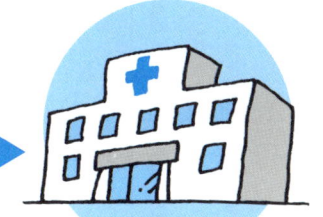

以上の手当てをして改善しない場合は医療機関を受診する

病院へ行く間、発作止めの吸入薬（β2刺激薬）を20分〜30分毎に吸入をしてよい

ただちに医療機関受診の準備

救急車が来るまでに、発作止めの吸入薬（β2刺激薬）を20分〜30分毎に吸入をしてよい

すぐに救急車を呼びます

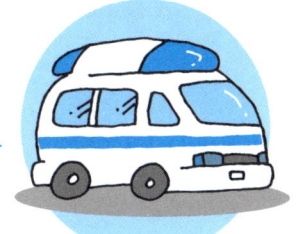

参考：厚生労働科学研究『喘息ガイドブック保健室常携用　アクションプログラム』
家族と専門医が一緒に作った小児ぜんそくハンドブック2008．p.106-107

表2-9-4 保育所におけるアレルギー疾患生活管理指導表

http://www.mhlw.go.jp/bunya/kodomo/pdf/hoiku03_005.pdf

2-10 患者教育

<参考様式>

保育所におけるアレルギー疾患生活管理指導表（食物アレルギー・アナフィラキシー・アレルギー性鼻炎）　提出日 平成＿年＿月＿日

名前＿＿＿＿＿＿　男・女　平成＿年＿月＿日生（＿歳＿ヶ月）　　　組

この生活管理指導表は保育所の生活において特別な配慮や管理が必要となった場合に限って作成するものです。

食物アレルギー（あり・なし）

病型・治療

A. 食物アレルギー病型（食物アレルギーありの場合のみ記載）
1. 食物アレルギーの関与する乳児アトピー性皮膚炎
2. 即時型
3. その他（新生児消化器症状・口腔アレルギー症候群・
   食物依存性運動誘発アナフィラキシーの場合のみ記載・その他：　　　）

B. アナフィラキシー病型（アナフィラキシーの既往ありの場合のみ記載）
1. 食物（原因：　　　）
2. その他（医薬品・食物依存性運動誘発アナフィラキシー・ラテックスアレルギー・
   昆虫・動物のフケや毛）

C. 原因食物・除去根拠　該当する食品の番号に◯をし、かつ〔　〕内に除去根拠を記載

〔除去根拠〕該当するもの全てを《 》内に番号を記載
① 明らかな症状の既往
② 食物負荷試験陽性
③ IgE抗体等検査結果陽性
④ 未摂取

1. 鶏卵 〔　〕
2. 牛乳・乳製品 〔　〕
3. 小麦 〔　〕
4. ソバ 〔　〕
5. ピーナッツ 〔　〕
6. 大豆 〔　〕
7. ゴマ 〔　〕
8. ナッツ類* 〔　〕（すべて・クルミ・アーモンド・　　　）
9. 甲殻類* 〔　〕（すべて・エビ・カニ・　　　）
10. 軟体類・貝類* 〔　〕（すべて・イカ・タコ・ホタテ・アサリ・　　　）
11. 魚卵 〔　〕（すべて・イクラ・タラコ・　　　）
12. 魚類* 〔　〕（すべて・サバ・サケ・　　　）
13. 肉類* 〔　〕（鶏肉・牛肉・豚肉・　　　）
14. 果物類* 〔　〕（キウイ・バナナ・　　　）
15. その他（　　　　　）

D. 緊急時に備えた処方薬
1. 内服薬（抗ヒスタミン薬、ステロイド薬）
2. アドレナリン自己注射薬「エピペン®0.15mg」
3. その他（　　　）

保育所での生活上の留意点

A. 給食・離乳食
1. 管理不要
2. 保護者と相談し決定

B. アレルギー用調整粉乳
1. 不要
2. 必要　下記該当ミルクに◯、又は（　）内に記入
   ミルフィー・ニューMA-1・MA-mi・ペプディエット・エレメンタルフォーミュラ・その他（　　　）

C. 除去食品中で摂取不可能なもの
1. 管理不要
2. 保護者と相談し決定

D. 原因食物を除去する際に摂取不可能なもの
病型・治療のC欄で除去の際に摂取不可能なものに◯
鶏卵： 卵殻カルシウム
牛乳・乳製品： 乳糖
小麦： 醤油・酢・麦茶
大豆： 大豆油・醤油・味噌
ゴマ： ゴマ油
魚類： かつおだし・いりこだし
肉類： エキス

E. その他の配慮・管理事項

緊急連絡先
保護者
電話：
緊急連絡先
医療機関名：
電話：

記載日　　　年　　月　　日
医師名
医療機関名

アレルギー性鼻炎（あり・なし）

病型・治療

A. 病型
1. 通年性アレルギー性鼻炎
2. 季節性アレルギー性鼻炎
   主な症状の時期：春、夏、秋、冬

B. 治療
1. 抗ヒスタミン薬・抗アレルギー薬（内服）
2. 鼻噴霧用ステロイド薬
3. その他

保育所での生活上の留意点

A. 屋外活動
1. 管理不要
2. 保護者と相談し決定

B. その他の配慮・管理事項（自由記載）

記載日　　　年　　月　　日
医師名
医療機関名

この生活管理指導は、地域独自の取り組みや現場からの意見を踏まえ、今後改善していくことを考えております。

http://www.mhlw.go.jp/bunya/kodomo/pdf/hoiku03_005.pdf

表2-10-1　アドヒアランス向上のためのポイント

・病気の重大性や死への緊迫感について認識を持たせる。
喘息は、時に死に至る病気である。安易なβ₂刺激薬の使用、長期管理薬の怠薬、発作時のみの救急外来受診は、喘息死の危険を高める。

・きちんと管理すれば自分は治るという治療への見通しを持たせる。
喘息は、管理をきちんと行えば寛解可能な病気である。患者に正しい治療法を提示し、喘息治療の見通しが立つようにする。

・「自分にはやれる」という自己効力感を高める。
喘息管理について、「これならできそう」「自分ならやれる」という感覚を持たせることが治療継続へと繋がる。そのためには、実践的で具体的かつ負担感が少ない、そして患者個人の生活に合わせた指導が必要である。
また、外来受診ごとに、患児・家族が行った喘息日誌などからセルフモニタリングの努力と成果をたたえ（認め）、治療に対する自信を強化する。

2-11　予防接種、外科手術時の配慮

1. 予防接種

　喘息、アトピー性皮膚炎、アレルギー性鼻炎、蕁麻疹、アレルギー体質などといわれているだけでは、接種不適当者にはならない。接種しようとする接種液の成分に対して、アレルギーを有すると考えられる者が接種要注意者となる。これまでのアレルギー症状やワクチンに含まれている添加物を考慮した予診を行うことにより把握する。

1）ワクチン添加物とアレルギー接種液成分

　アレルギーと関連した報告があるのは、安定剤のゼラチン、防腐剤のチメロサール、および培養成分としての卵成分、抗菌薬である。同じ種類のワクチンでもメーカーにより成分量や比率が異なるため、必ずワクチン添付文書でその内容を確認することが望ましい。国内の現行ワクチンで、ゼラチンを含んでいるのはポリオワクチンのみであり、含有量は極めて微量（0.00375mg以下/回）となっている。不活化ワクチンのチメロサールも除去あるいは約1/10以下に減量、あるいは代替品となっている。インフルエンザワクチン中の卵白アルブミ

ンは、メーカーにより多少含有量が異なるが、理論的にはアレルギーは惹起しないと考えられている数ng/mL程度となっている。

2）喘息児と主なワクチン

(1) インフルエンザワクチン（豚インフルエンザに対するワクチンを含む；鶏卵を用いた従来の製法による国産ワクチンの場合）

卵白特異IgE抗体価3.5U$_A$/mL以上（RASTスコア3以上）でも、卵加工品などを食べている児では、接種後の重篤な副反応の報告はなく、安全に接種できている。医学的に卵アレルギーと診断され、卵完全除去中の児、摂取後に重篤なアナフィラキシーを起こした児、コントロール不良の重症喘息児の場合は接種方法を専門医に相談する。

(2) 麻しん・風しん混合（MR）ワクチン

MRワクチンは、これまでわが国で接種されてきた麻しんワクチン、風しんワクチンを、それぞれ従来どおりに製造し、最後に混合して作られている。このため喘息児への接種に関しても、現時点では、これまでの単抗原ワクチン接種時の注意を継続して行い、効果と安全性を評価していく必要がある。

1回目の麻しんワクチン接種後に即時型の過敏反応（蕁麻疹など）が起こったことが確実な場合は、麻しん抗体価（中和抗体あるいはEIA-IgG抗体）を測定し、抗体があれば2回目の接種を避ける、あるいは2回目接種前に皮内反応を行うことが勧められる。前回の麻しんワクチン接種で即時型アナフィラキシー反応を呈したことが明らかな場合は、接種不適当者に該当し再接種できない。

MRワクチンに含まれる麻しん生ワクチンは、ニワトリ胎児線維芽細胞を用いた組織培養由来で、卵白と交差反応を示す蛋白質は、有意な量は含まれていない。わが国では、かつて安定剤として添加されていたゼラチンの増量による接種後のアナフィラキシーが一時増加したが、ゼラチンが除去された結果、生ワクチン接種後のアナフィラキシー反応は報告されなくなった。これまで、卵アレルギー児でも安全に接種できている。

(3) インフルエンザ菌b型（Hib）ワクチン

インフルエンザ菌b型（Hib）による髄膜炎は、国内で年間約400人が発症し、約30％が予後不良と推定されている。乳児の発病が半数以上を占めている。キ

ャリア蛋白を結合させたconjugateワクチンが実用化され、欧米ではワクチン導入後、Hib重症感染症は劇的に減少している。わが国では、平成20年12月から接種できるようになり、平成22年11月から接種事業として公費助成がなされている。

　これまで接種後のアナフィラキシーが9例報告された。薬事・食品衛生審議会医薬品等安全対策部安全対策調査会および子宮頸がん等ワクチン予防接種後副反応検討会（以後、副反応検討会）で1例ずつ症例検討を行い、6例がアナフィラキシーと評価された。6例中2例（スギ花粉症1例、食物アレルギー・アトピー性皮膚炎1例）にアレルギーの基礎疾患が認められた。頻度は、100万接種あたり1.3と推定している。さらに、公費助成となり、接種数が急激に増加したこともあり接種後に直接的な明確で因果関係は認められないが6例の死亡が報告され、平成23年3月まで一時接種の見合わせが行われていた。両ワクチンとも、副反応検討会で同時接種も含め安全性上の懸念はないと判断され、平成23年4月1日から接種が再開されることになった。

(4) 小児用肺炎球菌ワクチン（7価肺炎球菌結合型ワクチン）
　肺炎球菌は、Hibとともに小児の侵襲性細菌感染症の二大原因のひとつである。後遺症や死亡率は、Hibより高い。乳児に多く、年間約150人が発症している。分離頻度の高い7つの血清型にそれぞれキャリア蛋白を結合させたconjugateワクチンが2000年に米国で接種が開始され、肺炎球菌性重症感染症は劇的減少している。わが国では、平成21年10月に承認され、平成22年2月に接種できるようになった。hibワクチンと同時期から公費助成がなされている。接種後のアナフィラキシーが3例報告されたが、症例検討の結果、いずれもアナフィラキシーの基準に適合しなかった。これまでに267万回接種と推計されている。接種後に直接的な明確で因果関係は認められないが4例の死亡が報告され、Hibワクチンと同様に平成23年3月まで一時接種の見合わせが行われていた。両ワクチンとも、副反応検討会で同時接種も含め安全性上の懸念はないと判断され、平成23年4月1日から接種が再開されることになった。

2. 外科手術時の配慮
　喘息は、全身麻酔、特に吸入麻酔を実施する際のリスクファクターになるの

で術中は無論のこと、術前からの体調管理、術後の呼吸管理は慎重でなくてはならない。

1) 手術時期

　麻酔中に起こる気管支痙攣が、気道過敏性と相関しているという明確なデータはないが、術前3か月あるいは8週間に喘息発作のあった場合には麻酔中の喘息発作発生の可能性が高いという報告があり、術前の無発作期間は2～3か月以上、中発作、大発作は3か月以上が望ましいとされてきた。吸入ステロイド薬の使用により気道過敏性が低下することから積極的に吸入ステロイド薬が導入されている患者の非緊急手術では、2週間以上の無発作期間を空けることが推奨される。

　非緊急手術であっても比較的短期間で喘息のコントロールを依頼される場合が多いが、気道過敏性が十分に低下するには数か月が必要である。このため、十分なコントロールが得られるまで手術を延期すること、2週間以内に喘息発作があった場合には無理をせず手術を延期することが大切である。

2) 術前管理

(1) **重症度評価**：手術時期を決定するために短期間に重症度を評価する必要があるので、年長児であれば呼吸機能検査、β_2刺激薬吸入前後での呼吸機能の変化などの検査を積極的に行い評価する。

　気道過敏性検査も重要な情報であるが、実施困難な場合には日常の運動や遊びでのEIAの程度も参考になる。

(2) **その他の確認事項**：合併症の有無を再度確認する。薬剤、医療材料、ラテックス、食物などに対するアレルギー反応の有無も確認する。

(3) **術前の薬物療法**：重症例では、術前にステロイド薬の全身投与をすることが推奨されている。重症例でステロイド薬の全身投与を6か月以内に行っている患者、副腎皮質機能低下症の患者ではプレドニゾロン2mg/kgを手術前日から開始し、術中も使用することが推奨されている。その他、重症例でも積極的な術前のステロイド薬全身投与が推奨されている。

3）緊急手術

　発作が起きそうな状態、あるいは現に発作のある状態、それ以上に重症な発作を起こしている場合でも緊急な場合には対応しなくてはならない。こうしたケースでは外科医、麻酔科医、小児科医とでいつまで待機できるかを検討して麻酔を実施することになる。喘息コントロールが不十分な場合には、ステロイド薬の全身投与を積極的に行う。

4）手術後の管理

　術前、術中にステロイド薬を全身投与した症例では、術後もしばらくの間はステロイド薬の全身投与を行い、術前にステップアップした治療や気管支拡張薬の吸入を継続する。その期間、方法については明確なものはない。

2-12　思春期〜青年期喘息

　思春期は小児が肉体的にも精神的にも成人へと大きく成長する時期ということだけでなく、喘息においてはアドヒアランスの低下、リモデリングの形成、喘息死の問題が増加する時期でもある。思春期喘息の特徴と問題点を理解しておくことは、治療管理上重要である。

1. 特徴
1）病態的特徴
（1）**男女比**：思春期以前は男子に多いが、思春期以降はほぼ同数となる。
（2）**呼吸機能**：小児期には発作時に異常を呈しても非発作時には正常に復することが多いが、思春期になると重症例ほど非発作時にも低値を示すようになり、可逆性が低下する。
（3）**気道過敏性**：思春期以降では、発作をコントロールしても高い過敏性が簡単には回復されなくなる。この時期に過敏性が高い患者では成人に喘息を持ち越すか、寛解状態になっても再発の可能性が高い。
（4）**合併症**：月経により発作が誘発されることがある。感染合併や無気肺は少

ないが、縦隔気腫、皮下気腫、気胸を伴う率は相対的に高くなる。心身症を呈する症例がある。

2) 病態以外の特徴
(1) 治療管理の主導権が保護者から本人に移行する。
(2) 思春期には重症者ほど欠席日数が多く学業成績も悪い。
(3) 小児科から内科へ、病院から近くの診療所へと医療機関の変更が起こる。
(4) 親子関係、友人関係、学業、進学、就職などに関連して多忙であり、生活が乱れやすい。
(5) 罹病期間が長くなり、慣れと焦りが見られやすい。
(6) 小児期に比して、喘息死亡が特に男子において増加する。
(7) 職業の自由な選択が障害される。
(8) 喘息の治癒を望み、症状をコントロールする治療に不満である。
　以上の理由などから服薬アドヒアランスが低下し、治療が疎かになりやすい。また、受療率が激減する。

2. 思春期・青年期に喘息の管理が難しくなる理由
1) 患者側の因子
(1) **服薬率の低下**：治療の主導権が患者へ移行する。治療が発作時の対症療法になりやすい。
(2) **受診回数の低下**：学業や仕事の質、量の増加で、日中に受診することが難くなり、時間外、救急受診のリスクが増加する。

2) 医療側の因子
(1) **病態の質的変化の認識不足**：成人喘息化に対する認識が乏しく、指導が不十分になる。吸入ステロイド薬の成長への影響を危惧しなくてもよい年齢になったにもかかわらず、治療の強化が不十分になりやすい。
(2) **小児科にも内科にも不適合**：小児科医と内科医の狭間で、治療管理上難しい。思春期・青年期患者に特化した診療体制が望まれる。

3) 社会的因子
(1) **実質的な単身所帯化**：補助、助言者の不在により、急性増悪時の受診に遅れをきたしやすく、生活リズムも乱れやすい。
(2) **心理・経済・社会的要因の増加**：社会的、経済的にも不安定な状態で、心理的問題を抱えやすく、個人の対応に限界が生じやすい。

3. 思春期喘息の問題点と対策
　受診が不定期になりやすく、服薬アドヒアランスが悪い年齢の喘息患者を診察する際の留意点を表2-12-1に示す。

2-13　専門医への紹介を考慮する症例

1. 専門医への紹介を要するコントロール不良の目安
　長期治療・管理にあたっては、良好なコントロールの維持と患者・家族のQOLの向上、ならびに病状の客観的評価が大切である。治療管理している患者のコントロール状態から、診断や治療に問題があると考えた場合や合併症につき検討を要する場合には、専門医に患者を紹介し相談することを勧める。患者のコントロールが良好な場合にも、患者の状態を客観的に評価するために、病診連携を踏まえた非専門医と専門医の協力が必要である。
　専門医紹介を要するコントロール不良の目安として、以下の場合を参考にするとよい。

1) 2歳未満
(1) 全身性ステロイド薬の使用が1か月に3日以上に及ぶ場合や、1年に数回以上の使用を要する場合。
(2) 治療ステップ3以上の治療内容を必要とする場合。

2) 2歳以上
(3) 発作が反復するために全身性ステロイド薬の使用が頻回あるいは持続的になる場合。
(4) 治療ステップ4の治療でコントロールできない場合。

表2-12-1　思春期・青年期喘息を診察するときのポイント

1. 病状の変化に対して注意する（病状の把握に関して）
   ・呼吸機能、気道過敏性と症状との関連が低下する
   ・アトピーの関与の減少
   ・女子で頻度が増加（月経後半は発作など）
2. 合併症を念頭に置く（胸痛、呼吸困難、頭痛、嘔吐などに関して）
   ・縦隔気腫・皮下気腫、気胸など
   ・心身症的合併症（過換気症候群など）
   ・意図的な過量服薬、過少服薬など
3. 管理の移行に関して（患者は母性から父性的変化を受け入れられるか）
   ・病―診連携、小児科―内科の連携、医―職場・学校の連携
4. 窒息死に関して
   ・一人暮らしに注意する
   ・吸入、服薬の指導
   ・救急体制の確立、救急車に呼吸管理のできる者の同乗を
5. 思春期窒息の予防
   ・適切なearly intervention
   ・環境整備の知識（ペット、タバコなど）
   ・医―教―家族の連携
   ・進路、進学のアドバイス
6. その他
   ・喘息は治らなくてもよい（病気とつき合おう）と思うこと

＊以上を考えながら、病状のコントロールが悪いときは
1) アドヒアランスは？
2) 受診は定期的か？
3) β_2遮断薬の過度依存では？
4) 吸入ステロイド薬の適応は？
などを患者とよく話し合う。

2-14　ワンポイントレッスン

1. 衛生仮説（hygine hypothesis）

　アレルギー疾患の発症率が、西欧など先進工業国で増加しているのは、これらの国における小児期の感染症の発症率の低下によるのではないかとする考えがある。1989年にStrachanは、このような考えがTh2細胞を介する疾患（すなわち主にはIgEが関与するアレルギー疾患）の増加の理由をも説明できるだろう

と最初に報告した。そしてその後、これが衛生仮説（hygiene hypothesis）と呼ばれるに至っている。

　細菌外毒素であるエンドトキシンの曝露量が多いほど、アトピー型喘息の発症が少ないとの報告がある。農村は都会よりエンドトキシンの濃度が高く、農村の子どものほうが、都会の子どもよりアレルギー発症が少ないこと、さらに、エンドトキシン含有の多いミルクを飲んでいる農場の子どものほうが、アレルギー発症が少ないことなどが報告されている。

　一方、高濃度のエンドトキシンの曝露は非アトピー型の喘鳴の発症を増加させるとの報告もある。代表的なアレルゲンであるダニ抗原と動物抗原はアレルギーの感作の原因物質であるが、喘息の発症への影響については結論が出ていない。ダニの少ない環境でも喘息発症は低くはないことも認められている。

　ペットでは、イヌやネコの飼育とアレルギー発症についての報告が散見される。一定した見解には至っていないが、欧州では、小児期にペットを飼育しているほうが飼育していない児に比較してアレルギー疾患発症率が低いとの報告が多い。一方、ゴキブリ抗原については、米国の都市部では、ゴキブリ抗原が多いほど、喘鳴出現率が高いとの報告が見られる。この仮説について、自然免疫系と獲得免疫系の視点から、Toll様受容体、調節性T細胞（CD4＋、CD25＋細胞など）、調節性サイトカイン（IL-10など）、Th1/Th2バランスなど分子レベルでの解明が進められている。

　環境因子については、曝露の量や時期（年齢、月齢）によって反応が異なり、また、地域差の関与が推測され、明確な結論は得られていない。しかし、いずれにせよアレルギー発症後に、環境因子の曝露によって症状の増悪が見られる場合にはその環境因子の除去が重要と考えられる。

2. 食物依存性運動誘発アナフィラキシー（food dependent exercise-induced anaphylaxis, FDEIAn）

　特定の食物の摂取と運動が同時に関与することによって起きるアナフィラキシーを食物依存性運動誘発アナフィラキシー（FDEIAn）という。FDEIAnでは、典型的には10～15mm程度の蕁麻疹の出現に続き、喘鳴、喉頭浮腫、呼吸困難などの呼吸器症状や悪心、嘔吐などの消化器症状を呈し、さらには意識喪失を

伴う虚脱へと進むこともある。

　一般に症状が起こるのは、特定の食物摂取から運動までの時間が4時間以内であり、食物摂取からそれ以上の時間が経過するとアナフィラキシーは起こらなくなる。原因となる食物は、小麦、イカ、タコ、貝類、エビ、カニなどの報告が多いが、果物やナッツ類などの報告もある。病態として、マスト細胞からの脱顆粒によるヒスタミン濃度の上昇が考えられるので、運動中に皮膚症状の発現に気づいたら、直ちに運動を中止して抗ヒスタミン薬を服用して医療機関を受診する。

　運動する前にはFDEIAnを生じる食品を摂取しないように指導し、また万一の場合に備え、抗ヒスタミン薬を処方し、いつでも服用できるように携帯するように指導しておく。特にリスクの高い患者ではエピネフリン（アドレナリン）自己注射器（エピペン®、エピペンジュニア®）が有用である。

3. 長期入院療法

　米国におけるPeshkinらのparentectomy（両親遮断術）、本邦における遠城寺宗徳らの精神作業療法に始まる。以下のような小児が主たる対象となる。
1）種々の治療によってもコントロールの困難な難治型喘息。
2）ステロイド依存性患者。
3）地理的条件により、十分な治療を受けられないもの。
4）家族の保護育成能力の欠如により治療が継続できないもの。
5）学校生活が維持できないもの。

　治療方法としては、抗原除去、薬物療法、身体訓練、学習心理的ケアなど、チーム医療により総合的治療を入院して行う。この療法を行う医療施設のほとんどは公立特別支援学校を併設している。すなわち、緊密な医－教連携のもとに治療が行われる。小児慢性疾患治療研究補助事業（詳細は次項参照）を申請し、その適応となれば医療費は無料となる。

　治療効果は良好で、入院後、比較的短期間で喘息発作はコントロールされる。学習空白の多い学童では、その多くはunder-achiever（知能に比して相対的に学力が低下しているもの）で、小学校4年生以上では、完全な学力回復は難しい。退院後の喘息症状は入院前よりは軽いが、入院中ほどの改善度ではない。

入院中における喘息発作の減少の理由は、入院環境のアレルゲン（ダニなど）が少ないこと、治療が的確であること、心理的ケアがあること、などである。今後の課題や問題として、施設側では心理ケアスタッフの少なさがあり、患者側では入院時期の遅れがある。

4. 小児慢性特定疾患医療給付

小児慢性疾患のうち小児がんなど特定の疾患については、その治療が長期にわたり医療費の負担も高額となることから、1974（昭和49）年以来、小児慢性特定疾患治療研究事業が実施され、その治療の確立と普及が図られるとともに医療費の患者負担が補助されてきた。この事業も、制度創設以来、四半世紀が経ち、事業を取り巻く状況も大きく変化していることから、安定的な制度として新たな小児慢性特定疾患対策が2006年春から新制度として施行された。

喘息では下記のいずれかに該当する場合に医療給付が受けられることとなっている。
1) 大発作が「3か月に3回以上」または「月3回以上」ある場合
2) 経過欄に「1年以内に意識障害を伴う大発作あり」とある場合
3) 治療で、人工呼吸管理、または挿管を行う場合
4) 概ね1か月以上の長期入院療法を行い次の要件を満たす場合。
　（1）当該長期入院療法が小児の気管支喘息の治療管理に精通した常勤の小児科医の指導下で行われている。
　（2）当該長期入院療法を行う医療機関に院内学級、養護学校などが併設されている。
　（3）医療意見書とともに次の2つのデータがある。
　　・非発作時のフローボリューム曲線
　　・直近1か月の吸入ステロイド薬の1日使用量

5. 喘息児サマーキャンプ

喘息児サマーキャンプが各地で行われており、この企画・指導に学校関係者も参加しているところもある。その目的とするものは、次に示すようなもので、いわば施設入院療法のミニチュア版である。

1) 喘息児に、喘息で苦しんでいるのは自分一人ではなく、こんなに多くの友だちが同じように苦しんでいる。しかし、一所懸命に頑張って喘息を克服しようとしているのだということを見せて、一緒に打ち勝つという気持ちをもたせること。
2) 喘息体操、痰の出し方、冷水まさつ、腹式呼吸など、喘息を軽減させるコツを習得させること。
3) 総合的に計画されたキャンプスケジュールをこなして、なおかつ発作が起きないし、起こしても軽くおさまってしまうという自信をもたせること。
4) 日常の外来では見出しにくい、児童の行動・心理を十分に観察でき、新たな治療の一助となり得ること。
5) 喘息であるという理由で、集団の野外活動に参加する機会の少ない喘息児の夏休みのレクリエーションとしての意義。
6) 一般公募の場合は、放置または対症療法のみに終始している重症喘息児を拾い上げること。

　全国のサマーキャンプを見ると、対症患児は15〜130名、スタッフ数は7〜50名、期間は2〜6泊であり、実施主体は病院、学校、県、市、親の会とさまざまである。公害認定患者を除き費用は自己負担となっており、公費負担が望まれている。

　環境省（http://www.env.go.jp/）により教育ビデオが作られている。
　本事業には以下のような問題点が挙げられる。
・キャンプは医療施設から離れて実施するために、特に重症な喘息児は参加させにくい。一般公募の場合は、子どもの病態を事前に十分には把握できないので危険が伴う。
・キャンプから自宅に戻ると、多くの児は鍛錬療法が続かない。
・スタッフのうち、子どもたちのリーダーとなる有能なボランティアが少ない。
・経済的に負担がかかる。保険その他の公的援助のないわが国では解決はなかなか難しい。

　以上のような問題はあるが、このサマーキャンプの利点は大きく、予防医学的見地からも公的機関の援助を受け、積極的に推し進めていくべきであると考えられる。

6. アスピリン喘息（AIA）

　アスピリンおよびアスピリンと同様の薬効をもつ非ステロイド性抗炎症薬（NSAIDs）の内服や注射、坐薬の使用直後から1時間程度までの間に喘息発作を起こす。時に意識障害を伴うほどの大発作となり、死亡例もある。

　NSAIDsを含んだ貼付薬、塗布薬、点眼薬も発作を誘発するが、一般的には軽く、症状発現も遅い。前駆症状として水様性鼻汁、鼻閉を生じることが多く、顔面紅潮や眼結膜充血、消化器症状（腹痛、下痢など）を伴うことがある。正確な有症率は不明であるが、小児ではAIAは成人に比して極めて低い。

7. 化学物質過敏症・シックハウス症候群

　小児では少なく、特に化学物質過敏症の重症難治型は稀である。

1) 歴史

　シックハウス症候群（sick house syndrome, SHS）は、WHOでも認められているシックビルディング症候群（sick building syndrome, SBS）から派生させた呼称で日本独特のものである。患者の多くは室内の化学物質に反応していることから化学物質過敏症（multiple chemical sensitivities, MCS）、環境要因が重要なことから本態性環境非寛容症（idiopathic environmental intolerances, IEI）などとも呼ばれることがある。

2) 診断基準と検査所見

　日本で主に用いられている診断基準は北里研究所病院の石川哲北里大学名誉教授らのものである。主症状は、①持続あるいは反復する頭痛、②筋肉痛あるいは筋肉の不快感、③持続する倦怠感、疲労感、④関節痛であり、他にも多彩な症状を示す。しかし一般的には確定診断となる検査項目は明らかではなく、住環境関連の病歴と診断で判断される。検査では眼科的な特殊な検査法の有用性がいわれているが、普遍的な方法はない。

3) 他疾患との鑑別

　現在、厚生労働省で大規模な研究班が研究を続けている。自律神経失調症、起立性失調症、更年期障害、うつ病、慢性疲労症候群などとの鑑別の困難な例も多いことから、社会的にも問題になる症候群といえる。最近、鳥居らは化学物質過敏症とシックハウス症候群の分離を試み、シックハウス症候群の定義と

して、①発症のきっかけが住居に関連する、②症状は住居内で現れる、③住居から離れると、症状は軽くなるかまたは消失する、④住居に入ると繰り返し症状が現れる、の4項目を満たすものとすると、これで化学物質過敏症と鑑別できると報告している。

8. One airway, one disease

　上下気道の連続性を重視した"one airway, one disease"という概念は、アレルギー性鼻炎や喘息を、鼻や気管支で起こる独立したアレルギー疾患として捉えるのではなく、上気道から下気道まで広範囲に連続する気道粘膜病変が関与する症候群として考えることを基本とする。近年、本邦でも小児期におけるアレルギー疾患の際立った有症率の増加が報告されているが、この理由の一つに、喘息とアレルギー性鼻炎の"One airway, one disease"としての相互の影響も考えられている。

1) 疫学的検討から

　最近の疫学的調査によれば、3歳児、小学生、大学生におけるアレルギー性鼻炎の有病率は、それぞれ27.7％、36.9％、43.3％と年齢とともに上昇し、喘息の有病率はそれぞれ18.6％、4.3％、5.6％と年齢とともに減少している。3歳児のアレルギー性鼻炎における喘息の合併率は30.6％であり、喘息におけるアレルギー性鼻炎の合併率は45.8％であった。

　海外における長期観察をもとにした検討でも、アレルギー性鼻炎のある喘息患者は喘息症状も重症化する傾向にあり、喘息症状のあるアレルギー性鼻炎患者では、アレルギー性鼻炎のコントロール不良例が多かったことが報告されている。これまでにも同様の報告は数多く、上下気道の相互の悪影響は広く理解されている。

2) 上下気道の関連性について

　上下気道が互いに影響する機序の一つに、それぞれの気道の炎症により全身性に炎症細胞が増加、活性化し、これらの炎症細胞が他方に波及することが考えられている。さらに、鼻粘膜の炎症が神経系（naso-pharyngeal bronchial reflexes）を介して下気道に影響することや、上気道の閉塞により口呼吸となり、易感染性を引き起こすことも一因と考えられている。

鼻ポリープの切除術により喘息が改善した報告もあり、鼻粘膜の腫脹による鼻内の圧亢進が、神経系の刺激に関与する可能性も推測されている。これらのことから、喘息の治療を考える場合、通常の治療に抵抗性を示す症例では、上気道の炎症の影響も推測される。喘息の治療・管理や重症化の予防には、"One airway, one disease"に基づく上下気道の関連性を念頭に置く必要がある。

9. 副鼻腔炎

副鼻腔炎はしばしば見逃されている疾患であり、喘息患者でも高率の合併が報告されている。急性と慢性の経過がある。鼻閉、後鼻漏、膿性鼻汁、頭痛、咳嗽、顔面圧迫感、嗅覚障害などの症状に注意し、鼻腔内の所見、鼻汁の性状と後鼻漏の有無を、よく観察する必要がある。一般に痰がらみの咳嗽は下気道疾患を示唆するが、後鼻漏があると痰がらみの咳と誤解されて、喘息その他の下気道疾患に対する治療薬が投与され続ける場合がある。

また、機序は明確ではないが、副鼻腔炎の影響が下気道へも波及して副鼻腔気管支症候群（sinobronchial syndrome, SBS）と呼ばれる状態に進展したり、喘息症状が悪化したり通常の治療に反応しにくくなったりすることがあり、鼻副鼻腔炎の治療によって喘息症状が改善することが報告されている。副鼻腔炎が疑われる場合は、X線撮影（Waters法など）やCTスキャンによって確認し、鼻汁の細菌培養などによって起炎菌の同定に努める。

治療は、局所の吸引、洗浄や鼻ネブライザーによる薬剤の噴霧など耳鼻咽喉科的な局所処置も重要であり、細菌性急性副鼻腔炎に対しては抗菌薬内服が行われる。慢性例に対しては14員環マクロライド系抗菌薬の少量、長期投与がわが国では広く行われているが、十分な根拠が示されているとはいえない。エリスロマイシンやクラリスロマイシンを処方する場合は、テオフィリンのクリアランスが低下する可能性を考慮して、テオフィリンの使用量を再検討することが必要である。また耐性菌の出現には注意を要する。

10. 内科（成人喘息）から見た小児喘息

喘息は、紀元前4世紀、古代ギリシャのヒポクラテスの時代からすでに記載のある古い疾患である。喘息は、症候群であるといわれるくらいに病像が多彩で

あるが、発作性の喘鳴、呼吸困難など特徴的な症状が見られる。そして、場合によっては死につながるほどの重い発作を起こす可能性があるため油断のできない疾患として位置付けられる。

　また、小児期に罹患した場合は、30〜40％の患者は成人まで持ち越し、一生を通じて喘息と付き合うことになる。本稿では内科医として、小児喘息の成人持ち越し例での経験も踏まえて、小児喘息と成人喘息との異同についての考察を述べる。

1）生物学的特性

　小児の場合、乳児（2歳未満）、幼児（2〜5歳）、年長児（6〜15歳）と少なくとも3群に分けないとあまりにも心身の発達に相違があり過ぎる。しかも、多くの医師にとっては小児期は遠い昔に通過した時期なので、相手の身になって考えることが困難である。小児への認識で共通しているのは、成人へと成長する途中の過程にあることである。そして、発達の状況が3群でホップ、ステップ、ジャンプ状に進行することである。

　成人喘息を診ている者にとっては、特に幼児以下の小児の各年齢での生物学的特性に精通していない点で、その接触には不要な緊張を伴う傾向にある。そして、その緊張は患児にも伝播し、きっと怖い先生という印象を与えることになる。内科医が小児科医から学ぶべきことは多い。

2）治療への患者側の取り組み

　小児科から内科に紹介される年齢に達した、いわゆる思春期の患者は、しばしば小児における特徴を持ち越している。その中の1つに、治療への取り組み方がある。自我が芽生える前から喘息に苦しんでいるので、治療は保護者を中心に遵守され、患者個人は受身の状態で成人していることが多いと思われる。そして、内科に移り、自意識の発達とも相まって、自己管理の実行可能な状況が生まれてくる。自分の病気は自分で管理し、健康な人と同じように何でもできることを目標に治療し、高い確率でその目標に到達できることを患者側が認識すれば、理想的である。

　一方、成人患者は、多くの人が良くなりたいという気持ちで受診し、能動的に治療を受けようとする。しかし、別の意味で自我が強く、長期管理の継続の必要性を受け入れない患者に遭遇することになる。成人なので表面的には反論

もなく良い雰囲気で診療が実行されるが、治療の遵守率は態度とは裏腹で、実際には予想以上に低く期待通りの治療効果が得られないのである。自我が芽生えてくる年長児期から思春期における患者教育は、成人になってからの治療への取り組みに大きな影響があると考えられる。小児科と内科との共同作業で、若年者向けの教本を作成することは、ガイドラインに沿った治療の実行を推進する上で、大きな力となると考えられる。

3) 治療への医師側の取り組み

前述したように、特に幼児以下の患児は、生理学的にも未発達で、成人のように呼吸機能検査をはじめとする被検者の理解と協力を要する検査が実施できない。ここで内科にも同様の状態にある患者の存在が想起される。高齢者で加齢とともに理解力をはじめとする老化に伴う生理的な衰えの存在は、必要と考えられる検査や吸入療法の実行を妨げる。そこで必要なのは、小児科と同様、患者に対する診察能力である。

治療においてもステロイド吸入液（ブデソニド吸入懸濁液）をネブライザーで吸入する方法が乳幼児とともに高齢者でも効力を発揮している。さらに、小児科ではスペーサーの検討も進み、吸入療法が十分にバックアップされている。ピークフローや1秒量をはじめとする呼吸機能、呼気NOなども成人と同様に理解力のある6歳以上の年長患児で積極的にデータが集積されている。年齢層を考慮した細かな配慮を伴う臨床の実行は、今後の高齢化社会と老化の多様性を考慮すると内科でもさらに求められるものである。

4) 小児科と内科による科科連携

小児喘息を持ち越す患者にとっては、喘息とは一生の付き合いとなる。しかし、現在では適切な治療により、その疾患を克服し、病気に左右されない一生を全うすることがほとんどの患者で可能となったと考えられる。その実現には、EBMを基本とするガイドラインに沿った治療が、各年齢層で継続できるかどうかが重要である。各年齢層の治療内容は、新薬の開発と基礎研究および臨床研究の成果として連続性を一層強くしている。

より良い治療と喘息患者の生涯を通した予後の改善を考えると、これまで以上に小児科と内科の喘息領域の専門家が一緒になって、整合性のとれた連続性のある治療の確立を図ることが必要だと考えられる。そして、その最も効率的

な方法は、これまで以上に小児科と内科が連携したガイドラインを作成し、互いに協力してガイドラインの普及と実行を推進することだと考えられる。

　小児においても吸入ステロイド薬が各年齢層で、剤形の工夫とともに投与可能になり、成人との治療における連続性が実現している。病態の解明からも小児と成人の共通性が随分と明らかになり、大きな相違は治療戦略ではなく患者側の成長・発達の段階であるとも思われる。今後は年齢を超えて、これまでの情報を相互に応用することで、さらにガイドラインが充実して実用性を高めるものと期待する。

小児アレルギー疾患総合ガイドライン2011

第3章

アレルギー性鼻炎

3-1 定義と病名

アレルギー性鼻炎は鼻粘膜におけるIgE依存性アレルギー反応により生じる鼻炎で、発作性反復性のくしゃみ、水性鼻漏、鼻閉を3主徴とする。病名として、他に、鼻アレルギー、鼻過敏症、さらに花粉症なども用いられる。アレルギー性鼻炎は、通年性アレルギー性鼻炎と季節性アレルギー性鼻炎に分けられる。花粉症は花粉抗原による季節性アレルギー性鼻炎であり、アレルギー性結膜炎を高頻度に合併する。

3-2 鼻炎の分類

鼻炎は広く鼻粘膜の炎症を指す（表3-1-1）。鼻粘膜の炎症は病理組織学的には滲出性炎症で、その中でも化膿性炎症、アレルギー性炎症が多い。いずれも

表3-1-1　鼻炎の分類

1．感染症 　　a．急性　b．慢性
2．過敏性非感染性 　　a．複合型（鼻過敏症）： 　　　ⅰ）アレルギー性：通年性，季節性 　　　ⅱ）非アレルギー性：血管運動性（本態性），好酸球増多性 　　b．鼻漏型：味覚性，冷気吸入性，老人性 　　c．うっ血型：薬物性，心因性，妊娠性，内分泌性，寒冷性 　　d．乾燥型：乾燥性
3．刺激性 　　a．物理性　b．化学性　c．放射線性
4．その他 　　a．委縮性　b．特異性肉芽腫性

2の過敏性非感染性鼻炎は過敏性亢進があるが，a．ⅰ）のアレルギー性を除くと本来の意味の炎症ではない。鼻炎の分類から除き、アレルギー性類縁疾患、過敏性疾患とするほうが合理的だが、臨床における便宜的な使用も許容されると考えて分類に入れた。血管運動性鼻炎は国際分類では原因不明として本態性と呼ばれているが、いままでの慣用に従ってこの名称を使った。4a，4bは1bの慢性鼻炎に入れるべきだが現在では数も少なく、便宜的に2つに分類した。

（鼻アレルギー診療ガイドライン2009年版）

血管からの血漿成分の漏出、浮腫、細胞浸潤、分泌亢進を特徴としている。

　過敏性非感染性鼻炎のうち、くしゃみと水性鼻漏、またはくしゃみ、水性鼻漏、鼻閉のすべての鼻症状を伴う複合型鼻過敏症は、アレルギー性と非アレルギー性に分けられる。非アレルギー性には血管運動性鼻炎、好酸球増多性鼻炎が含まれる。血管運動性鼻炎はアレルギー性鼻炎と症状は類似するが、検査でアレルギーが証明されないものをいう。鼻粘膜の自律神経異常が主因とされているが、国際分類ではこれを否定し本態性鼻炎と称されている。好酸球増多性鼻炎は、鼻汁好酸球数のみが増加し、その他のアレルギー検査が陰性の疾患をいう。

　うっ血型に含まれる薬物性鼻炎は交感神経刺激薬、血管拡張性降圧薬、β遮断性降圧薬、気管支拡張薬、抗うつ薬、避妊薬ピルなどの長期連用で起こるが、最も頻度が高いのは、鼻閉に対する点鼻用交感神経刺激薬の乱用によるものである。

　その他の鼻炎として、萎縮性鼻炎、そして結核、梅毒、サルコイドーシス、ウェゲナー肉芽腫症などに伴う特異性肉芽腫性鼻炎があるが、その症例数は少ない。

3-3　アレルギー性鼻炎の疫学

　アレルギー性鼻炎の有症率は、1960年代から有症率の高かった副鼻腔炎が減少ないしは軽症化するのに逆比例して、増加している。最近では花粉症、特にスギ花粉症の増加が著しい。疫学調査によるアレルギー性鼻炎の有症率は、1998年から2008年までの10年間で著しい増加を見た（図3-3-1）。特にスギ花粉症の増加が目立っている。年齢層別有症率は、通年性アレルギー性鼻炎では若年層、スギ花粉症では中年層で高率である（図3-3-2）。ISAAC（International Study of Asthma and Allergies in Childhood）によれば、日本の有症率は世界の中位くらいである（第1章、図1-3-2）。

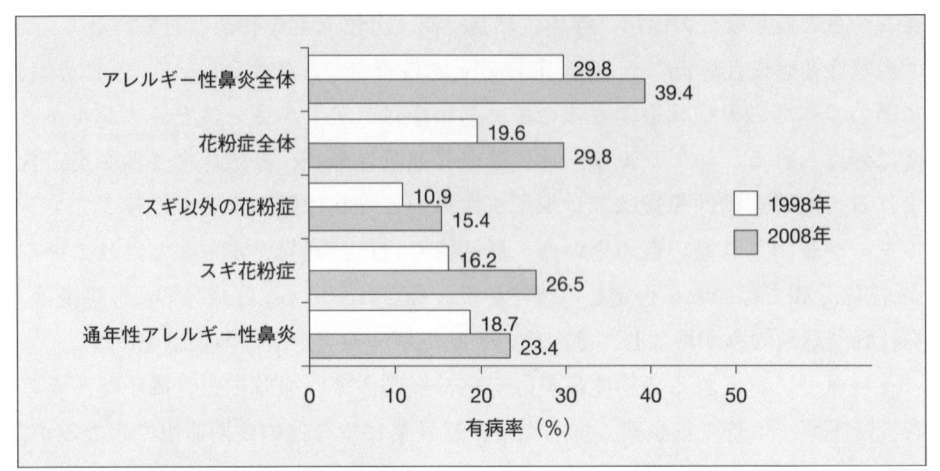

図3-3-1　1998年と2008年の有病率　　　　　　（鼻アレルギー診療ガイドライン2009年版）

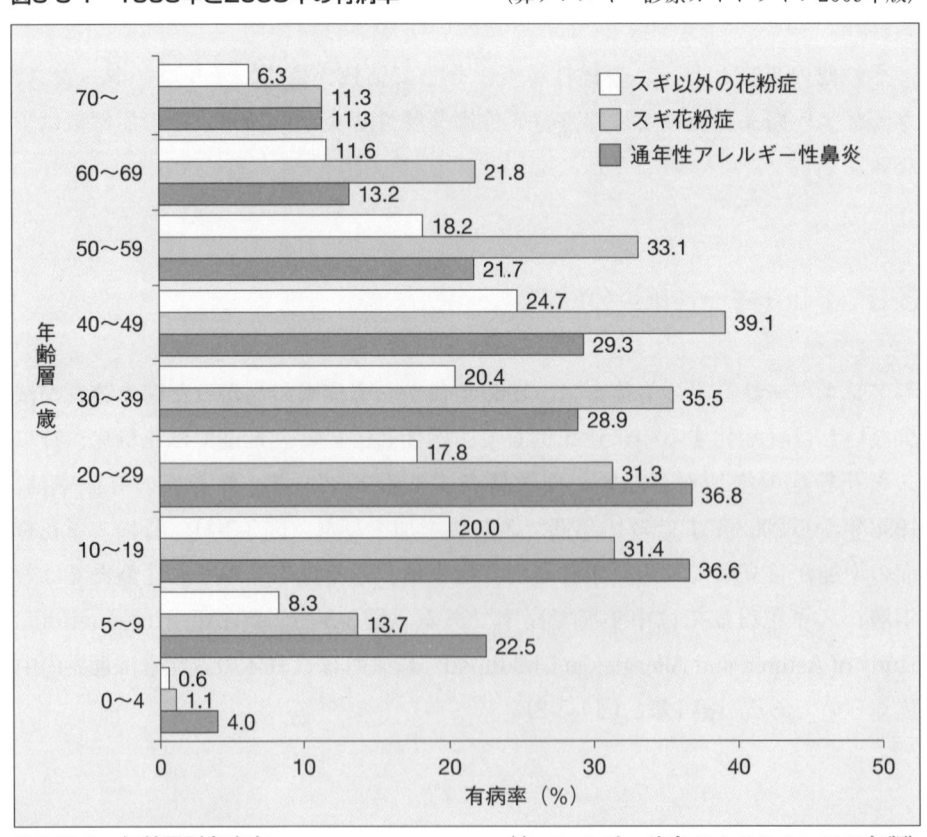

	1998年	2008年
アレルギー性鼻炎全体	29.8	39.4
花粉症全体	19.6	29.8
スギ以外の花粉症	10.9	15.4
スギ花粉症	16.2	26.5
通年性アレルギー性鼻炎	18.7	23.4

図3-3-2　年齢層別有病率　　　　　　　　　　　（鼻アレルギー診療ガイドライン2009年版）

年齢層（歳）	スギ以外の花粉症	スギ花粉症	通年性アレルギー性鼻炎
70〜	6.3	11.3	11.3
60〜69	11.6	21.8	13.2
50〜59	18.2	33.1	21.7
40〜49	24.7	39.1	29.3
30〜39	20.4	35.5	28.9
20〜29	17.8	31.3	36.8
10〜19	20.0	31.4	36.6
5〜9	8.3	13.7	22.5
0〜4	0.6	1.1	4.0

3-4 アレルギー性鼻炎発症のメカニズム（図3-3-1）

　アレルギー性鼻炎の発症には多くに因子が関与していると考えられ、その解明はまだ不十分であるが、遺伝子的要因、特にIgE抗体産生に関わる素因が最も重視されている。IgE抗体は抗原の粘膜内侵入により、鼻粘膜内や所属リンパ組織などで産生される。原因抗原の大部分は吸入性抗原で、ヒョウヒダニ（ハウスダスト中の主要抗原）、花粉（樹木、草本、雑草類など）、真菌類、ペットな

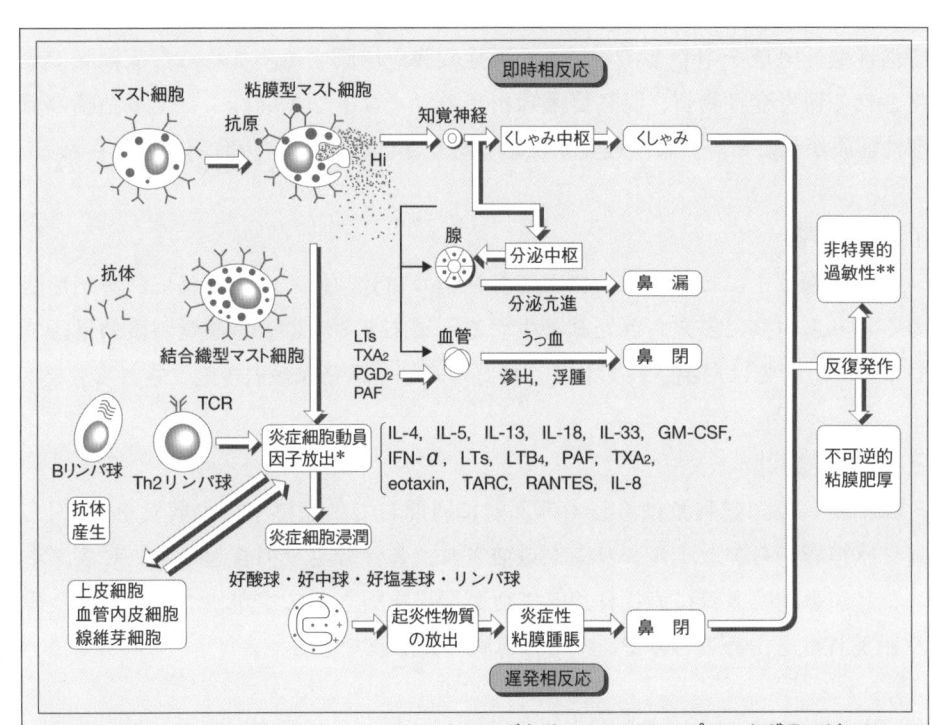

Hi：ヒスタミン、LTs：ロイコトリエン、TXA$_2$：トロンボキサンA$_2$、PGD$_2$：プロスタグランジンD$_2$、PAF：血小板活性化因子、L：インターロイキン、GM-CSF：顆粒球／マクロファージコロニー刺激因子、IFN-α：インターフェロン-α、TARC：thymus and activation-regulated chemokine.
RANTES：regulated upon activation normal T expressed, and presumably secreted.
TCR：T細胞受容体
　*遊走因子については、なお一定の見解が得られていないので可能性のあるものを並べたにすぎない。
　**アレルギー反応の結果、起こると推定される。

図3-3-1　アレルギー性鼻炎のメカニズム　　　　（鼻アレルギー診療ガイドライン2009年版）

どであり、特に前二者が主な抗原である。

　抗原感作が成立した人の鼻粘膜上に抗原が再度付着すると、鼻粘膜上皮細胞間隙を通過した抗原は、鼻粘膜表層に分布するマスト細胞の表面でIgE抗体と結合し、抗原抗体反応の結果、マスト細胞からヒスタミン、ペプチドロイコトリエン（LTs）を主とする化学伝達物質が放出される。これらが鼻粘膜の知覚神経終末、血管などを刺激して、くしゃみ、水様性鼻汁、鼻粘膜腫脹（鼻閉）が見られる。これが即時相反応である。

　抗原曝露後、鼻粘膜内ではサイトカイン、化学伝達物質、ケモカインによって活性型好酸球を中心とする様々な炎症細胞が浸潤する。これら炎症細胞で産生される催炎症性物質、特に好酸球由来のロイコトリエンによって鼻粘膜の炎症性腫脹が起こる。これが遅発相反応であり、抗原曝露6～10時間後に見られる。

1. くしゃみ

　くしゃみは主にヒスタミンによる鼻粘膜の知覚神経（三叉神経）刺激が延髄のくしゃみ中枢に伝えられた結果生ずる。ヒスタミンによる知覚刺激効果はアレルギー患者では増幅されており、特有のくしゃみ発作が引き起こされる。

2. 水様性鼻汁

　鼻粘膜への知覚刺激はくしゃみ反射に同期して副交感中枢の興奮を起こし、副交感神経からアセチルコリンが遊離され、鼻汁分泌を引き起こす。ヒスタミンなどが鼻粘膜血管に直接作用して血漿漏出を引き起こすが、これは鼻汁全体の10％程度を占めるのみで、多くは鼻腺の分泌液である。

3. 鼻粘膜腫脹

　鼻粘膜腫脹は鼻粘膜血管のうっ血と血漿漏出による鼻粘膜の間質浮腫による。ヒスタミン、ロイコトリエン、PAF、プロスタグランジンD_2、キニンなどの化学伝達物質、なかでもロイコトリエンの直接作用が大きく関与する。

　遅発相に見られる鼻粘膜腫脹は、浸潤した炎症細胞、特に好酸球由来のロイコトリエンなどの関与が大きい。

　このように、アレルギー性鼻炎では、IgE抗体依存性に、即時型アレルギー反

応により即時相が引き起こされ、次いで浸潤した炎症細胞により遅発相が形成されるが、連続的な抗原刺激により病変は慢性化する。

3-5 アレルギー性鼻炎の検査・診断法

1. 検査法

　必要かつ十分な医療面接が実施されれば診断はそれほど難しいものではない（図3-5-1）。診断には鼻汁好酸球染色や血清中IgE抗体測定が有用である。推測された原因アレルゲンについては、皮膚反応や血清アレルゲン特異的IgE抗体定

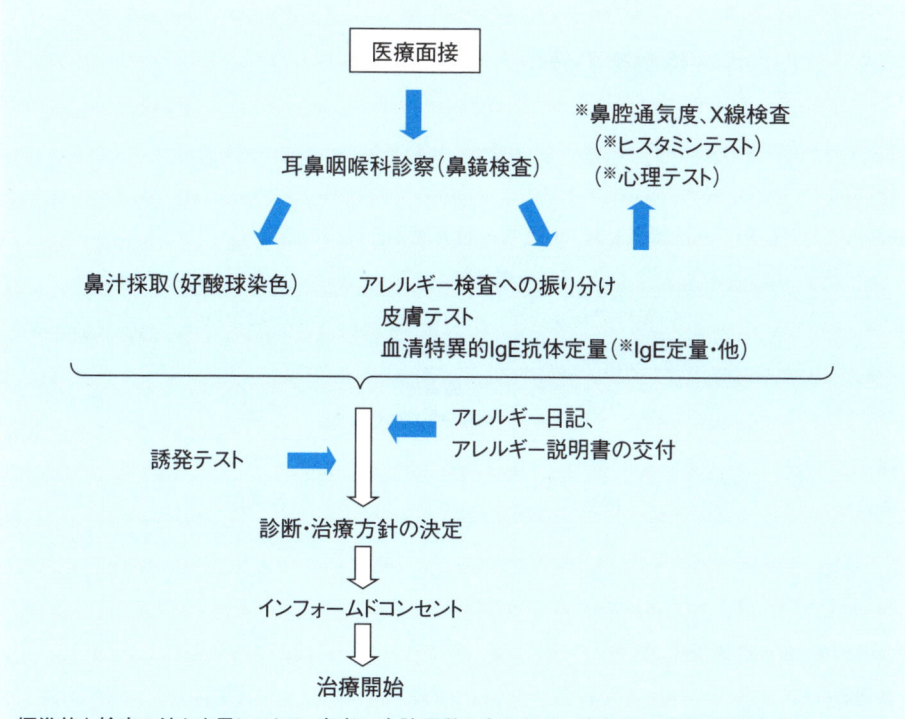

標準的な検査の流れを示してある。患者に来院回数を少なくさせ、効率的に検査、診断を行い、できるだけ早く治療開始できるように努める。※は必須ではない。問診、視診、皮膚テスト、血液検査、X線検査を1日で実施するのが望ましい。

図3-5-1　検査の流れ　　　　　　　　　　（鼻アレルギー診療ガイドライン2009年版）

量を用いて確定する。鼻粘膜誘発テストは、ハウスダストやブタクサでは可能だが、判定に苦慮する場合がある。鑑別診断に有用な検査として鼻鏡検査、X線検査（Waters法、Caldwell法）などがある。

2. 診断法

診断は、くしゃみ・鼻の痒み、水性鼻漏、鼻閉の3主徴が存在し、鼻汁好酸球検査が陽性で、原因アレルゲンに対する特異的IgE抗体が皮膚反応や血液検査で判明すれば確定する。アレルギー性鼻炎と類似の症状を呈しながらアレルギー性の証明ができない非感染性鼻炎には、血管運動性鼻炎と好酸球増多性鼻炎がある（表3-5-1）。

3-6 アレルギー性鼻炎の分類

病因抗原、好発時期、病型、症状の強さによって大別される。

表3-5-1 アレルギー性鼻炎と非アレルギー性非感染性鼻炎の鑑別

	アレルギー性		非アレルギー性＊＊	
	通年性アレルギー性鼻炎	花粉症	好酸球増多性鼻炎	血管運動性鼻炎
発症年齢	小児	青年＊ （10〜20歳代）	成人	成人
性	♂≧♀	♂＜♀	♂≦♀	♂≦♀
鼻症状	典型	典型	非典型	非典型
他のアレルギー合併	多い	多い	眼症状少ない	眼症状少ない
鼻汁好酸球	増加	増加	増加	陰性
皮膚テスト、血清特異的IgE抗体	陽性	陽性	陰性	陰性
鼻過敏症	亢進	亢進	やや亢進	やや亢進
頻度	約60%	約50%	約2%	約7%

＊花粉症の発症は、低年齢化が最近認められている。
＊＊非アレルギー性は成人発症が多く、鼻症状は非典型的で、アレルギー検査陰性からアレルギーと鑑別できる。

（鼻アレルギー診療ガイドライン2009年版）

(1) 好発時期

季節性と通年性に分けられる。花粉症は一般に季節性であるが、いくつかの花粉アレルギーの重複があると通年性になることがある。

(2) 病型

くしゃみと鼻漏の程度は強く相関するため、まとめて「くしゃみ・鼻漏型」とし、鼻閉が他症状より強い場合は「鼻閉型」とする。両者がほぼ同じ場合は「充全型」とする。

(3) 重症度

各症状の程度、検査成績の程度、視診による局所変化の程度などで重症度を決定する。一般には各症状の程度による重症度（表3-6-1）が重要である。

3-7　QOLによる評価

アレルギー性鼻炎は治療によって症状をコントロールすることは可能であるが、根治を得ることは困難である。したがって、治療効果の判定には、症状がコントロールされたことによる患者の生活の質（QOL）の向上が重要な意味を持つ。日本人のアレルギー性鼻炎に適したQOL調査票（成人用）が2002年に作成された（図3-7-1）。

3-8　アレルギー性鼻炎の治療

1. 治療の目標

症状がないか、あるいはあってもごく軽度で日常生活に支障のない状態にまで改善させることを治療の目標とする。治療法は重症度、病型、さらに患者のライフスタイルに応じて選択する。

2. 治療法（表3-8-1）
1) 自然経過と患者とのコミュニケーション

表3-6-1　アレルギー性鼻炎症状の重症度分類

程度および重症度		くしゃみ発作または鼻漏*				
		╫╫	╫╫	╫	＋	－
鼻閉	╫╫	最重症	最重症	最重症	最重症	最重症
	╫╫	最重症	重症	重症	重症	重症
	╫	最重症	重症	中等症	中等症	中等症
	＋	最重症	重症	中等症	軽症	軽症
	－	最重症	重症	中等症	軽症	無症状

*くしゃみか鼻漏の強いほうをとる　　くしゃみ・鼻漏型 □　鼻閉型 ■　充全型 ■

従来の分類では、重、中等、軽症である。スギ花粉飛散の多いときは重症で律しきれない症状も起こるので、最重症を入れてある。

各症状の程度は以下とする

種類＼程度	╫╫	╫╫	╫	＋	－
くしゃみ発作（1日の平均発作回数）	21回以上	20～11回	10～6回	5～1回	＋未満
鼻汁（1日の平均擤鼻回数）	21回以上	20～11回	10～6回	5～1回	＋未満
鼻閉	1日中完全につまっている	鼻閉が非常に強く、口呼吸が1日のうち、かなりの時間あり	鼻閉が強く、口呼吸が1日のうち、ときどきあり	口呼吸は全くないが鼻閉あり	＋未満
日常生活の支障度*	全くできない	手につかないほど苦しい	(╫╫)と(＋)の中間	あまり差し支えない	＋未満

*日常生活の支障度：仕事、勉学、家事、睡眠、外出などへの支障

（鼻アレルギー診療ガイドライン2009年版）

　薬物療法を中心とした治療法を患者の重症度と病型に応じ、必要に応じて組み合わせて用いることにより、高い患者満足度、QOL向上が得られる。治療において、患者満足度の向上のためにはアレルギー日記などを用いた医師と患者とのコミュニケーションが最も重要である。小児期または青壮年期に発症したスギ花粉症は病気の長期経過を念頭に置いて治療法を考える必要がある。

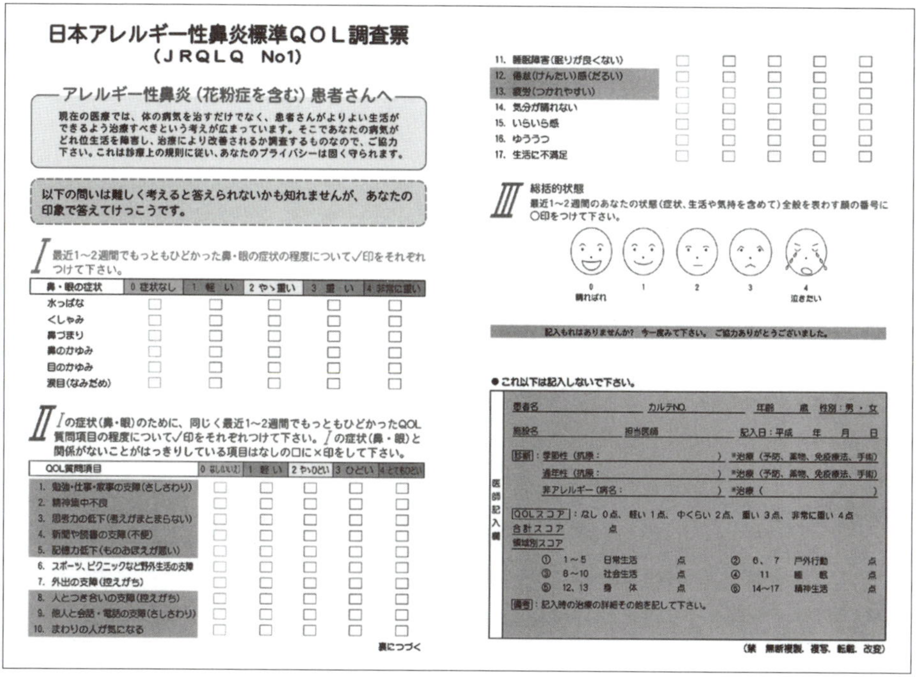

日本アレルギー性鼻炎標準ＱＯＬ調査票
（ＪＲＱＬＱ　No1）

—アレルギー性鼻炎（花粉症を含む）患者さんへ—

現在の医療では、体の病気を治すだけでなく、患者さんがよりよい生活ができるよう治療すべきという考えが広まっています。そこであなたの病気がどれ位生活を障害し、治療により改善されるか調査するものなので、ご協力下さい。これは診療上の規則に従い、あなたのプライバシーは固く守られます。

以下の問いは難しく考えると答えられないかも知れませんが、あなたの印象で答えてけっこうです。

Ⅰ　最近1～2週間でもっともひどかった鼻・眼の症状の程度について✓印をそれぞれつけて下さい。

鼻・眼の症状	0 症状なし	1 軽い	2 やゝ重い	3 重い	4 非常に重い
水っぱな	□	□	□	□	□
くしゃみ	□	□	□	□	□
鼻づまり	□	□	□	□	□
鼻のかゆみ	□	□	□	□	□
目のかゆみ	□	□	□	□	□
涙目（なみだめ）	□	□	□	□	□

Ⅱ　Ⅰの症状（鼻・眼）のために、同じく最近1～2週間でもっともひどかったQOL質問項目の程度について✓印をそれぞれつけて下さい。Ⅰの症状（鼻・眼）と関係がないことがはっきりしている項目はなしの□に×印をして下さい。

QOL質問項目	0 なし（いいえ）	1 軽い	2 やゝひどい	3 ひどい	4 とてもひどい
1. 勉強・仕事・家事の支障（さしさわり）	□	□	□	□	□
2. 精神集中不良	□	□	□	□	□
3. 思考力の低下（考えがまとまらない）	□	□	□	□	□
4. 新聞や読書の支障（不便）	□	□	□	□	□
5. 記憶力低下（ものおぼえが悪い）	□	□	□	□	□
6. スポーツ、ピクニックなど野外生活の支障	□	□	□	□	□
7. 外出の支障（控えがち）	□	□	□	□	□
8. 人とつき合いの支障（控えがち）	□	□	□	□	□
9. 他人と会話・電話の支障（さしさわり）	□	□	□	□	□
10. まわりの人が気になる	□	□	□	□	□
11. 睡眠障害（眠りが良くない）	□	□	□	□	□
12. 倦怠（けんたい）感（だるい）	□	□	□	□	□
13. 疲労（つかれやすい）	□	□	□	□	□
14. 気分が晴れない	□	□	□	□	□
15. いらいら感	□	□	□	□	□
16. ゆううつ	□	□	□	□	□
17. 生活に不満足	□	□	□	□	□

裏につづく

Ⅲ　総括的状態
最近1～2週間のあなたの状態（症状、生活や気持を含めて）全般を表わす顔の番号に○印をつけて下さい。

0 晴ればれ　1　2　3　4 泣きたい

記入もれはありませんか？　今一度みて下さい。　ご協力ありがとうございました。

●これ以下は記入しないで下さい。

医師記入欄

患者名　カルテNO.　年齢　歳　性別：男・女
施設名　担当医師　記入日：平成　年　月　日
診断：季節性（抗原：　）＊治療（予防、薬物、免疫療法、手術）
通年性（抗原：　）＊治療（予防、薬物、免疫療法、手術）
非アレルギー（病名：　）＊治療（　）
QOLスコア：なし 0点、軽い 1点、中くらい 2点、重い 3点、非常に重い 4点
合計スコア　点
領域別スコア
① 1～5　日常生活　点　② 6、7　戸外行動　点
③ 8～10　社会生活　点　④ 11　睡眠　点
⑤ 12、13　身体　点　⑥ 14～17　精神生活　点
備考：記入時の治療の詳細その他を記して下さい。

（禁　無断複製、複写、転載、改変）

図3-7-1　アレルギー性鼻炎標準QOL調査票（JRQLQ No1）

2）抗原除去と回避（表3-8-2）

アレルゲンの除去が大切である。掃除とともに除湿器を用いて室内の湿度を上げないことがダニの減量に効果がある。スギ花粉症では花粉飛散情報を参考にして、花粉吸入抑制の対策を考える。ペットアレルギーに対しては、原因ペットとの接触を避ける。飼育しているイヌ、ネコは飼育しないようにすることが望ましいが、飼育を続ける場合は良く洗うことが一定の効果を持つとされる。

3）薬物療法

アレルギー性鼻炎治療薬として異なった奏効機序を持つ薬剤が表3-8-3のように分類され、年長児では鼻閉を一時的に抑えるα交感神経刺激薬（点鼻用血管収縮薬）も頓用されることがある。

(1) ケミカルメディエーター遊離抑制薬

表3-8-1 アレルギー性鼻炎の治療法

①患者とのコミュニケーション

②抗原の除去と回避
　ダニ：清掃、除湿、防ダニフトンカバーなど
　花粉：マスク、メガネなど

③薬物療法
　ケミカルメディエーター受容体拮抗薬（抗ヒスタミン薬、ロイコトリエン受容体拮抗薬）
　（鼻噴霧用、経口）
　ケミカルメディエーター遊離抑制薬（鼻噴霧用、経口）
　ステロイド薬（鼻噴霧用、経口）
　自律神経作用薬（α交感神経刺激薬）
　その他

④特異的免疫療法（通常法、急速法）

⑤手術療法
　凝固壊死法（高周波電気凝固法、レーザー法、トリクロール酢酸法など）
　切除（鼻腔整復術、下鼻甲介粘膜広範切除術、鼻茸切除術など）
　vidian神経切断術、後鼻神経切断術

(鼻アレルギー診療ガイドライン2009年版より改変)

表3-8-2 抗原の除去と回避

1. スギ花粉の回避
　①花粉情報に注意する。
　②飛散の多いときの外出を控える。
　③飛散の多いときは、窓・戸を閉めておく。
　④飛散の多いときは、外出時にマスク・メガネを着用する。
　⑤外出時、毛織物などのコートは避ける。
　⑥帰宅時、衣服や髪をよく払い入室する。洗顔、うがいをして、鼻をかむ。
　⑦掃除を励行する。

2. 室内のダニの除去と、ペット（特にネコ）抗原の減量（P.12, 表1-4-4参照）

(鼻アレルギー診療ガイドラインダイジェスト2009年版より改変)

　クロモグリク酸ナトリウム（DSCG）、トラニラスト、アンレキサノクス、ペミロラストカリウムなどの局所用（点眼、鼻噴霧用）、および経口用がある。効果はそれほど強くなく、臨床的に十分な効果が認められるまでに2週間程度の連

表3-8-3 アレルギー性鼻炎の治療薬

①ケミカルメディエーター遊離抑制薬（マスト細胞安定薬）
　クロモグリク酸ナトリウム（インタール®）、トラニラスト（リザベン®）、アンレキサノクス（ソルファ®）、ペミロラストカリウム（アレギサール®、ペミラストン®）
②ケミカルメディエーター受容体拮抗薬
　a）ヒスタミンH₁受容体拮抗薬（抗ヒスタミン薬）
　　第1世代
　　　d-クロルフェニラミンマレイン酸塩（ポララミン®）、クレマスチンフマル酸塩（タベジール®）など
　　第2世代
　　　ケトチフェンフマル酸塩（ザジテン®）、アゼラスチン塩酸塩（アゼプチン®）、オキサトミド（セルテクト®）、メキタジン（ゼスラン®、ニポラジン®）、エメダスチンフマル酸塩（ダレン®、レミカット®）、エピナスチン塩酸塩（アレジオン®）、エバスチン（エバステル®）、セチリジン塩酸塩（ジルテック®）、レボカバスチン塩酸塩（リボスチン®）、ベシル酸ベポタスチン（タリオン®）、塩酸フェキソフェナジン（アレグラ®）、オロパタジン塩酸塩（アレロック®）、ロラタジン（クラリチン®）、レボセチリジン塩酸塩（ザイザル®）
　b）ロイコトリエン受容体拮抗薬
　　プランルカスト水和物（オノン®）、モンテルカストナトリウム（シングレア®、キプレス®）
③Th2サイトカイン阻害薬
　スプラタストトシル酸塩（アイピーディ®）
④ステロイド薬
　a）鼻噴霧用
　　ベクロメタゾンプロピオン酸エステル（アルデシン®AQネーザル、リノコート®）、フルチカゾンプロピオン酸エステル（フルナーゼ®）、フルチカゾンフランカルボン酸エステル（アラミスト®）、モメタゾンフランカルボン酸エステル水和物（ナゾネックス®）デキサメタゾンシペシル酸エステルカプセル外用（エリザス®）
　b）経口用
　　ベタメタゾン・d-クロルフェニラミンマレイン酸塩配合剤（セレスタミン®）
⑤その他
　非特異的変調療法薬、生物製剤、漢方薬

（鼻アレルギー診療ガイドラインダイジェスト2009年版より改変）

用が必要である。眠気や口渇などの副作用がない。

(2) ケミカルメディエーター受容体拮抗薬

①ヒスタミンH₁受容体拮抗薬

ⅰ）第1世代抗ヒスタミン薬

　眠気や口渇などの副作用を高率に示すが、くしゃみ・水様性鼻漏に対する即

効性の効果がある。抗コリン作用が強いために緑内障、前立腺肥大、喘息には禁忌とされる。脳内移行性が高く、眠気や作業効率の低下の他、年少児では痙攣を引き起こしやすくなる危険性が指摘されており、特に継続的な使用は推奨されない。OTCとして発売されているものも多い。

ii）第2世代抗ヒスタミン薬（表3-8-4）

　ケトチフェンフマル酸塩、オキサトミド、アゼラスチン塩酸塩、エメダスチンフマル酸塩、メキタジンなどの第2世代抗ヒスタミン薬はくしゃみ、水様性鼻漏のほかに、鼻閉にもある程度の効果を期待でき、有用性は増加した。これら初期のものは脳内移行性が高く、眠気や作業効率の低下、年少児における痙攣の問題があり、慎重に投与する必要がある。

　後期のエピナスチン塩酸塩、エバスチン、ベポタスチンベシル酸塩、フェキソフェナジン、ロラタジン、オロパタジン塩酸塩、セチリジン塩酸塩、レボセチリジン塩酸塩などでは中枢鎮静を含めて、これらの副作用は減少した。第一の適用は軽症、中等症までのくしゃみ・鼻漏型であり、重症度に応じて局所ステロイド薬を併用する。

表3-8-4　第2世代抗ヒスタミン薬の特徴（第1世代と比較して）

①中枢鎮静、抗コリン作用などの副作用が少ない。
②全般改善度はややよい。
③鼻閉に対する効果がややよい。
④効果がマイルドのため発現が遅く、持続が長い。
⑤連用により改善率が上昇する。
＊比較的即効性はあるものの、通年性アレルギー性鼻炎での臨床試験で、十分な効果を得るのに2週間程度を要する。亢進した過敏性を単独治療で抑制するのに必要な期間と考えられる。

（鼻アレルギー診療ガイドラインダイジェスト2009年版より改変）

②ロイコトリエン受容体拮抗薬（抗ロイコトリエン薬）（表3-8-5）

　マスト細胞、好酸球、マクロファージで産生、放出されるペプチドロイコトリエンは、鼻粘膜容積血管平滑筋の強い弛緩作用、血管透過性亢進作用、好酸球遊走促進作用を持つ。このロイコトリエンの作用を阻害する薬剤として、ロ

イコトリエン受容体拮抗薬のプランルカスト水和物、モンテルカストナトリウムがあり、鼻閉に対する効果が優れている。連用により効果は増加し、4週間でくしゃみ・鼻漏に対しても抗ヒスタミン薬に匹敵する効果が見られる。中等症までの鼻閉型症例および鼻閉を主訴とする充全型症例が本剤の第一の適応となり、眠気の副作用はない。2011年現在、小児のアレルギー性鼻炎に対する適応はとれていない。

表3-8-5 ロイコトリエン受容体拮抗薬の特徴

①鼻粘膜の容積血管拡張や血管透過性を抑制し、鼻閉を改善する。
②鼻閉に対する効果は、第2世代抗ヒスタミン薬よりも優れる。
③好酸球浸潤や鼻汁分泌を抑制し、2週間以上の連用でくしゃみ、鼻汁を改善する。
④効果発現は内服開始後1週で認められ、ピークに達するまでに4週間を要する。

(鼻アレルギー診療ガイドライン2009年版ダイジェストより改変)

(3) Th2サイトカイン阻害薬

スプラタストトシル酸塩は、Tリンパ球におけるIL-4、IL-5などのTh2サイトカインの産生抑制を起こすことによりアレルギー性炎症を抑制する。眠気の副作用はない。2011年現在、小児のアレルギー性鼻炎に対する適応はとれていない。

(4) ステロイド薬
①鼻噴霧用ステロイド薬(表3-8-6)

ベクロメタゾンプロピオン酸エステル、フルチカゾンプロピオン酸エステル、モメタゾンフランカルボン酸エステル、フルチカゾンフランカルボン酸エステル、デキサメタゾンシペミシル酸エステルがある。いずれも微量で局所効果が

表3-8-6 鼻噴霧用ステロイド薬の特徴

①効果は強い。
②効果発現はやや早い。
③副作用は少ない。
④鼻アレルギーの3症状に等しく効果がある。
⑤投与部位のみ効果が発現する。

(鼻アレルギー診療ガイドライン2009年版ダイジェストより改変)

強く、吸収されにくく、分解されやすいために、全身的副作用はほとんどない。くしゃみ、水様性鼻漏、鼻粘膜腫脹の3症状すべてに高い有効性を示し、効果発現までの期間は1～3日である。軽度の鼻内刺激感、乾燥感、鼻出血が見られることがある。

②内服用および筋注ステロイド薬

　成人では、鼻噴霧用ステロイド薬では制御できない難治症例、鼻閉の訴えが強く、咽喉頭症状の強い症例に限って、治療開始時にプレドニン1日20～40mgなどを4～7日間用いることもある。

　小児ではほとんど適用はなく、安易な使用および繰り返す使用は厳に慎むべきである。副作用に注意し、糖尿病、高血圧、胃・十二指腸潰瘍、緑内障、結核性疾患を伴う症例では禁忌である。デポステロイド筋注は花粉症を含むアレルギー性鼻炎に一般的に用いる治療法ではなく、特に小児では使用すべきでない。

(5) α交感神経刺激薬（点鼻用血管収縮薬）

　容積血管平滑筋のα受容体に作用して血管収縮を起こし、鼻粘膜腫脹を一時的に軽減させる。長期の連続使用により、薬剤性鼻炎を生じさせる。最重症花粉症に1日2～3回を1～2週間、用いてもよい。小児では過量点鼻により、発汗、昏睡などの副作用が起こることがあるために、数倍希釈液を用いる。5歳以下には基本的に使用しない。

(6) アレルギー性鼻炎治療薬の副作用、薬剤相互作用（表3-8-7、3-8-9）

　アレルギー性鼻炎治療薬は症状を緩和する対症療法薬である。治療中は有害な副作用や薬剤相互作用の発現に注意し、もし現れたら速やかな対処と他の治療法への切り替えが必要である。

4) 特異的免疫療法

　100年の歴史を持ち、欧米で広く行われ、エビデンスによりその効果は確認されている。長期寛解を期待できる唯一の治療法である。作用機序は免疫学的機序が考えられ、特に局所マスト細胞減少、Th1/Th2バランスの変化、制御性T細胞の増加が示唆されている。効果発現までに数か月かかり、3年間以上の定期的注射を必要とし、さらに稀ではあるが全身的アナフィラキシー反応を起こす

表3-8-7 アレルギー性鼻炎治療薬の副作用

薬　　物	副　作　用
第1世代抗ヒスタミン薬	眠気、全身倦怠、口渇など（喘息、排尿障害、緑内障、自動車運転禁忌）
第2世代抗ヒスタミン薬	肝、胃腸障害、眠気、薬によっては心筋障害など
経口ケミカルメディエーター遊離抑制薬	肝、胃腸障害、発疹、薬によっては膀胱炎など
ロイコトリエン受容体拮抗薬	白血球、血小板減少、肝障害、発疹、下痢、腹痛など
Th2サイトカイン阻害薬	肝障害、黄疸、ネフローゼなど
経口ステロイド薬	感染の誘発、副腎皮質機能低下、糖尿病、消化性潰瘍、満月様顔貌、緑内障など（感染症、消化性潰瘍、高血圧、糖尿病、緑内障などに禁忌）
鼻噴霧用ステロイド薬	鼻刺激感、乾燥、鼻出血など
鼻噴霧用ケミカルメディエーター遊離抑制薬、抗ヒスタミン薬	鼻刺激感、薬により眠気など
点鼻用血管収縮薬	習慣性、反跳現象、反応性低下など

（鼻アレルギー診療ガイドライン2009年版ダイジェストより改変）

危険がある。本法の特徴を表3-8-10に示す。

(1) 適応

　6歳以上で全身的に重篤な疾患を持たず、救急用アドレナリンを用い得る患者を適応とする。β遮断薬を使用している患者、重症喘息は適応としない。妊婦への影響はないが、妊娠中に新たには開始しない。

(2) 実施法

①専門家が抗原エキスの種類と量を処方し、またアナフィラキシーショックなどの全身反応に対応できなければならない。

②喘息合併症例では発作期には行わない。花粉症では原因花粉飛散期からは開始しない。

③初回注射量は皮内反応閾値濃度を決定し、その1/10にする。投与濃度、投与量については、複数の医師、医療従事者により確認してから、注射を行うことが望ましい。

④水溶液濃度を上げるときや、ロットが変わるときは皮内テストを行い、紅斑

表3-8-9　アレルギー性鼻炎治療薬の薬剤相互作用と対処

治療薬	併用薬	現れる影響	対処
第2世代抗ヒスタミン薬	アルコール 鎮静・催眠薬、向精神薬 かぜ薬	中枢抑制増強 ↓ 催眠、めまい、脱力、倦怠感	併用注意 ↓ 影響でたら減量
ケトチフェンフマル酸塩	トルブタミド	血小板減少 ↓ 出血傾向	併用注意 ↓ 影響でたら併用中止
オキサトミド	抗精神病薬 三環系抗うつ薬 消化管機能改善薬 抗不整脈薬	錐体外路障害悪化 ↓ 振戦、歩行困難	併用注意 ↓ 影響でたら併用中止
	三環系抗うつ薬 抗コリン薬	抗コリン作用増強 ↓ 口渇、緑内障悪化	
	β2刺激薬 テオフィリン	振戦悪化	
エバスチン	エリスロマイシン	肝薬物代謝酵素阻害 ↓ 血中カレバスチン濃度上昇	併用注意 ↓ 影響でたら減量
フェキソフェナジン塩酸塩	制酸薬	吸収率低下 ↓ 作用減弱	併用注意 ↓ 影響でたら併用中止
	エリスロマイシン	吸収率上昇・クリアランス低下 ↓ 血中濃度上昇	併用注意 ↓ 影響でたら減量
ロラタジン	エリスロマイシン シメチジン	肝薬物代謝酵素阻害 ↓ 血中濃度上昇	併用注意 ↓ 影響でたら減量
ケミカルメディエーター遊離抑制薬 （トラニラスト）	ワルファリンカリウム	肝薬物代謝酵素阻害 ↓ 出血傾向	併用注意 ↓ 影響でたら併用中止
ロイコトリエン受容体拮抗薬 （プランルカスト水和物）	イトラコナゾール エリスロマイシン	肝薬物代謝酵素阻害 ↓ 血中濃度上昇	併用注意 ↓ 影響でたら減量
ロイコトリエン受容体拮抗薬 モンテルカスト	フェノバルビタール	肝薬物代謝酵素誘導 ↓ 血中濃度低下	併用注意 ↓ 影響でたら増量

（鼻アレルギー診療ガイドライン2009年版ダイジェストより改変）

50mm直径以上では慎重に実施し、注射後20～30分間は監視下におく。
⑤治療期間は少なくとも3年とする。その後、中止しても効果は数年以上持続する例が多い。
⑥継続治療ができるように患者を指導する。

3-8 アレルギー性鼻炎の治療

表3-8-10 WHO見解書での特異的免疫療法の特徴

①アレルギー性鼻炎の治療として単独あるいは他の治療法と併せて行う。
②アレルギー性結膜炎、アレルギー性喘息にも効果がある。
③アレルギーのトレーニングを受けた医師が行う。
④治療にアレルゲン混合物は使用すべきではなく、標準化アレルゲンワクチンを使用する。
⑤アレルゲン量を漸増しながら維持量に達する。
⑥最適な維持量は注射ごとに5～20μgの主要アレルゲンを含む。
⑦アナフィラキシーのリスクがあり、万一の場合は適切な対応が必要である。
⑧最適な継続期間は不明だが、一般的には3～5年といわれている。

(鼻アレルギー診療ガイドライン2009年版ダイジェスト)

5) 手術療法

　手術療法は基本的に小学高学年以上が適用となる。アレルギー性鼻炎のためではなく、しばしば鼻中隔彎曲症、肥厚性鼻炎、鼻茸などの鼻腔形態異常が鼻閉の原因となっている。この場合は、鼻腔通気度の改善を目的として、鼻腔整復術を行う。

　また、スギ花粉症に対して季節前レーザー手術が行われているが次年度への効果の持続性はない。目的は主に鼻閉の改善にあり、表3-8-11に示すさまざまな術式がある。頑固な鼻漏に対しては鼻内後鼻神経切断術がある。再発を防ぐには特異的免疫療法やアレルギー性鼻炎治療薬などの併用が必要である。

表3-8-11 アレルギー性鼻炎に対する手術療法

1. 鼻粘膜の縮小と変調を目的とした手術
　電気凝固法、凍結手術、レーザー手術法、80％トリクロル酢酸塗布。レーザー手術は表面をレーザー光で焼灼するもの（CO_2、半導体）、深層まで蒸散させるもの（半導体、KTP）、粘膜を広く切除するものなど（KTP）、名称は同じでも操作、器具、目的が異なるものを含んでいる。
2. 鼻腔通気度の改善を目的とした鼻腔整復術
　粘膜下下鼻甲介骨切除術、下鼻甲介粘膜切除術、鼻中隔矯正術、高橋式鼻内整形術、下鼻甲介粘膜広範切除術、鼻茸切除術。
3. 鼻漏の改善を目的とした手術
　Vidian神経切断術、後鼻神経切断術。

(鼻アレルギー診療ガイドライン2009年版ダイジェスト)

3. 治療法の選択
1) 通年性アレルギー性鼻炎

治療法は重症度と病型の組み合わせで選択する。表3-8-12に1つの選択基準を示す。

軽症例に対しては、第2世代抗ヒスタミン薬またはケミカルメディエーター遊離抑制薬を第一選択とする。中等症例に対しては、くしゃみ・鼻漏型では①第2世代抗ヒスタミン薬、②ケミカルメディエーター遊離抑制薬、または③鼻噴霧用ステロイド薬のいずれか1つを選択し、必要に応じて①または②に③を併用する。鼻閉型または充全型では、①ロイコトリエン受容体拮抗薬、②鼻噴霧用ステロイド薬のいずれか1つを選択し、必要に応じて併用する。

重症例で、くしゃみ、鼻漏が特に強い場合には、鼻噴霧用ステロイド薬に第2世代抗ヒスタミン薬を併用する。一方、鼻閉型または充全型では鼻噴霧用ステロイド薬にロイコトリエン受容体拮抗薬を併用する。

抗原除去、回避の努力はすべての症例に必要であり、継続治療が可能な症例では、特異的免疫療法も選択肢の1つとなる。主に小学高学年以上の鼻閉型で鼻中隔彎曲症などの形態異常がある症例、または薬物療法の効果が不十分な症例に対しては、手術療法も治療選択肢の1つとなる。

2) 花粉症

重症度と病型により治療法を選択するが、花粉症の重症度は花粉飛散量によって容易に、しかも急激に変化するために、重症度は来院時の症状と例年の花粉飛散ピーク時の症状、さらにその年の花粉飛散量をもとに判断して治療を開始する（表3-8-13）。花粉飛散ピークが過ぎて症状が安定したら治療内容をステップダウンする。

(1) 初期療法（初期治療）（図3-8-1）

花粉症に対する初期治療は少量の抗原曝露の反復によって進行するアレルギー性炎症、鼻粘膜過敏性亢進の抑制を目的とする。花粉飛散開始と同時に、またはそれ以前にわずかでも症状が見られる症例では症状出現と同時に薬物療法を開始する。

くしゃみ・鼻漏型ではケミカルメディエーター遊離抑制薬または第2世代抗ヒ

3-8 アレルギー性鼻炎の治療

表3-8-12 通年性アレルギー性鼻炎の治療(小児)

重症度	軽症	中等症		重症	
病型		くしゃみ・鼻漏型	鼻閉型または鼻閉を主とする充全型	くしゃみ・鼻漏型	鼻閉型または鼻閉を主とする充全型
治療	①第2世代抗ヒスタミン薬 ②遊離抑制薬 ③Th2サイトカイン阻害薬 ①、②、③のいずれか1つ。	①第2世代抗ヒスタミン薬 ②遊離抑制薬 ③Th2サイトカイン阻害薬 ④鼻噴霧用ステロイド薬 ①、②、③、④のいずれか1つ。必要に応じて①、②、③に④を併用する。	①抗LTs薬 ②鼻噴霧用ステロイド薬 ①、②のいずれか1つ。必要に応じて併用する。	鼻噴霧用ステロイド薬 ＋ 第2世代抗ヒスタミン薬	鼻噴霧用ステロイド薬 ＋ 抗LTs薬 必要に応じて点鼻用血管収縮薬を治療開始時の5〜7日間に限って用いる。
				鼻閉型で鼻腔形態異常を伴う症例では手術	
	特異的免疫療法				
	抗原除去・回避				

注1) 抗ヒスタミン薬は、第2世代を用いることが多い。第1世代は値段が安い、早く効く、効いている時間が短い、などの特徴があるが、眠気が強い、尿の出が悪い、緑内障、喘息のある人には使えないことに注意する。幼児では痙攣を引き起こしやすくする危険性も指摘されている。てんかん合併者に禁忌の薬剤もある。
注2) 遊離抑制薬＝ケミカルメディエーター遊離抑制薬。
抗LTs薬＝ロイコトリエン受容体拮抗薬。
注3) 鼻づまりの強い場合、血管収縮薬の点鼻を1週間以内に限って使用。
注4) 薬を1種類にするか複数にするかは症状による。
注5) 症状が改善してもすぐに薬を中止せず、数か月の安定を確かめて徐々に減らしていく。
注6) 重症例で上記薬剤に反応しない場合、経口ステロイド薬を短期間 (1〜2週間) 使用しなければならないことがある。

(鼻アレルギー診療ガイドライン2009年版ダイジェストより改変)

スタミン薬などを、鼻閉型、鼻閉を主とする充全型ではロイコトリエン受容体拮抗薬などを用いる。

表3-8-13　重症度に応じた花粉症に対する治療法の選択(小児)

重症度	初期療法	軽症	中等症		重症	
病型			くしゃみ・鼻漏型	鼻閉型または鼻閉を主とする充全型	くしゃみ・鼻漏型	鼻閉型または鼻閉を主とする充全型
治療	①第2世代抗ヒスタミン薬 ②遊離抑制薬 ③Th2サイトカイン阻害薬 ④抗LTs薬 ①、②、③、④のいずれか1つ。	①第2世代抗ヒスタミン薬 ②鼻噴霧用ステロイド薬 ①と点眼薬で治療を開始し、必要に応じて②を追加。	第2世代抗ヒスタミン薬＋鼻噴霧用ステロイド薬	抗LTs薬＋鼻噴霧用ステロイド薬＋第2世代抗ヒスタミン薬	鼻噴霧用ステロイド薬＋第2世代抗ヒスタミン薬	鼻噴霧用ステロイド薬＋抗LTs薬＋第2世代抗ヒスタミン薬 必要に応じて点鼻用血管収縮薬を治療開始時の7～10日間に限って用いる。鼻閉が特に強い症例では経口ステロイド薬4～7日間処方で治療開始することもある。
		点眼用抗ヒスタミン薬または遊離抑制薬			点眼用抗ヒスタミン薬、遊離抑制薬またはステロイド薬	
					鼻閉型で鼻腔形態異常を伴う症例では手術	
	特異的免疫療法					
	抗原除去・回避					

注）遊離抑制薬＝ケミカルメディエーター遊離抑制薬。
　　抗LTs薬＝ロイコトリエン受容体拮抗薬。

(鼻アレルギー診療ガイドライン2009年版ダイジェストより改変)

　花粉飛散量の増加とともに症状の増悪が見られたら、早めに鼻噴霧用ステロイドを併用する。

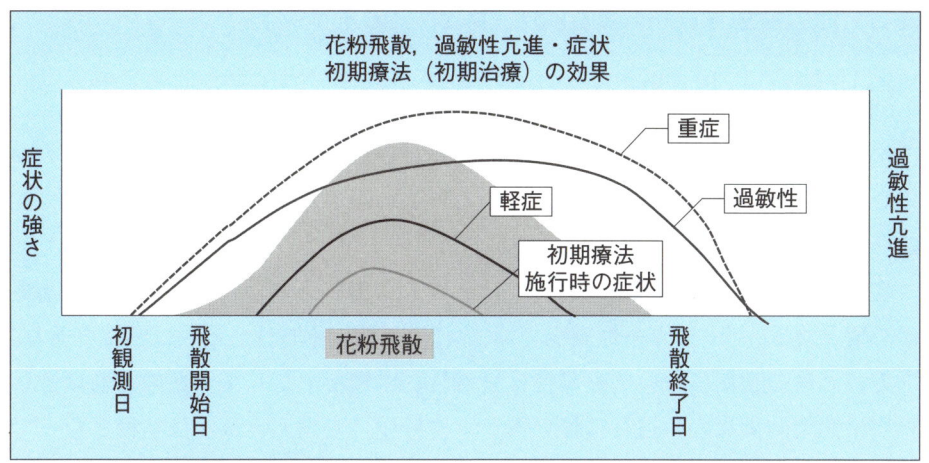

図3-8-1　スギ花粉症の初期療法　（鼻アレルギー診療ガイドライン2009年版ダイジェスト）

(2) 軽症症例

例年、症状が軽い症例では第2世代抗ヒスタミン薬あるいはロイコトリエン受容体拮抗薬を用いる。症状の増悪が見られたら、鼻噴霧用ステロイド薬を併用する。

(3) 中等症症例

くしゃみ・鼻漏型では第2世代抗ヒスタミン薬と鼻噴霧用ステロイド薬との併用で治療を開始する。鼻閉型ではロイコトリエン受容体拮抗薬に鼻噴霧用ステロイド薬、充全型ではさらに第2世代抗ヒスタミン薬も随時追加併用する。

(4) 重症・最重症症例

くしゃみ・鼻漏型では鼻噴霧用ステロイド薬と第2世代抗ヒスタミン薬の併用で治療し、鼻閉型、充全型ではさらにロイコトリエン受容体拮抗薬を併用する。鼻閉が特に強い症例（学童以上）では点鼻用血管収縮薬も同時に処方して治療を開始することもある。

来院時に鼻粘膜腫脹が強く、咽頭・喉頭症状が強い症例では経口ステロイド薬を4～7日間に限って処方し、鼻噴霧用ステロイド薬、第2世代抗ヒスタミン薬、ロイコトリエン受容体拮抗薬との併用で治療を開始することもあるが、小児では経口ステロイド薬の使用はできるだけ避ける。

3-9　他の疾患を合併しているときの治療のポイント

1) 急性・慢性副鼻腔炎

　アレルギー性鼻炎では画像検査で副鼻腔に陰影を認めることがあり、その事実をもとに副鼻腔炎合併ありとしている。この副鼻腔炎がⅠ型アレルギーで起こっているかどうかについては議論がある。

　乳幼児を中心とした小児においては急性も含め感染の場合が多く、複合治療が必要となる。アレルギー性炎症では、鼻汁は透明で水様性あるいは粘性である。一方、感染の初期においても鼻汁は漿液性、水性でアレルギーとの鑑別は難しいが、感染防御反応の進行に伴いムチンや好中球が増え、鼻汁は粘稠となってくる。さらに、上皮の剥離が進み好中球と細菌の集積により膿性あるいは黄緑色となる。

　鼻汁好酸球増多があればアレルギー性鼻炎と考えられるが、好中球が混在している症例、また好中球が優位の症例ではアレルギーに対する治療だけでは症状の改善を認めないことが多く、副鼻腔炎の診断と治療が必要である。副鼻腔炎が疑われる場合には、中鼻道を観察し、膿性の鼻汁貯留などを確認する。

　また、副鼻腔X線撮影（Waters法、Caldwell法など）を行い副鼻腔陰影の有無を確認する。このとき、乳幼児では正常でも副鼻腔の含気が見られないことがあることに留意する。鼻汁あるいは上咽頭からの細菌培養により起炎菌の同定も必要な場合がある。

　急性の治療では、鼻腔の吸引、洗浄、鼻ネブライザーによる薬剤の噴霧などの局所療法が重要である。急性細菌性副鼻腔炎に対してはアモキシシリンを第一選択とする抗菌薬の内服が行われる。8週間以上症状が持続している場合、慢性副鼻腔炎と定義されているが、慢性副鼻腔炎では14員環マクロライド系薬の少量長期投与療法が有効である。また、テオフィリン薬と14員環マクロライド薬の併用ではテオフィリンの血中濃度が上昇し中毒症状を呈することがあるので注意が必要である。

2) 好酸球性副鼻腔炎

　小児には比較的稀であるが、慢性の経道をたどる副鼻腔炎で粘膜下に多量の

好酸球浸潤を認めるものがある。多発性鼻茸と粘稠な鼻汁、嗅覚障害が特徴的で、喘息を合併することが多い。極めて難治性で、手術にも抵抗し再発を繰り返す。しばしば経口ステロイドが著効する。好酸球性中耳炎を併発することが多い。この中耳炎は膠状の粘稠な中耳貯留液が存在し、その貯留液に好酸球浸潤が認められる難治性疾患である。

難聴は進行していくことが多く、耳鳴、耳閉塞感の不快感が強い。喘息の合併、特に喘息の発作時に症状の増悪が多い。ステロイド全身投与、鼓室内投与が効果のある治療法である。

3) 喘息

アレルギー性鼻炎に合併する喘息はアトピー型の喘息であることが多く、特に幼小児での合併が多い。臨床的にアレルギー性鼻炎は喘息発症の危険因子であり、逆にアレルギー性鼻炎の適切な管理が喘息のコントロールにとって重要であることが指摘されている。

第1世代の抗ヒスタミン薬は喘息を伴っているアレルギー性鼻炎には用いない。第2世代抗ヒスタミン薬のケトチフェンフマル酸塩、オキサトミドでは、乳児、幼児において、痙攣、興奮が現れることがあるので注意する。熱性痙攣の既往、家族歴がある場合が多い。喘息治療薬であるβ_2刺激薬は鼻閉を増悪させることがある。

ロイコトリエン受容体拮抗薬は鼻閉型のアレルギー性鼻炎における治療薬の選択肢のひとつであると同時に喘息の長期管理薬のひとつでもある。局所ステロイド薬も両者に適応があり、上・下気道で使用している場合の総使用量の把握は副作用防止の観点からも必要である。

4) One airway, one diseaseの概念から見た喘息とアレルギー性鼻炎、好酸球性副鼻腔炎との相互関係

成人患者も含めた調査で、アレルギー性鼻炎患者の約30％に喘息が合併し、喘息患者の28〜85％にアレルギー性鼻炎の合併が報告されている。アトピー性喘息患者の75％、非アトピー性喘息患者の40％にアレルギー性鼻炎が合併するという報告もある。アレルギー性鼻炎の多くは気道反応性が亢進しており、こ

の点から見てもアレルギー性鼻炎は喘息の危険因子でもある。

一方、成人においてではあるが、好酸球性副鼻腔炎の喘息重症度に対する寄与率は34.5％であり、好酸球性副鼻腔炎は喘息の病態、治療を考える際に無視できない要素であることが確認されている。

気管と鼻・副鼻腔の好酸球性炎症に関して、鼻・副鼻腔粘膜などの局所で発現・産生されているサイトカインが、全身的な好酸球前駆細胞の分化成熟に好都合な微小環境を形成し、気道粘膜への浸潤を促進している可能性、鼻－肺反射による影響、副鼻腔からの感染性メディエーターが血液を介して全身的に影響を及ぼすことなどが指摘されている。事実、鼻粘膜を抗原誘発することにより、下気道の細胞接着分子の発現や好酸球が増加したり、気道過敏性が増加したりすることが報告されている。

逆に、アレルギー性鼻炎を合併した喘息症例において、アレルギー性鼻炎の治療を行った群では未治療群に比較して喘息治療のために救急外来を受診した数や入院した数が有意に少なかったことが報告されている。また、好酸球性副鼻腔炎や鼻茸を外科的治療あるいは薬物治療することにより呼吸機能の改善が認められる。

したがって、喘息とアレルギー性鼻炎や好酸球性副鼻腔炎を併発する患者を診療する際には、上気道と下気道をまとめて把握することが必要で、"One airway, one disease"の概念で病態を認識し、その関連性を理解してアプローチしなければならない。

5) 喘息を合併する好酸球性副鼻腔炎の治療

喘息を合併する好酸球性副鼻腔炎は、副鼻腔病変が上顎洞よりも篩骨洞により高度に生じることや、鼻茸を合併することが多く、また分泌物あるいは粘膜組織に高度の好酸球浸潤が観察されるといった特徴が認められる。

喘息を合併する好酸球性副鼻腔炎では、14員環マクロライド少量長期投与療法単独治療では効果が乏しいことが多く、喘息治療に適応のある抗アレルギー薬や局所副腎皮質ステロイド薬を併用するとよい。

中等度以上の副鼻腔病変があって保存的治療の効果がなく持続する鼻症状を有する例、大きな鼻茸を有する例や中鼻道が閉塞している例では内視鏡下副鼻

腔手術の適応である。術後の鼻腔内パッキング挿入による口呼吸やストレスのために喘息発作が誘発されることがあり、アミノフィリンや副腎皮質ステロイド薬の点滴を手術前後に行うことがある。

喘息を合併した慢性副鼻腔炎は、内視鏡下副鼻腔手術後数年経た後であっても鼻症状や鼻茸が再発することがあり、術後は長期にわたって定期的に経過を観察していくことが肝要である。術後の鼻症状増悪時には、経口ステロイド薬や鼻噴霧用ステロイド薬の間欠的投与が治療の主体となるが、併せて鼻腔・副鼻腔洗浄や、必要に応じて抗菌薬や喘息治療に適応のある抗アレルギー薬を使用する。

6) アスピリン不耐症に見られる副鼻腔炎の治療

アスピリン不耐症に見られる好酸球性副鼻腔炎の治療では、解熱消炎鎮痛薬（非ステロイド性抗炎症薬、NSAIDs）は喘息発作を誘発するので使用禁忌である。塩基性消炎鎮痛薬は喘息発作誘発作用がないか、あっても弱いとされている。

副鼻腔炎術後に疼痛が出現した場合にはペンタゾシン筋注で対応するとよい。またハイドロコルチゾンの静注により喘息が悪化することがある。注射液に含まれるコハク酸エステルによると考えられている。副腎皮質ステロイド薬を使用する場合はリン酸ベタメタゾンナトリウムがよい。

7) アレルギー性結膜炎

アレルギー性結膜疾患には、充血性のアレルギー性結膜炎と、増殖性の結膜炎として春季カタルがある。また、アトピー性皮膚炎に合併するアトピー性角結膜炎もアトピー性皮膚炎の増加とともに増えた。

アレルギー性鼻炎に主に合併するのは充血性のアレルギー性結膜炎で、特に花粉症では合併率が高く、ほとんどの花粉症患者は目の痒み、流涙、充血、眼脂などを合併する。症状が強いと眼瞼腫脹も起こり、小児では手で目を擦り眼瞼にくまができる。感染性結膜炎、眼精疲労、コンタクトレンズの刺激性充血と鑑別を要する。眼脂には好酸球増多が見られるが、結膜をスクラッチして初めて証明できることが多い。

花粉症ではなるべくコンタクトレンズを使用せず、メガネを使うのがよい。

コンタクトレンズ装着者の点眼には、ほとんどの薬でレンズを外して点眼し、5～10分後にコンタクトレンズを装着する必要がある。ステロイド点眼薬の連用は、緑内障、角膜潰瘍などの副作用に注意しながら実施する必要があり、眼科医の管理の下に行う。花粉除去のため眼洗浄も有効である。

8) 滲出性中耳炎

中耳腔に滲出液が溜まるために難聴、耳閉塞感を起こす疾患であり、幼児と老人に多い。中耳の炎症と耳管機能不全が主の原因である。幼児では急性中耳炎発症後、起こることが多い。アレルギー性鼻炎は耳管機能を一次的に障害することが知られており、貯留液の排除を妨げる。難聴を示すアレルギー性鼻炎の幼児では、この疾患を念頭に置く必要がある。アレルギー性鼻炎に対する治療は、本疾患の治癒を促進する。

3-10　ワンポイントレッスン

1) 妊婦における注意点（表3-10-1）

妊娠中はうっ血性鼻炎の傾向となり、アレルギー性鼻炎の症状が悪化したり、新たにアレルギー性鼻炎が発症することも多い。妊婦または授乳期の女性への薬物の投与は、胎児、乳児に与える影響を考える必要がある。特に、妊娠初期から器官形成期の4か月の半ばまでは、原則として治療上の有益性が危険性を上回る場合のみ治療する。

鼻閉には、温熱療法、入浴、蒸しタオル、マスクなどが有用である。妊娠4か月以降で薬物の投与が必要ならばDSCG、鼻噴霧用ケミカルメディエーター遊離抑制薬、鼻噴霧用抗ヒスタミン薬、鼻噴霧用ステロイド薬などの局所用薬を最小限に留める。

2) 小児における注意点

アレルギー性鼻炎は男児に多く、アトピー性皮膚炎や喘息の合併率が高い。喘息やアトピー性皮膚炎に比べて低率であるが、自然治癒傾向も見られる。

表3-10-1 妊婦へのアレルギー性鼻炎用薬剤投与のリスク

一般名	商品名	オーストラリア基準	FDA基準
抗アレルギー薬（内服）			
d-クロルフェニラミンマレイン酸塩	ポララミン®	A	B
dl-クロルフェニラミンマレイン酸塩	アレルギン®	A	B
ジフェンヒドラミン塩酸塩	ベナ®，レスタミン®	A	B
シプロヘプタジン塩酸塩	ペリアクチン®	A	B
プロメタジン塩酸塩	ピレチア®，ヒベルナ®		C
クレマスチンフマル酸塩	タベジール®	A	B
ジフェニルピラリンテオクル酸塩	アギール®，プロコン®	B2	
ロラタジン	クラリチン®	B1	B
セチリジン塩酸塩	ジルテック®	B2	
レボセチリジン塩酸塩	ザイザル®		B
フェキソフェナジン塩酸塩	アレグラ®	B2	C
アンレキサノクス	ソルファ®		B
エピナスチン塩酸塩	アレジオン®		C
アゼラスチン塩酸塩	アゼプチン®		C
ケトチフェンフマル酸塩	ザジテン®		C
鼻噴霧用薬			
ベクロメタゾンプロピオン酸エステル	アルデシン®AQネーザル，リノコート®	B3	C
フルチカゾンプロピオン酸エステル	フルナーゼ®	B3	C
クロモグリク酸ナトリウム	インタール®		B
アンレキサノクス	ソルファ®		B
ケトチフェンフマル酸塩	ザジテン®		C
フルチカゾンフランカルボン酸エステル	アラミスト®		C

（鼻アレルギー診療ガイドライン2009年版ダイジェストより改変）

　鼻の痒み、鼻閉が強いために、鼻こすりや顔面運動、顔面の変化（目の周りのくま、鼻尖部に横に走るすじ）などがしばしば見られる。また、アデノイド、口蓋、扁桃が大きい時期にあたり、種々の感染症に罹患しやすいことにも注意を要する。
　治療においては、医師と親（保護者）とのコミュニケーションが大切になる。

発育とともに寛解する傾向があるが、小児は一般に難治で、治療に長期間を要するので、漫然とした治療、頻繁な通院を避ける。かぜ症候群によるアレルギー性鼻炎の悪化もある。小児ではダニアレルギーが多いので、ダニ駆除・回避を指導し、ペットに近づかないように指導する。

薬物療法は成人に準ずるが、小児は成長期にあることを考慮する必要があり、また、小児適応が認められているアレルギー性鼻炎治療薬は少ない。投薬にあたっては、体重に応じて投与量を調節する必要があることが多い。抗ヒスタミン薬の中枢抑制は成人に比べて少ないことが多いが、中枢移行性の高い抗ヒスタミン薬は時に興奮状態や痙攣を誘発する危険性がある。

局所薬は親（保護者）の補助が必要になる場合がある。点鼻用血管収縮薬は小児に対しては2倍以上に希釈して用いるが、5歳以下には使用しないほうがよい。ステロイド薬の内服は極力避ける。特異的免疫療法は基本的に6歳以上が対象で、喘息合併例には投与抗原量を慎重に調節し、注射後20分間は外来で観察してから帰宅させる。喘息を合併した小児アレルギー性鼻炎に対するダニ、ハウスダストによる減感作は、小児アレルギー専門医との連携が必要となる。

鼻腔内通気改善のために行う手術は小学校高学年以上とする。CO_2レーザーなどを用いた鼻粘膜凝固術が小学生以上で行われる。副鼻腔に陰影がある場合でも副鼻腔手術は適応でないことが多い。

滲出性中耳炎などのアレルギー性鼻炎が悪影響を及ぼす疾患にもアレルギーの治療を行う。感染症などの鼻症状を悪化させる疾患を併せて治療する必要がある。

3) 口腔アレルギー症候群

口腔アレルギー症候群（oral allergy syndrome, OAS）は、食物を摂取したときに口腔・咽頭粘膜の過敏症状や、局所的あるいは全身的なⅠ型アレルギー反応を生じるIgE依存性即時型食物アレルギーである。花粉症やラテックスアレルギーに合併することが多いが、その原因として、花粉アレルゲンやラテックスアレルゲンとOASの原因となる食物アレルゲンとの間で共通する交叉反応性分子の存在が示されている。

リンゴ、モモなどバラ科の果物のようにシラカバ（シラカンバ）花粉症患者

で高率にOASを起こすものがある。イネ科の花粉症ではトマト、メロン、スイカ、オレンジが多く、ヨモギ、ブタクサ花粉症はメロン、スイカ、セロリが多いと報告されている。一方で、メロン、スイカ、キウィのように種々の花粉症で比較的高頻度に原因食物になっているものがある。ラテックスアレルギー患者でのOASの原因食物としてはアボカド、クリ、バナナ、キウィが多い。スギ花粉症ではトマトのOASが報告されている。

OASの多くは、食物摂取後15分以内に局所的な症状として、口腔・咽頭粘膜、口唇の瘙痒感、ピリピリ感および浮腫性腫脹が生じ、下痢、腹痛などの消化器症状、喉頭浮腫、水様性鼻漏、結膜充血も認める。全身的な症状としては蕁麻疹、湿疹様の皮膚症状、喘息症状、時にアナフィラキシーショックを認める。原因食物の摂取を避けることが唯一確実な治療方法であるが、原因食物を加熱処理した時にはOASが起きないことも多い。

4) ARIA (Allergic Rhinitis and its Impact on Asthma) との関係

2001年に各国のアレルギー研究者が「アレルギー性鼻炎とその喘息への影響」(Allergic rhinitis and its impact on asthma, ARIA) というコンセンサスレポートをまとめ、これをWHOが推奨する形で発表した。

アレルギー性鼻炎に対する国際的ガイドラインの基準と考える見方もあるが、タイトルが示すように喘息への影響という視点からアレルギー性鼻炎を捉えた形となっている。以下、国内の鼻アレルギー診療ガイドラインとの代表的な相違点を挙げる。

(1) 鼻炎の分類

国内のガイドラインでは病態に基づいた分類がされているが、ARIA2008では原因別の分類となっており疾患の重複も見られる（図3-10-1）。

(2) 病態分類

国内のガイドラインではアレルギー疾患の原因抗原に対する考慮も加味して、通年性と季節性とに大別する分類が用いられているが、ARIA2008では「persistent（持続性）」として週4日以上で年間4週間以上の症状を有する型と「intermittent（間欠性）」として週4日未満、または年間4週間未満の症状を示す型とに分けている。

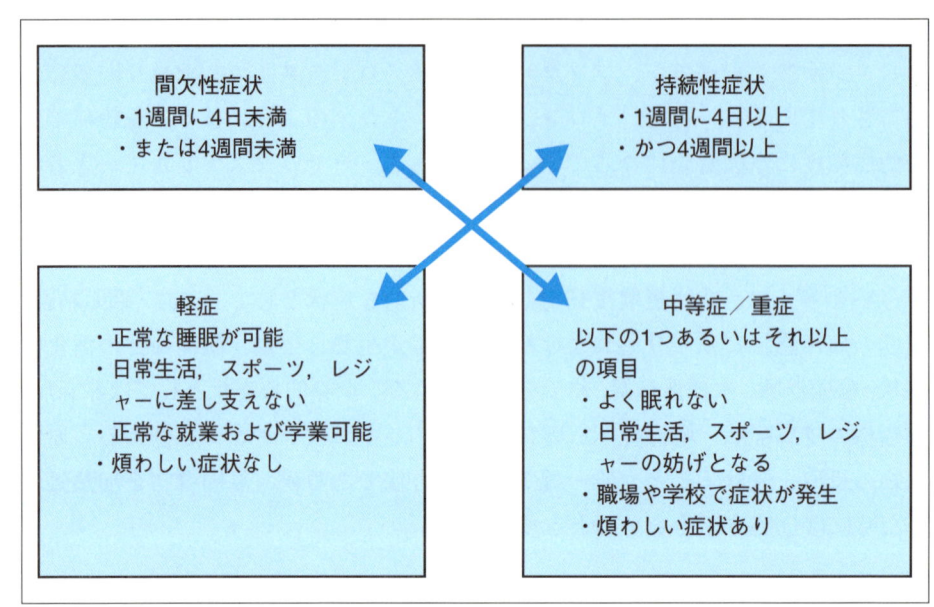

```
┌─────────────────────────────┐      ┌─────────────────────────────┐
│      間欠性症状              │      │      持続性症状              │
│ ・1週間に4日未満             │      │ ・1週間に4日以上             │
│ ・または4週間未満            │      │ ・かつ4週間以上              │
└─────────────────────────────┘      └─────────────────────────────┘
┌─────────────────────────────┐      ┌─────────────────────────────┐
│         軽症                 │      │       中等症／重症           │
│ ・正常な睡眠が可能           │      │ 以下の1つあるいはそれ以上    │
│ ・日常生活，スポーツ，レジ   │      │ の項目                       │
│   ャーに差し支えない         │      │ ・よく眠れない               │
│ ・正常な就業および学業可能   │      │ ・日常生活，スポーツ，レジ   │
│ ・煩わしい症状なし           │      │   ャーの妨げとなる           │
│                              │      │ ・職場や学校で症状が発生     │
│                              │      │ ・煩わしい症状あり           │
└─────────────────────────────┘      └─────────────────────────────┘
```

図3-10-1　ARIAにおけるアレルギー性鼻炎の分類　　（ARIA2008《日本語版》より改変）

この背景に重複感作の進行、症状から見た通年性と季節性といった分類の混乱が挙げられている。ただ、国内の患者の大半を占めるスギ花粉症も通年性ダニアレルギー性鼻炎もpersistentとして分類され、違いがなくなってしまう。

(3) 重症度分類

ARIA2008では簡便に「軽症」と「中等症／重症」の二つに分類されている。眠れるかどうか、日常生活や仕事などへの影響に基づいた患者の判断による。背景にはQOL評価の重視がある。治療機関を受診する患者のほとんどは国内のガイドラインでは中等症以上と分類されており、ARIA2008の分類では治療の実態にそぐわないと指摘される。

(4) 治療（図3-10-2）

アレルギー性鼻炎の分類が単純なだけに簡便な記載となっているが、特にこの分類の中で治療対象の中心となる持続的症状の中等症／重症ではまず鼻噴霧用ステロイド薬を投与し、2～4週間後に改善がなければ増量か他剤使用といった大まかな記載である。スギ花粉症で受診する患者の多くは国内のガイドライ

3-10 ワンポイントレッスン

(思春期および成人) アレルギー性鼻炎の診断
(病歴：プリックテストまたは血清特異的IgE抗体)

抗原回避

間欠性症状

軽症
- 経口ヒスタミンH₁拮抗薬
- 鼻内ヒスタミンH₁拮抗薬
および／または
血管収縮薬／
ロイコトリエン
受容体拮抗薬
（順不同）

中等症 重症
- 経口ヒスタミンH₁拮抗薬
- 鼻内ヒスタミンH₁拮抗薬
および／または
血管収縮薬／
鼻内ステロイド／
ロイコトリエン
受容体拮抗薬
（順不同）

通年性鼻炎では2～4週間後に再受診

効果なし：漸増
改善あり：1か月間継続

持続性症状

軽症

中等症 重症

鼻内ステロイド

2～4週間後に再検討

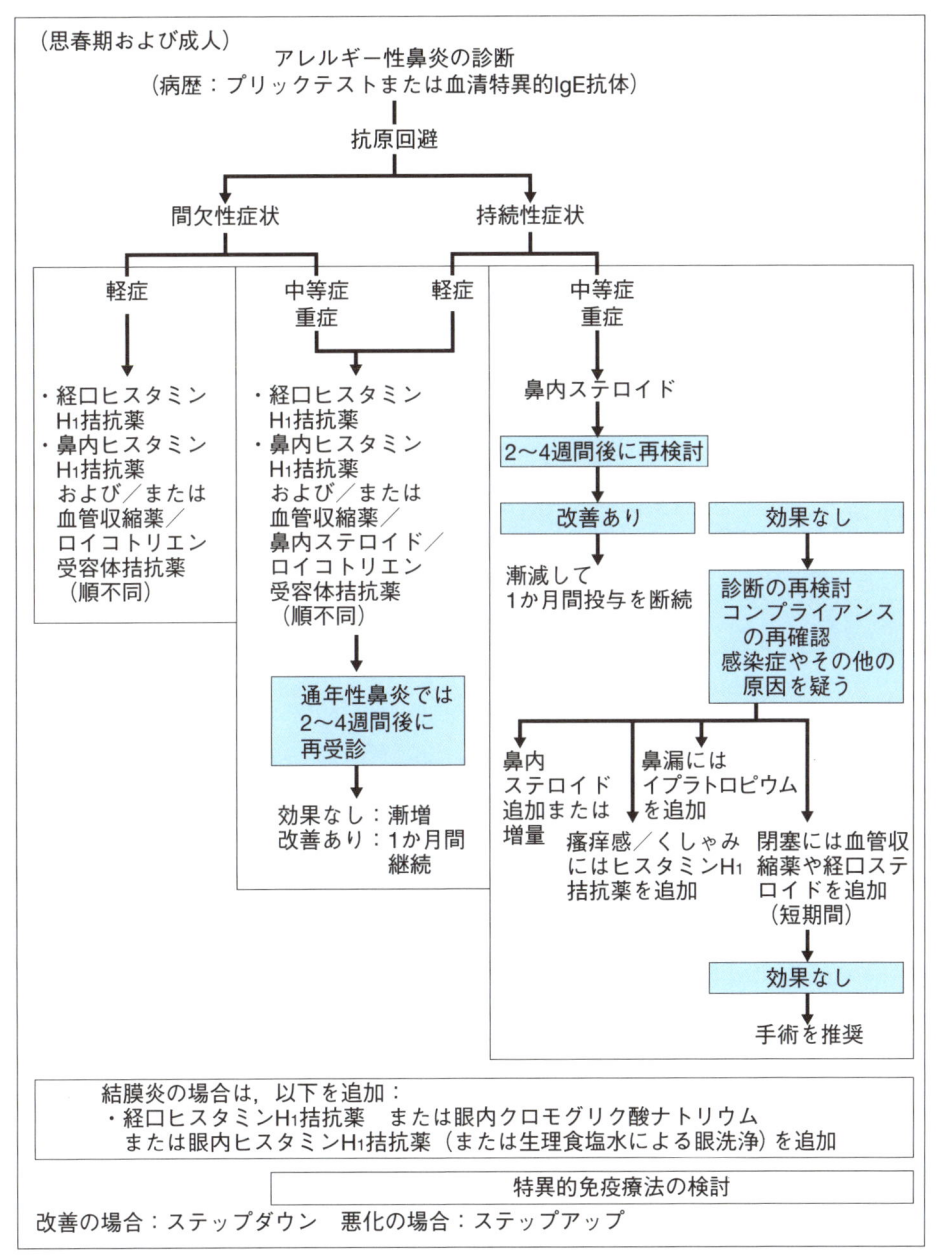

改善あり → 漸減して1か月間投与を継続

効果なし → 診断の再検討 コンプライアンスの再確認 感染症やその他の原因を疑う

鼻内ステロイド追加または増量

瘙痒感／くしゃみにはヒスタミンH₁拮抗薬を追加

鼻漏にはイプラトロピウムを追加

閉塞には血管収縮薬や経口ステロイドを追加（短期間）

効果なし → 手術を推奨

結膜炎の場合は，以下を追加：
- 経口ヒスタミンH₁拮抗薬　または眼内クロモグリク酸ナトリウム　または眼内ヒスタミンH₁拮抗薬（または生理食塩水による眼洗浄）を追加

特異的免疫療法の検討

改善の場合：ステップダウン　　悪化の場合：ステップアップ

図3-10-2　ARIAにおける治療への段階的なアプローチ

(ARIA2008《日本語版》より改変)

ンでは重症に分類され、花粉曝露量の多さからも単剤での対応は困難なことが多く、より詳細丁寧な記載が必要とされる。

　ARIA2008は病態などを理解する上で優れた内容となっている。しかし、日本においてそのままスギ花粉症のような特徴的な花粉症が存在する状況にあてはめるには難しい治療法に対するエビデンスの確立、費用便益などARIA2008の指摘する重点項目は国内で検討すべき重要な問題とされる。

小児アレルギー疾患総合ガイドライン2011

第4章

アトピー性皮膚炎

4-1　アトピー性皮膚炎の定義・疾患概念、病態生理・病因

1. 定義・疾患概念

　本ガイドラインではアトピー性皮膚炎の定義・概念は「アトピー性皮膚炎は、増悪・寛解を繰り返す、瘙痒のある湿疹を主病変とする疾患であり、患者の多くはアトピー素因を持つ」という日本皮膚科学会アトピー性皮膚炎の定義（概念）を採る。

　アトピー素因とは、①アレルギー疾患（気管支喘息、アレルギー性鼻炎、アレルギー性角結膜炎、アトピー性皮膚炎のうちいずれか、あるいは複数の疾患）の家族歴・既往歴の存在、または②IgE抗体を産生しやすい素因をいう。

2. 病態生理
1) 炎症の機構

　アトピー性皮膚炎は、湿疹・皮膚炎群に含まれる疾患である。

　アトピー性皮膚炎の病変皮膚ではTh2細胞に関連するIL-4、IL-13などのサイトカインやTARC、Eotaxinなどのケモカインが優位になっている。しかし、これは急性期における病態であり、慢性期ではIFN-γ、IL-12を産生するTh1細胞が優位になっているとの報告が見られる。

　ランゲルハンス細胞やマスト細胞は、IgEに対する高親和性受容体（FcεRI）を発現し、アレルゲン特異IgE抗体を結合することによって、前者は主に抗原提示を行い、後者は主に抗原刺激を受けてヒスタミン、サイトカインなどを放出して、炎症反応に関わると考えられている。

　ヒト正常皮膚には抗菌活性を有するペプチド（抗菌ペプチド；ディフェンシン、カセリシディンなど）が存在するが、アトピー性皮膚炎の湿疹部位では、このディフェンシンの発現が抑制されており、アトピー性皮膚炎の湿疹部位から特に黄色ブドウ球菌が検出される要因の一つと考えられている。角化細胞やランゲルハンス細胞は、このような細菌を認識する受容体であるToll-like receptorを発現しており、これらの細胞から産生されるサイトカイン、ケモカインが炎症の形成に関与していることが示唆されている。

　最近では、IgEが関与しないアトピー性皮膚炎が注目されておりアトピー性皮

膚炎の炎症機構はさらに検討を進める必要がある。

2) 皮膚の機能異常

　アトピー性皮膚炎の病変部では角層の機能障害が指摘されている。角層は、皮膚の表面・最外層に存在する厚さ10〜20μmの薄い膜状の構造物であり、十数層の角層細胞とその間を埋める細胞間脂質より成り立っている。物質の透過に対するバリア機能は顆粒層に存在するフィラグリン由来の天然保湿因子と細胞間脂質による。アトピー性皮膚炎の特に病変部ではセラミドとフィラグリンの発現低下があり、水分含有量の低下も見られる。このためアトピー性皮膚炎の皮膚は乾燥性になる。このようなバリア機能の異常は、アトピー性皮膚炎の炎症に伴う二次的な現象であるとする考え方と、アトピー性皮膚炎の原因であるとする2つの考え方がある。

　アトピー性皮膚炎では強い痒みがあるが、これは痒みの閾値の低下があるためと考えられており、原因としてIL-31の関与がいわれている。また、細菌やウイルスに対して感染しやすくなっていることも皮膚の機能異常として挙げられている。

3. 病因

　アトピー性皮膚炎は、遺伝的要因に環境要因が加わって発症する。

1) 遺伝的要因

　多くの患者はアトピー素因、すなわちアトピー疾患の家族歴、既往歴を持つ。この素因および本症の発症は遺伝する傾向が強い。近年の遺伝子学研究によりアトピー性皮膚炎に関連した病因候補遺伝子がいくつか報告されてきている。IL-4遺伝子プロモーター領域の-590C/T、IL-4受容体αサブユニット遺伝子、IL-13遺伝子の変異や、角層の構成成分であるフィラグリンの遺伝子異常などが報告されている。

2) 発症因子、悪化因子

　多様な発症因子、悪化因子が推測されているが、それぞれの重要性は個々の患者によって異なる。さらに、本症の炎症はアレルギー機序のみならず非アレ

ルギー機序によっても誘発される。

発症因子、悪化因子は年齢によって異なり、小児期前半では食物、発汗、物理的刺激（掻破も含む）、環境因子、細菌・真菌など、小児期後半から成人期では環境因子、発汗、物理的刺激（掻破も含む）、細菌・真菌、接触抗原、ストレス、食物などである（図4-1-1）。

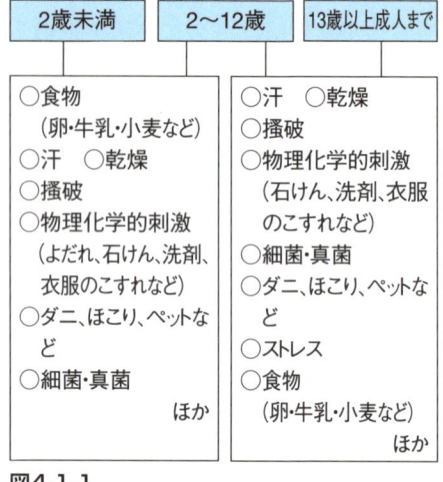

2歳未満	2〜12歳	13歳以上成人まで
○食物（卵・牛乳・小麦など） ○汗　○乾燥 ○掻破 ○物理化学的刺激（よだれ、石けん、洗剤、衣服のこすれなど） ○ダニ、ほこり、ペットなど ○細菌・真菌 ほか	○汗　○乾燥 ○掻破 ○物理化学的刺激（石けん、洗剤、衣服のこすれなど） ○細菌・真菌 ○ダニ、ほこり、ペットなど ○ストレス ○食物（卵・牛乳・小麦など） ほか	

図4-1-1
アトピー性皮膚炎の原因・悪化因子
（厚生労働科学研究「アトピー性皮膚炎治療ガイドライン2008」）

4-2　アトピー性皮膚炎の疫学

1. 世界におけるアトピー性皮膚炎有症率とその推移

アトピー性皮膚炎の有症率を世界的な規模で調べたものとして、1994〜1996年に実施されたInternational Study of Asthma and Allergies in Childhood（ISAAC）による疫学調査（Phase I）がある。

これはアンケート調査であるが、56か国を対象にした大規模なものである。6〜7歳児では90都市、256,410人を対象に、また13〜14歳児では153都市、458,623人を対象に調査されている。6〜7歳では有症率はイランの1.1％からスウェーデンの18.4％の範囲にあり、7.3％であった。13〜14歳では有症率はアルバニアの0.8％からナイジェリアの17.7％の範囲にあり、7.4％であった。概して、オセアニアや北欧では有症率が高く、アジアや東欧では有症率が低い。また、有症率が高い国はスウェーデン、フィンランド、イギリス、日本、オーストラリア、ニュージーランドなどの工業先進国に多いということがわかる（図1-3-1〜3）。

その後、2001〜2003年に実施されたISAACによる疫学調査（Phase II）では、35か国（64都市）の6〜7歳児187,943人と55か国（105都市）の13〜14歳児302,159人を対象としている（日本はPhase IIには不参加）。6〜7歳ではPhase Iに比べて有症率が大きく減少した国はほとんどなかった。13〜14歳においては、

Phase Iで高い有症率を示した先進国の一部（イギリスやニュージーランドなど）でPhase IIでは減少に転じていた。

2. わが国における疫学調査

　平成12～20年度（2000～2008年）厚生労働科学研究の一環として、保健所および小学校、大学健診による全国規模の有症率調査が実施された。年齢別有症率を図4-2-1に示す。健診による有症率は全国平均で4か月児12.8%（351/2,744）、1歳6か月児9.8%（631/6,424）、3歳児13.2%（906/6,868）、小学1年生11.8%（1,479/12,489）、小学6年生10.6%（1,185/11,230）、大学生8.2%（684/8,317）であった。また、東京大学、近畿大学の2大学の職員2,943名を対象にした健診による成人アトピー性皮膚炎有症率調査が実施された。年代別有症率は、20歳代が9.4%、30歳代が8.3%、40歳代が4.8%、50～60歳代が2.5%であった。

　1歳6か月児から大学生、20～60歳代のアトピー性皮膚炎症例の重症度別割合を図4-2-2に示す。中等症以上の割合を年齢別で見ると、1歳6か月児16%、3歳児15%、小学1年24%、小学6年28%、大学生27%であった。この結果からは、幼児期よりも学童期において概して症状が悪化する傾向が見られる。

　また、重症以上の占める割合を小学1年生から大学生にかけて年齢別で見ると、

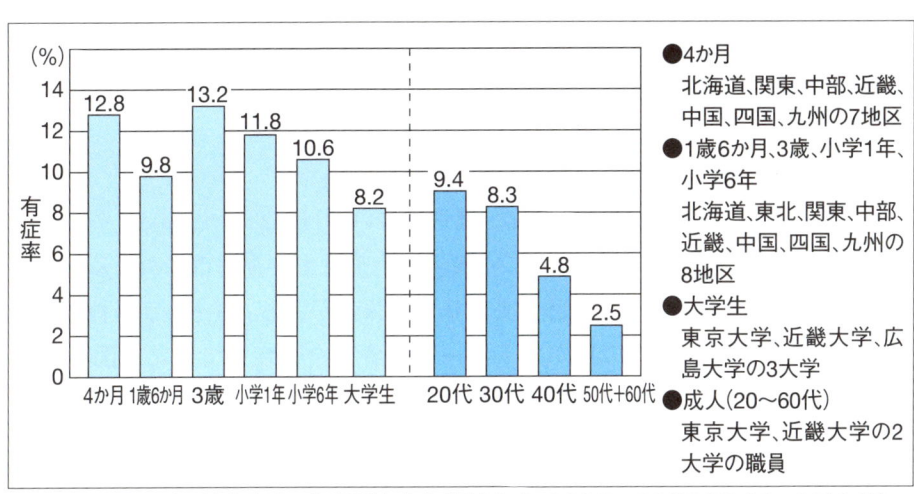

図4-2-1　アトピー性皮膚炎の年齢別有症率〔調査年度・1996～2008（平成8～20）年度〕
（厚生労働科学研究「アトピー性皮膚炎治療ガイドライン2008」）

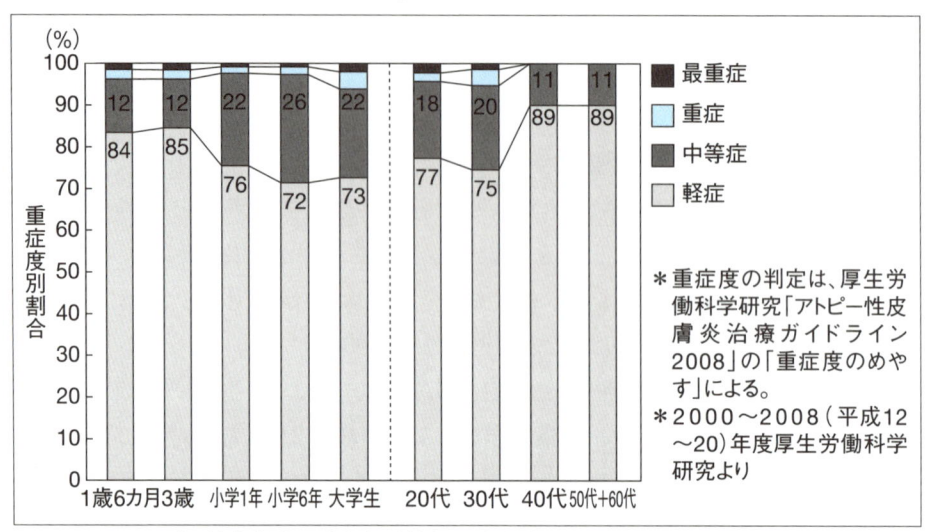

図4-2-2 アトピー性皮膚炎の重症度別割合〔調査年度・2000～2002(平成12～14)年度〕
(厚生労働科学研究「アトピー性皮膚炎治療ガイドライン2008」より改変)

小学1年生で1.7％、小学6年生で2.2％、大学生で5.5％と年齢が上がるにつれて上昇する傾向が認められた。また、成人アトピー性皮膚炎症例における中等症以上の割合を年齢別で見ると、20歳代が23％、30歳代が25％であるのに対して40歳代以降では11％と減少しており、さらに40歳代以降では重症以上の症例はなかった。

3. アトピー性皮膚炎の自然歴

乳幼児のアトピー性皮膚炎の発症・経過については、2006～2008（平成18～20）年度厚生労働科学研究において、横浜市、千葉市、福岡市における乳幼児健診での生後4か月～3歳の追跡調査に基づく報告がある。生後4か月健診を受診した一般乳児の16.2％の児がアトピー性皮膚炎を発症していた（図4-2-3）。生後4か月のアトピー性皮膚炎児の70％が1歳6か月で寛解しており、乳幼児期のアトピー性皮膚炎の経過が非常にダイナミックに変化することが示唆された。この調査では、3歳までの累積発症率が30％強であり、これは概ね海外での報告と同様である。

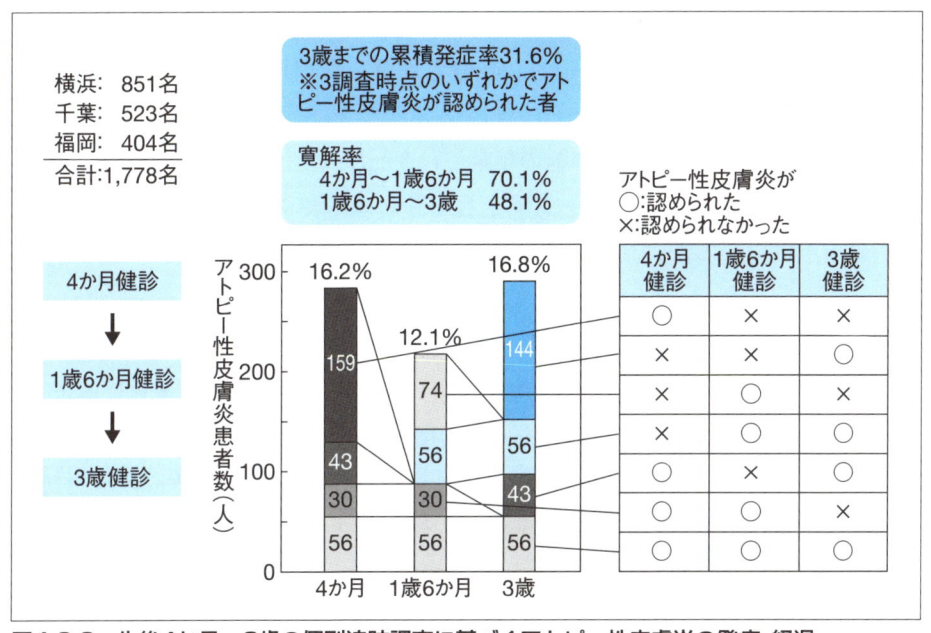

図4-2-3　生後4か月〜3歳の個別追跡調査に基づくアトピー性皮膚炎の発症・経過
（アレルギー疾患診断・治療ガイドライン2010）

4-3　アトピー性皮膚炎の診断

1. アトピー性皮膚炎の診断基準

アトピー性皮膚炎の診断基準としては、以下の3つが挙げられる。

1) Hanifin & Rajkaの診断基準

国際的に最も使用されている診断基準である。4つの基本項目（瘙痒、典型的な皮疹の形態と分布、慢性あるいは慢性再発性皮膚炎、アトピー《喘息、アレルギー性鼻炎、アトピー性皮膚炎》の既往または家族歴）と23の症状からなる小項目があり、基本項目3項目以上、小項目3項目以上を満たすことが必要である。

2) 日本皮膚科学会の診断基準

日本皮膚科学会が1994年に診断基準を作成し、2008年に一部改訂された。①瘙痒、②特徴的皮疹と分布、③慢性・反復性経過の3つを満たすものを、症状の

軽重を問わず、アトピー性皮膚炎と診断する（表4-3-1）。特徴的皮疹とは湿疹病変であり、皮疹の分布は年齢的な特徴もあり、乳児期、幼小児期、思春期・成人期別の好発部位を記している。

　乳児期では2か月以上、その他の年齢では6か月以上続くことを慢性と定義している。主として、皮膚科医を対象とした診断基準である。除外すべき他の皮膚疾患を挙げているが、ワンポイントレッスンにその鑑別のポイントを記した。

3）厚生省心身障害研究の診断基準

　同診断基準（表4-3-2）は、対象を乳児から小児のアトピー性皮膚炎に限定し、乳児、幼児・学童にそれぞれ別々の診断基準を設けている。

　本ガイドラインでは、日本皮膚科学会の診断基準または厚労省心身障害研究の診断基準を使用している。この両者は、大筋において矛盾するものではない。

2. 診断の参考となる検査

1）血清総IgE値

　血清総IgE高値はアトピー性皮膚炎の約80％で見られる。また、重症度（後述するSCORADの重症度）と有意に相関するとの報告も見られる。しかし、典型的な症例でも正常なことがあり、どの診断基準においても必須項目ではなく、診断の参考項目である。

2）血中好酸球数

　好酸球増多は血液中、皮疹部組織で見られることが多いが、全例に見られるわけではない。IgEに比して変化が速く、病勢の推移を判断する目安となる。

3）特異的IgE抗体価

　アトピー性皮膚炎患者は、ダニ、食物、ペットなど種々のアレルゲンに対してIgE抗体を産生しやすい。血液中のアレルゲン特異的IgE抗体価やプリックテストなどの皮膚テストで、しばしば複数のアレルゲンに対して陽性を呈し、両検査には相関がある。

　特異的IgE抗体検査は原因アレルゲンの推定に有用であるが、特異的IgE抗体

表4-3-1　アトピー性皮膚炎の定義・診断基準（日本皮膚科学会）

アトピー性皮膚炎の定義（概念）
「アトピー性皮膚炎は、増悪・寛解を繰返す、瘙痒のある湿疹を主病変とする疾患であり、患者の多くはアトピー素因を持つ。」
アトピー素因：①家族歴・既往歴（気管支喘息、アレルギー性鼻炎・結膜炎、アトピー性皮膚炎のうちのいずれか、あるいは複数の疾患）、または②IgE抗体を産生し易い素因。

アトピー性皮膚炎の診断基準
1. 瘙痒
2. 特徴的皮疹と分布
   ① 皮疹は湿疹病変
   - 急性病変：紅斑、湿潤性紅斑、丘疹、漿液性丘疹、鱗屑、痂皮
   - 慢性病変：浸潤性紅斑・苔癬化病変、痒疹、鱗屑、痂皮

   ② 分布
   - 左右対側性
     好発部位：前額、眼囲、口囲・口唇、耳介周囲、頸部、四肢関節部、体幹
   - 参考となる年齢による特徴
     乳児期：頭、顔にはじまりしばしば体幹、四肢に下降。
     幼小児期：頸部、四肢屈曲部の病変。
     思春期・成人期：上半身（顔、頸、胸、背）に皮疹が強い傾向。

3. 慢性・反復性経過（しばしば新旧の皮疹が混在する）
   乳児では2カ月以上、その他では6カ月以上を慢性とする。

上記1、2、および3の項目を満たすものを、症状の軽重を問わずアトピー性皮膚炎と診断する。そのほかは急性あるいは慢性の湿疹とし、年齢や経過を参考にして診断する。

除外すべき診断
- 接触皮膚炎 ●脂漏性皮膚炎 ●単純性痒疹 ●疥癬 ●汗疹 ●魚鱗癬
- 皮脂欠乏性湿疹 ●手湿疹（アトピー性皮膚炎以外の手湿疹を除外するため）
- 皮膚リンパ腫 ●乾癬 ●免疫不全による疾患 ●膠原病（SLE、皮膚筋炎）
- ネザートン症候群

診断の参考項目
- 家族歴（気管支喘息、アレルギー性鼻炎・結膜炎、アトピー性皮膚炎）
- 合併症（気管支喘息、アレルギー性鼻炎・結膜炎）
- 毛孔一致性丘疹による鳥肌様皮膚 ●血清IgE値の上昇

臨床型（幼小児期以降）
- 四肢屈側型 ●四肢伸側型 ●小児乾燥型 ●頭・頸・上胸・背型
- 痒疹型 ●全身型
- これらが混在する症例も多い

重要な合併症
- 眼症状（白内障、網膜剥離など）：とくに顔面の重症例
- カポジ水痘様発疹症 ●伝染性軟属腫 ●伝染性膿痂疹

（日本皮膚科学会アトピー性皮膚炎診療ガイドライン作成委員会：日皮会誌2009; 119: 1515-34より引用）

表4-3-2　アトピー性皮膚炎の診断の手引き（厚生省心身障害研究）

Ⅰ. アトピー性皮膚炎とは
　　アトピー性皮膚炎とは、主としてアトピー素因のあるものに生じる、慢性に経過する皮膚の湿疹病変である。このため、本症の診断に当たっては、いまだ慢性経過の完成をみていない乳児の場合を考慮し、年齢に対する配慮が必要である。
　注）アトピー素因とは気管支喘息、アトピー性皮膚炎、アレルギー性鼻炎の病歴または家族歴を持つものをいう。

Ⅱ. アトピー性皮膚炎の主要病変
　1. 乳児について
　　　a. 顔面皮膚または頭部皮膚を中心とした紅斑または丘疹がある。耳切れが見られることが多い。
　　　b. 患部皮膚に搔破痕がある。
　　　注）紅斑：赤い発疹　　丘疹：盛り上がった発疹　　搔破痕：搔き傷の痕
　2. 幼児・学童について
　　　a. 頸部皮膚または腋窩、肘窩もしくは膝窩の皮膚を中心とした紅斑、丘疹または苔癬化病変がある。耳切れが見られることが多い。
　　　b. 乾燥性皮膚や粃糠様落屑を伴う毛孔一致性角化性丘疹がある。
　　　c. 患部皮膚に搔破痕がある。
　　　注）苔癬化：つまむと硬い、きめの粗い皮膚　　粃糠様落屑：米ぬか様の皮膚の断片

Ⅲ. アトピー性皮膚炎の診断基準
　1. 乳児について
　　　Ⅱ-1に示す病変のうちa、bの双方を満たし、[別表]に示す皮膚疾患を単独に罹患した場合を除外したものをアトピー性皮膚炎とする。
　2. 幼児・学童について
　　　Ⅱ-2に示す病変のうちaあるいはb、およびcの双方、並びに下記のイ）、ロ）の条件を満たし、[別表]に示す皮膚疾患を単独に罹患した場合を除外したものをアトピー性皮膚炎とする。
　　　イ）皮膚に痒みがある。
　　　ロ）慢性（発症後6カ月以上）の経過をとっている。

[別表] 以下に示す皮膚疾患を単独に罹患した場合はアトピー性皮膚炎から除外する。
　1）おむつかぶれ　　2）あせも　　3）伝染性膿痂疹（とびひ）
　4）接触皮膚炎（かぶれ）　　5）皮膚カンジダ症　　6）乳児脂漏性皮膚炎
　7）尋常性魚鱗癬（さめはだ）　　8）疥癬　　9）虫刺され　　10）毛孔性苔癬

（日本皮膚科学会アトピー性皮膚炎診療ガイドライン作成委員会：日皮会誌2008；118：325-42）

が検出されれば、その抗原が即原因アレルゲンであるということにはならない。

4) パッチテスト
　パッチテストはIV型アレルギーを見る検査であり、アトピー性皮膚炎の病理組織が皮膚のIV型アレルギーに近いことから意義がある。通常、ダニなどの吸入アレルゲンのような外部から作用するアレルゲンについて行う。しかし、同検査には多種大量のアレルゲンを用意することが必要であり、現在のところ、一般の医療機関では実施が難しい。

5) その他
　その他に病勢を見るものとしては、LDH（lactate dehydrogenase）、ECP（eosinophil cationic protein）、soluble IL-2R、soluble E-selectin、TARC（thymus and activation-regulated chemokine）などが報告されている。特に血清TARC値はアトピー性皮膚炎の短期的な病勢を鋭敏に反映することが示された。

3. アトピー性皮膚炎の重症度基準
1) SCORAD (SCORing Atopic Dermatitis)
　SCORADは国際的な重症度判定基準で、現在、英文の文献では最も採用されているものである。皮疹の範囲、各皮疹の要素の重症度（紅斑、浮腫/丘疹、滲出/痂皮、苔癬化、搔破痕、皮膚乾燥）、自覚症状（痒み、不眠）をおよそ2：6：2の重みをつけて点数化する。

2) 日本皮膚科学会のアトピー性皮膚炎重症度分類
　同重症度基準は体を頭頸部、前体幹、後体幹、上肢、下肢の5区間に分け、それぞれの区間において3つの皮疹要素（紅斑・急性期の丘疹、湿潤・痂皮、慢性期の丘疹・結節・苔癬化）の点数、皮疹の範囲の点数を合計するものである。

3) 重症度の目安
　厚生労働科学研究の『アトピー性皮膚炎治療ガイドライン2008』で簡便な重症度の目安を提案しており（表4-3-3、図4-3-1）、本書ではこれを採用した。

表4-3-3　重症度の目安

現在アトピー性皮膚炎の重症度評価にはいくつかの基準が提唱されているが、その判定には熟練を要求されるため、ここでは治療のための目安として下記の重症度を定める。

> 軽　症：面積にかかわらず、軽度の皮疹のみ見られる。
> 中等症：強い炎症を伴う皮疹が体表面積の10％未満に見られる。
> 重　症：強い炎症を伴う皮疹が体表面積の10％以上、30％未満に見られる。
> 最重症：強い炎症を伴う皮疹が体表面積の30％以上に見られる。

＊軽度の皮疹：軽度の紅斑、乾燥、落屑主体の病変（付図1、2、3参照）
＊＊強い炎症を伴う皮疹：紅斑、丘疹、びらん、浸潤、苔癬化などを伴う病変（付図4、5、6参照）

(厚生労働科学研究「アトピー性皮膚炎治療ガイドライン2008」より改変)

4-4　アトピー性皮膚炎の臨床症状

1. 皮膚症状

アトピー性皮膚炎の最も重要な皮膚症状は皮疹と瘙痒である。

1) 皮疹

皮疹は特徴的な形態と分布を示す。アトピー性皮膚炎の皮疹については、年齢区分別、形態と分布別、さらに部位別の3点から見た分類の報告がある。

(1) 皮疹の形態

アトピー性皮膚炎は湿疹・皮膚炎に属する皮膚疾患である。湿疹はまず紅斑、漿液性丘疹、小水疱、膿疱の形で皮膚に現れる（初発疹）。次いで、滲出、びらん、血痂、落屑などの変化を起こす（二次的変化）。さらに、慢性的搔破によって修飾された皮疹である慢性期の丘疹、苔癬化、あるいは慢性痒疹などがあるが、それらが同時進行性に混在する。強い炎症による皮膚浮腫や症状改善後に乾燥皮膚を残すことがある。ステロイド外用薬による長期治療者では、副作用である皮膚萎縮や皮膚の赤みなどが加わっていっそう多彩な症状を呈する。それらに感染症が加わると、さらに複雑な皮膚症状を呈する。

皮疹の現れ方を急性病変と慢性病変とに分ける。

①急性病変：紅斑、湿潤性紅斑、丘疹、漿液性丘疹、鱗屑、痂皮

4-4 アトピー性皮膚炎の臨床症状

軽度の皮疹	強い炎症を伴う皮疹
付図1 顔面：軽度落屑、紅斑	付図4 顔面：明らかな紅斑、落屑、明らかな浸潤
付図2 体幹：軽度落屑、乾燥性皮膚	付図5 体幹：明らかな紅斑と苔癬化
付図3 下肢：軽度落屑、紅斑、一部に軽度の苔癬化を含む	付図6 下肢：明らかな紅斑、丘疹、搔破痕、苔癬化

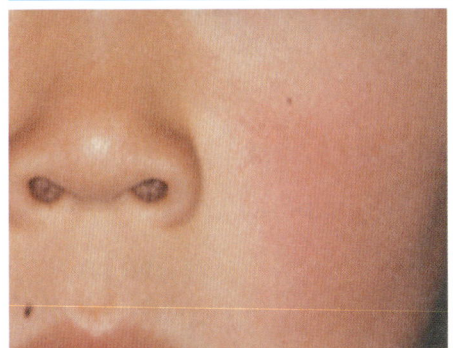

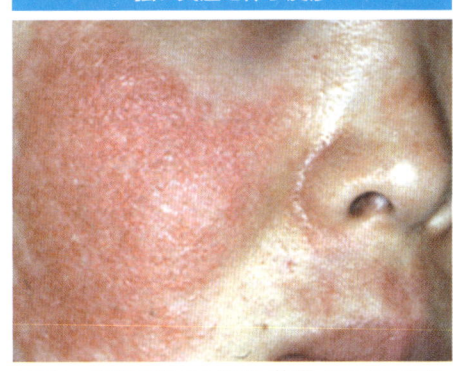

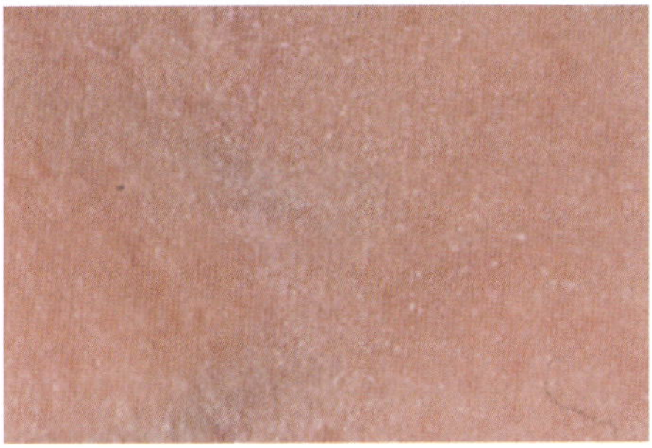

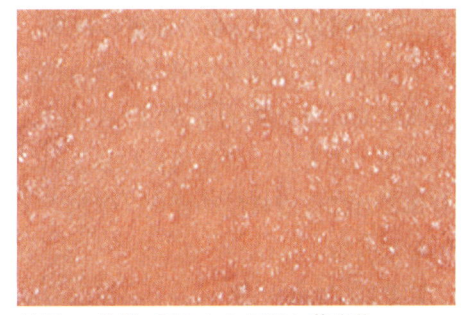

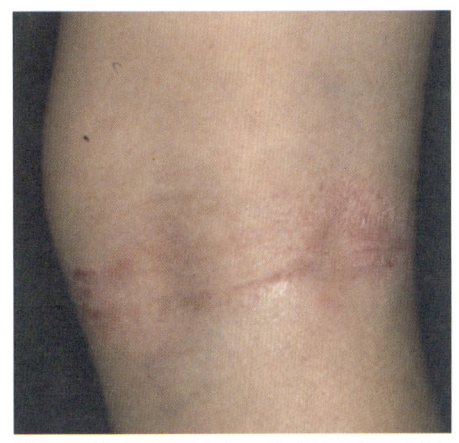

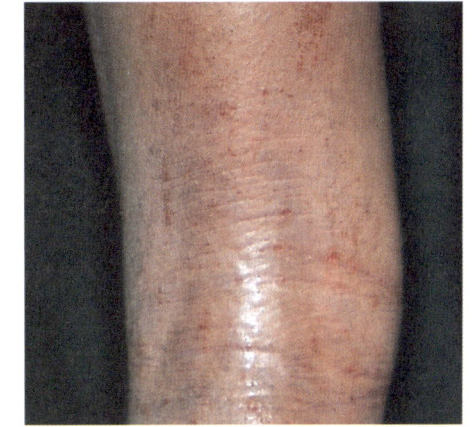

図4-3-1　アトピー性皮膚炎の軽度の皮疹と強い炎症を伴う皮疹の例
　　（厚生労働科学研究「アトピー性皮膚炎治療ガイドライン2008」より個疹を強調して改変）

②**慢性病変**：湿潤性紅斑・苔癬化病変、痒疹、鱗屑、痂皮

(2) 皮疹の分布（図4-4-1）

皮疹は発症時には片側に出ることもあるが、ある程度経過した場合には身体の左右両側に対称性に出る。局所的悪化要因である蒸れや化学的刺激、擦れや掻破などの機械的刺激が偏っているときには、左右差が生じることもある。

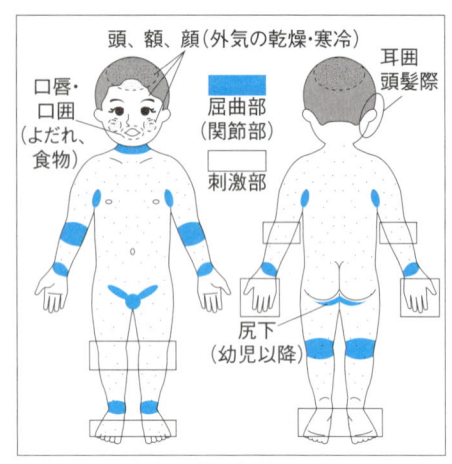

図4-4-1　皮疹の出現部位

(3) 年齢層別に見られる皮疹の特徴

アトピー性皮膚炎の皮疹は乳児期（2歳未満）、幼児期・学童期（2～12歳）、思春期・成人期（13歳以降）によって特徴が異なる。それは、発達段階による身体ごとに皮膚機能の変化、年齢による生活様式の違いが皮疹に影響を与えるからである。

①**乳児期（2歳未満）**

皮疹は通常、頬、額、頭から始まり、潮紅、丘疹が生じる。これに掻破が加わってびらんし、湿潤する。滲出液は乾燥して痂皮を形成する。病勢が強いときは頭部・顔全体に広まる。この状態を乳児期の典型的な皮疹として乳児顔面型（頭部、顔面）と呼ぶことがある。

生後2か月を過ぎて掻き動作を始めると、顔を母親の衣服や自分の衣服の襟に擦りつけて、頬、口囲、顎沿いに紅斑やびらんをつくる。頭を寝具に擦って脱毛を生じる。それに対して、鼻は皮脂に富んでおり、また周囲は陥凹しており刺激を受けにくいので、皮疹が生じにくい。手の掻き動作ができるようになると、耳前部にも皮疹が生じる。足を使って膝窩や足首を掻いたり、下腿の外側を布団で擦って皮疹が生じることもある。

これとは別に、乳児では頸が短く、皺が多いことから、発汗や細菌などの影響で耳周囲、頸部、腋窩、肘窩、手首、鼠径、膝窩、足首などに間擦疹をつくりやすい。おむつの中の糞尿で外陰や会陰にも皮疹が生じやすい。間擦部では

黄色ブドウ球菌やカンジダの感染が悪化要因であることもある。体幹にも広く皮疹を生じることもあるが、衣服に被われているときは掻破の影響はさほど強くない。

②幼児期・学童期（2～12歳）

皮脂分泌能の低下により、皮膚は次第に乾燥傾向になる。この時期の皮疹はドライスキンを呈し、さらに毛孔性の丘疹も見られるようになり、いわゆるアトピックスキンの状態を生じやすい。また、繰り返す掻破のために、痒疹結節を生じたり、びらん、血痂などを伴うことがある。苔癬化が著明となる。幼児期から学童期にかけて最も典型的な皮疹に屈曲部型（頸部、腋窩、肘窩、膝窩、鼠径、手首、足首）がある。特徴的であり、好発部位でもある。運動靴やはだし保育による刺激で足に皮疹が出ることもある。皮膚の感染症（伝染性膿痂疹、伝染性軟属腫など）が増加する。

③思春期・成人期（13歳以降）

皮疹はほぼ学童期の延長であるが、顔面の皮疹が再び増える。学童期までにはない心因的な要因により掻破が繰り返されることが原因の一つであると推測される。また、性ホルモンの影響で皮脂の分泌が増加して、脂漏や痤瘡が生じやすくなるので、それによる修飾を受けた皮疹が見られる。皮疹は頸部から上胸部、上背部に及び、洋服掛けのハンガーのような広がりになる。それに顔と頸部を加えると、彫刻の胸像のような分布になる（胸像型）。

他方、長期治療患者では二次的な変化として、ステロイド外用薬による皮膚萎縮、タクロリムス外用薬による痤瘡などが見られる。痒疹や結節をつくりやすい。治療放棄に基づく慢性的な掻破により、赤ら顔を含む全身皮膚の潮紅、肥厚、浮腫を生じることがある。さらに全身に汎発化したり、ほぼ全身に拡大する紅皮症にまで至ることもある。また、毛嚢炎、白癬、カポジ水痘様発疹症などの感染症が混在してくることがある。

(4) 二次的皮膚変化

①白色描記症（white dermographism）

皮膚炎が持続すると毛細血管は拡張したままで、いわゆる潮紅の状態となる。そこを機械的に擦ると、毛細血管の収縮によって血液が圧排され白い線が現れる。この現象は診断の参考にされる。

②鳥肌様皮膚
　毛包が隆起して鳥肌様に見えることがある。幼児期・学童期に乾燥肌と合併するときに小児乾燥型湿疹という病名が使われた。思春期・成人期においてもこれが生じることがある（perifollicular accentuation）。

③単純性粃糠疹（pityriasis alba）
　いわゆるハタケと呼ばれるもので、幼児期・学童期に、顔、体幹、四肢の一部に円形の白い乾燥性、時には軽度鱗屑をつける脱色素斑が単発または多発することがある。炎症を伴い潮紅するときもあるが痒みはない。搔破が激しいときには表皮全層が剝離することがあり、その結果恒久的な白斑となることがある。手首、足背などにしばしば見られる。

④色素沈着
　少なくとも3種の色素沈着が観察される。1つは炎症後の色素沈着、2つは摩擦色素沈着、3つは炎症後角質肥厚による色素増強である。臨床的には眼瞼の色素沈着（Orbital darkening）や口唇の点状色素沈着として知られている。

⑤頸部さざ波状色素沈着
　前頸部から鎖骨部にかけて網目状の黒褐色の色素沈着が生じるさざ波状色素沈着は、dirty neck、ポイキロデルマ様皮膚変化とも呼ばれる。同部の激しい炎症とそれに基づく激しい搔破の結果、表皮基底膜が破壊されてメラニン色素が真皮へ落下し、組織球に貪食されて生じたメラノファージが貯留しているものである。さざ波状になる機序については、毛包が線状に配列することと関連すると考えられている。

⑥皺
　下眼瞼内角から外下方に向けて（Denie-Morgan's infraorbital fold）、頸部（anterior neck folds）、腹部に皺が見られることがあり、皮下の炎症のためと考えられている。また、palmer hyperlinearityといわれる所見があるが、生来の手掌の皺の多さを意味すると考えられる。

⑦脱毛
　有毛部に痒みがあって搔くと脱毛が起きることがある。乳児では後頭部に、学童期以降では側頭部、成人では眉毛によく見られる。眉毛については外半分の脱毛（Hertoghe's sign, ヘルトゲ徴候）がよく見られる。

⑧爪の光沢

皮膚の掻破が激しいときは、爪が真珠様に光沢を示すようになる（pearly nail）。粉末である亜鉛華を含む軟膏を塗布しているときには、爪が磨かれて光沢が顕著になるだけでなく、爪の厚さが薄くなり爪下の毛細血管の色が出て爪端が赤く見えることがある。

⑨顔面のびまん性潮紅

顔面全体が強く潮紅する状態になることがある。炎症と掻破の持続が原因と思われる。

2）瘙痒

痒みに対する神経反射運動である掻破により皮膚の炎症を起こし、さらに皮膚を破壊して、病像の進行、リモデリングをもたらす。痒みは入浴、運動、就床、軟膏塗布などによる皮膚温の上昇、体の温もりやイライラによる発汗（itch when sweating）と汗刺激によって生じる。羊毛製の衣服が肌に当たるときにも生じる（wool intolerance）。

ものごとに集中しているときはこれを意識しないが、解放されたときに襲ってくる。すなわち、大脳皮質活動が活発なときは感じにくく、低下時に感じやすい。皮膚症状の程度に応じて苦痛が大きくなり、QOLを悪くする。痒みによる皮膚の掻破は治療を阻害する最大の要因でもあり、痒みはすべての意味でアトピー性皮膚炎の最大の問題である。

(1) 痒みの抑制

乳児初期には掻破される部位を包帯、衣服などで覆ったり、手袋を着けることにより、その悪影響を弱めることができる。しかし、生後数か月以降は掻破の抑制は困難となる。掻破が皮膚症状を悪化させることを理解し、自己抑制できるようになるのは思春期以降になる。

(2) 睡眠障害

アトピー性皮膚炎に見られる睡眠障害には入眠困難と夜間の覚醒がある。入眠困難は就床後、体が温まると痒みが強く感受されることが原因で起こる。この際の掻破行動は痒みを消去し入眠するために必要と考えられ、仮に手を拘束して掻破を完全に止めたりするとかえって入眠できない。他方、夜間は皮膚を

掻く刺激が覚醒を招く。夜間覚醒は若年者では起こりにくく高年齢ほど起こりやすい。

思春期・成人期では、受験、就職活動、仕事、対人関係、結婚、育児、教育、その他の種々の理由で不安を抱えることがある。精神的不安は痒みとは関係のない不眠を起こし、痒みと相乗作用を起こして一層の睡眠障害をもたらす。

(3) 嗜癖的掻破

夜間の掻破が無意識的反射運動であるのに比して、昼間の掻破には意識的要素が加わる。本人はそのつもりでなくても、好んで掻破するとされる現象がある（嗜癖性掻破、scratch addiction）との報告がある。

2. 皮膚症状以外の症状

1) 皮疹に付随する症状・所見

リンパ節腫大：皮膚症状にある程度の強さと広がりがあると領域表在性リンパ節が腫大してくるが、無痛性で感染を意味するものでない。皮膚病性リンパ節腫大（dermatopathic lymphoadenopathy）と呼ばれる。

2) 他臓器症状

(1) 白内障

アトピー性皮膚炎に合併する白内障は前嚢下または後嚢下の混濁の皮質白内障で、進行すると全層に及ぶ。白内障は、男女比は約1：2、年齢は15～24歳に圧倒的に多く、顔面に重症の皮疹があるときに多い。白内障の合併頻度は全例で2.0％、重症例のみでは5.5％という報告がある

(2) 網膜剥離

アトピー性皮膚炎に合併する網膜剥離は、継続的な眼球への外力によって網膜に裂孔が生じて起こるとされる。16～25歳に圧倒的に多く、眼瞼を強く擦る、顔を叩く人に多い。また全例では0.5％、重症例のみでは2.0％という報告がある。

(3) 気道過敏性

アトピー性皮膚炎児におけるヒスタミン吸入負荷による気道過敏性の検討では、喘息を合併していなくても、コントロールに比して有意に気道過敏性が亢進していることが報告されている。

(4) 精神症状

現在の治療法への失望、医師の対応への不満、治癒の可能性へのあきらめなどから、引きこもりなどを起こすこともある。重症例では心身医学的な問題を伴ってくることもあるので注意が必要である。心身医学の専門家の関与が必要な場合がある。

(5) 神経症状

アトピー性皮膚炎症状の悪化に伴って四肢遠位部の異常感覚が生じることがあり、MRIで頸髄に病変（アトピー性頸髄炎）が認められることがある。

4-5　アトピー性皮膚炎の原因・悪化因子の検索と対策

原因・悪化因子は、年齢、患者、環境や生活スタイルにより異なるので、個々の患者の置かれている情況を把握して対策を行うことが重要である。

1. 搔破

搔破は皮膚を傷害して皮膚バリア機能を破壊するだけでなく、起炎性の各種物質を放出させて、症状をますます悪化させる。

2. 食物

①詳細な問診、②アレルゲン検査を行い、疑わしいアレルゲンが検出されたら、③除去試験、④誘発試験（アナフィラキシーを伴う場合は行わない）を総合して原因食物アレルゲンを検索し、確定すれば除去する。漫然とした除去は避けて、代替食品を紹介して、さらに栄養管理と家族指導を十分に行う。

3. 汗

汗はアトピー性皮膚炎の重要な原因・悪化因子であり、シャワーなどで洗い流すことが症状の改善につながる。シャワーや入浴は汗の成分を洗い流すだけでなく皮膚表面のほこりや花粉などのアレルゲンさらには細菌を洗い流すことからも重要である。

4. 物理的刺激

前述の汗以外にも、衣類、大気の乾燥、毛髪、成人での化粧品などが挙げられる。衣類では肌に密着するもの、ゴワゴワしたものなど機械的刺激とならないものが望まれる。羊毛や合成繊維が刺激になる場合もある。

化粧品、シャンプー、石鹸については、各個人の皮膚の状況が異なるので、毎日の生活の中で適切なものを選択していくことが必要である。これらについても皮膚に合わなければ変更を試みる。

5. 環境因子

ダニや室内塵などのアレルゲン、特定時期の花粉アレルゲン、ホルムアルデヒド、トルエンなどの有機溶媒も問題となる。ダニに乳幼児期に感作されることは喘息発症へのマーカーになるといわれている。花粉については、その飛散シーズンに眼周囲の病変の変化が見られる。また、ホルムアルデヒドなどは紅斑として出現することが多い。

6. 細菌・真菌

アトピー性皮膚炎患者の皮表からは黄色ブドウ球菌が高頻度に検出され、それが皮膚炎の悪化因子の一つであることはよく知られている。したがって、黄色ブドウ球菌への対策が必要となる。

局所に感染症状が見られない場合は、黄色ブドウ球菌密生部位（スタンプ法で菌数が $1000cfu/10cm^2$ 以上）でも、先にステロイド薬外用で皮膚症状の改善を図る。

①感染症状があれば抗菌療法を行う。MRSAへの菌交代に注意する。
②入浴・シャワーなどにより皮膚の清潔を保つ。
③ポビドンヨード液など消毒薬は安易に使用しない。

7. 接触抗原

外用薬を含めた接触抗原が悪化因子となっていることがあるので注意が必要である。治療として用いた外用薬により接触皮膚炎が起こった場合、原因薬の中止とステロイド外用で速やかに皮疹は消退する。最近、非ステロイド性抗炎

症薬の外用による接触皮膚炎が増加している。

接触皮膚炎は、感作成立後に起こるアレルギー性接触皮膚炎と、濃度により誰にでも起こる一次刺激性接触皮膚炎とに分けられる。アトピー性皮膚炎の患者では皮膚のバリア機能の低下と長期の外用継続により、どちらの接触皮膚炎も起こりやすい状態になっている。

アレルギー性接触皮膚炎の原因として外用薬、化粧品、金属、シャンプー、リンス、石鹸、消毒薬などが、一次刺激性接触皮膚炎として石鹸、シャンプー、リンスなどが挙げられる。

接触皮膚炎が疑われた場合は、貼付試験を行って診断を確定し、原因物質を除去することが必要である。

8. ストレス

外部からの不快な刺激をストレッサーといい、それによって生体における内部環境の恒常性が乱され、生じた歪みをストレスという。アトピー性皮膚炎が精神的ストレスによって悪化することは日常診療でもよく経験する。

また、阪神・淡路大震災の被災地域においてアトピー性皮膚炎の悪化が高率に見られたとの報告があり、ストレスとアトピー性皮膚炎との関連が明確に示されている。

年代ごとにアトピー性皮膚炎の悪化するストレッサーを検討すると、小学生では腹が立つときや親や教師から叱られたとき、中学生・高校生では勉強が忙しいときや腹が立つとき、成人では仕事が忙しいときに悪化するという報告がある。

ストレッサーに対して適切に対処し、ストレスを上手に解消していくことが重要である。

9. その他

アトピー性皮膚炎の病態は皮膚の慢性炎症であり、アドヒアランスの低下が悪化の一因となる。病態をよく理解し、長期にわたる抗炎症療法が必要であることを繰り返し教育することが必要である。

4-6　アトピー性皮膚炎の基本治療の概要

1. 治療の基本

　アトピー性皮膚炎の治療に際しては適切な診断、皮膚症状の適切な評価が重要であり、本ガイドラインにおける治療の基本は、本症がアトピー素因を背景に湿疹病変を形成する炎症性皮膚疾患で、発症・悪化に多くの因子が関与し、皮膚に機能異常が存在するという疾患概念に基づいて、①原因・悪化因子の検索と対策、②皮膚機能異常の補正（スキンケア）、③薬物療法、の3点を柱として組み立てられている（図4-6-1）。

　これらの3点は同等に重要で、それぞれの患者の症状に応じて適切に組み合わせる。治療にあたっては、患者に本症の病因、病態・生理あるいは治療に関する情報を正しく伝えて、治療内容が十分理解できるように患者や家族と良好なパートナーシップを築くことが重要である。

1）原因・悪化因子の検索と対策

　各因子の重要性は個人個人によって異なるので、診療を通じてそれらを十分確認して無理のない適切な対策をとることが大切である。

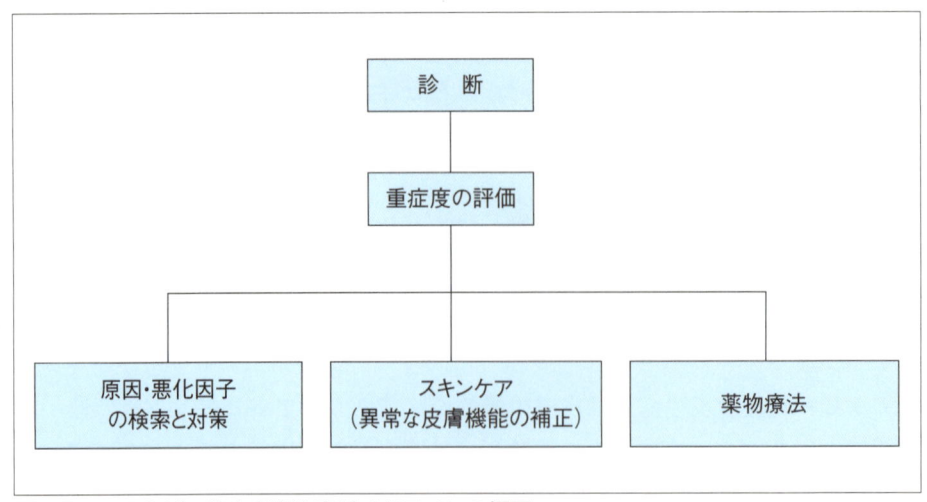

図4-6-1　アトピー性皮膚炎治療ガイドラインの概要
（厚生労働科学研究「アトピー性皮膚炎治療ガイドライン2008」）

2) スキンケア（異常な皮膚機能の補正）

アトピー性皮膚炎の皮膚には、①水分保持能の低下、②痒みの閾値が低下、③易感染性などの機能異常があり、バリア機能の低下が見られる。これらの異常を補正すること（スキンケア）は治療を進めていく上できわめて重要であり、その中心は皮膚の清潔と保湿である。

3) 薬物療法の基本

原因・悪化因子の対策やスキンケアによってもなお皮膚炎の改善が見られない場合には薬物療法が必要となる。アトピー性皮膚炎の炎症の抑制には原則としてステロイド外用薬が使用される。また、必要に応じてタクロリムス外用薬が用いられる。外用薬に加えて、止痒効果および一部抗炎症効果を期待して、必要に応じて補助的に抗ヒスタミン薬あるいは抗アレルギー薬の内服が行われる。抗ヒスタミン薬は、痙攣閾値の低下などの可能性を考えて脳内移行の少ない薬剤が望ましい。

ステロイドの内服は原則として行われないが、症状が極めて激しく外用薬のみではコントロール不可能な最重症例に限って短期間一時的に用いられることがある。各薬物の副作用については、十分に理解しておくことが必要である。

2. 治療中の注意事項

治療の効果、特に薬物療法の効果を最大限に発揮し、その副作用を最小限に抑制するためには、1～2週間に1度受診し、症状の程度を評価・確認して、その症状に応じた治療薬・治療法に変更する。治療中、症状に異常な変化が見られたり、基本治療に従って1か月間程度治療しても改善が見られない場合は、より専門性の高い医療施設へ紹介することを考慮する。重症・最重症例には、入院治療が有効である。

本ガイドラインにおいては、前述のように本症の治療に関して、その基本治療を中心に解説されている。その治療上の目標は、患者が支障なく社会生活を送ることができ、日常生活でのQOLを満足し得る皮膚症状にコントロールされることである。

4-7　アトピー性皮膚炎のスキンケア

　乾燥皮膚はアトピー性皮膚炎の増悪に関与することや、黄色ブドウ球菌の皮膚への定着が症状の悪化に影響を及ぼすために、スキンケアが重要となる。

1. 乾燥皮膚（ドライスキン）

　アトピー性皮膚炎患者の皮膚は、一般に病変部だけでなく正常に見える皮膚も、水分の不感蒸泄（経皮的水分喪失；TWL）が多く、そのため皮膚角層の水分保持量が低くなり、ドライスキン状態にある。この角層の水分保持量は電気伝導度（コンダクタンス）として測定される。乳幼児健診における調査結果によれば、生後4か月でアトピー性皮膚炎がある乳児では、アトピー性皮膚炎がない乳児に比べて、TWLが高く、コンダクタンスが低いことから、アトピー性皮膚炎患児は顕著なドライスキンになりやすい素因・体質があると考えられる。

　このようなTWLの亢進を起こしやすい皮膚の水バリア機能障害は、以前から指摘されている角質細胞間脂質であるセラミドの低下に加え、フィラグリンの機能異常の関与が報告されている。皮膚乾燥の指標とされている角質水分保持量の低下は、角層中に存在する自然保湿因子（natural moisturizing factor：NMF）の減少によるとされている。

　ヒト表皮の最外層にある角層は、健康な状態であれば、物理的にも化学的にも強靭で、外力に対して抵抗性を持ち、生体からの水分の喪失を防ぐ水バリアとして重要な役割を果たしている。この水バリア機能と水分保持機能とは密接な関係を持っており、皮脂腺から分泌される皮脂は皮表において、角層中のフィラグリンとセラミドは角層において、重要な水バリア機能因子として水分蒸散の抑制に寄与し、皮表の皮脂は不感性発汗の汗成分と乳化膜を形成し、角層中NMFは重要な水分保持機能因子として皮膚の水分の貯留に寄与している。

　図4-7-1はドライスキンの成り立ちをアレルギー反応や刺激反応による皮膚の炎症との相互関係において模式的に示したものである。

　これらの結果、皮膚の水バリア機能や水分保持能が障害され、アレルゲンや刺激物の経皮侵入が容易となって、アレルギー反応や刺激反応が起きやすくなり、痒みの閾値が低下して痒くなりやすいと考えられている。

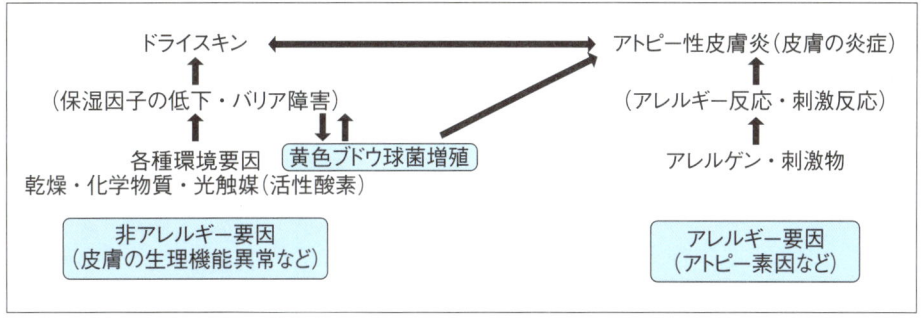

図4-7-1　ドライスキンの成り立ち

2. 黄色ブドウ球菌叢

　アトピー性皮膚炎では、掻破痕・びらん・痂皮などがある湿潤性病変だけでなく、角層の水分量や水バリア機能が低下したドライスキンを含む乾燥性皮膚病変においても、黄色ブドウ球菌が高率に検出され、健常者に比べ顕著に皮表の黄色ブドウ球菌叢が増加している。菌数が少なければ（スタンプ法で菌数が1000cfu/10cm^{2}以下の場合）、皮膚の乾燥症状はクリームの連用のみで改善されるが、菌数がそれ以上多いと保湿性のクリーム連用だけでは皮膚の乾燥症状の改善も、角層水分量の改善も得られないことから、皮表細菌叢の状態を考慮したスキンケアが重要である。

3. スキンケアの要点
1）ドライスキンに対するスキンケア

　ドライスキンに対するスキンケアの要点は、低下している皮膚の保湿性を補うために保湿性の高い親水性軟膏や吸水性軟膏を外用することである。保湿性の高い親水性軟膏や吸水性軟膏としては、表4-7-1のごとく尿素製剤、ヘパリン類似物質製剤、水溶性コラーゲン製剤、乳酸ナトリウム製剤、エラスチン加水分解物製剤などがある。

　尿素製剤は、角質内水分保持作用、角質融解作用があるため乾燥や角質肥厚に対して使用する。抗炎症作用がないので、炎症を伴う例ではステロイド外用薬などを併用する。刺激感のある場合はワセリンの上から重ね塗りをする方法

表4-7-1　保湿・保護を目的とした主なスキンケア外用剤(医薬部外品も含む)

一般名	代表的な製品名
1) 皮表の保湿を主としたもの	
尿素製剤	ケラチナミン®軟膏*(20%)、パスタロン®ソフト**(10%)、パスタロン®ローション(10%)、ウレパール®*(10%)、ウレパール®ローション(10%)、フェルゼアHA20クリーム*(20%)、フェルゼアDXローション(10%)
その他	ヒルドイド®*、ヒルドイド®ソフト**(0.3%ヘパリン類似物質含有)、薬用アトスキンクリーム®*(ヒアルロン酸・スクワレン含有)、コラージュクリーム*(水溶性コラーゲン・スクワラン含有)、ロモソフト®A(γ-オリザノール・スクワラン含有)、ノブ薬用クリーム(乳酸ナトリウム含有)、キュレル®(セラミド含有)
2) 皮表の保護を主としたもの	
白色ワセリン	局方白色ワセリン®、サンホワイト®(精製ワセリン)、プロペト®(精製ワセリン)
亜鉛華軟膏	サトウザルベ®(10%亜鉛華軟膏)、ボチシート®(リント布に10%亜鉛華軟膏塗布)
その他	アズノール®軟膏***(ジメチルイソプロピルアズレン含有)、カーボワックス・ソルベース®(PEGを含有する水溶性軟膏)、椿油

*:基剤はバニッシングクリーム型親水軟膏(O/W)、**:基剤はコールドクリーム型吸水軟膏(W/O)、***:基剤は精製ラノリン・白色ワセリン含有

もあるが、軽度であれば単独使用で効果がある。亀裂部は刺激となることがあるので、亀裂病変を改善させてから使用する。ヘパリン類似物質含有軟膏やその他の保湿剤はいずれも高い水分保持能を持ち、刺激性が低く、亀裂があっても使用できる利点がある。

また、ヘパリン類似物質は水分保持能が高く、環境の湿度の影響を比較的受けにくい点が優れているといわれている。尿素軟膏やヘパリン類似物質であるヒルドイド®のような親水性軟膏製剤(oil in water:O/W)におけるさらさら感や刺激性を緩和するために、パスタロン®ソフトやヒルドイド®ソフトのような吸水性軟膏製剤(water in oil:W/O)が使用されている。

2) 傷害された皮膚に対するスキンケア

傷害された皮膚のバリア機能を補充・補強または代償するためには、皮膚に対して保護作用がある油脂性軟膏(狭義の軟膏)を外用する。それには、**表**

4-7-1のごとく局方白色ワセリン、精製ワセリン、10％亜鉛華軟膏、ジメチルイソプロピルアズレン含有軟膏などがある。皮膚表面に生じてきた代謝水の蒸散を防ぎ、保湿効果が期待できる。

　白色ワセリンは速効性があり、作用時間が長く、刺激がなく、基本的に感作性を持たないスキンケア外用剤である。抗菌効果と消炎効果のあるジメチルイソプロピルアズレン（0.033％）含有軟膏は油脂性軟膏であり、乾燥・鱗屑に対するだけでなく、亀裂やびらんにも使用できる。湿潤性病変に長期使用すると、時に含有されているラノリンで接触皮膚炎を生じることがあるので、注意を要する。

　手掌・足蹠や四肢伸側部のように外力のかかる部位では、しばしば角質肥厚や亀裂を併発するが、そのスキンケアのためには、角質軟化作用のある5％サリチル酸ワセリンの塗布・貼布が有用である。

3）皮膚の清潔とスキンケア

　アトピー性皮膚炎の病変部からは高頻度に黄色ブドウ球菌が検出されるが、通常は薬物による抗菌的処置を要しない。安易な薬物による抗菌処置は、耐性菌の誘導や薬物による接触感作など不都合が生じやすい。通常は、皮膚の清潔には入浴・シャワーを励行し、必要に応じて適切な保湿・保護剤あるいは抗炎症性外用薬を使用する。

4）家庭でできるスキンケアの実際（表4-7-2）
(1) 入浴やシャワーはスキンケアの基本

　かぜで入浴できなくなるとアトピー性皮膚炎が悪化するなど、湿度の高い日本では、風呂好きと相俟って、入浴の効用は特によく知られている。湿気の少ない欧米では、入浴が体温を高め、乾燥皮膚を強めて痒みを増強させ、皮疹を悪化させるため、むしろ入浴に否定的な意見が根強くあるが、最近は、前述したように皮表の黄色ブドウ球菌叢が果たす役割が明らかになる中で、入浴やシャワーの効用が見直されている。事実、学童児の小学校におけるシャワー効果が望月らにより報告されている。

　大半のアトピー性皮膚炎患者ではこうした入浴やシャワーによる皮膚の洗浄

表4-7-2　アトピー性皮膚炎のスキンケアの実際

1. 皮膚の清潔
　　毎日の入浴・シャワー
　・汚れは速やかに落とす。しかし、強く擦らない。
　・石鹸・シャンプーを使用するときは洗浄力の強いものは避ける。
　・石鹸・シャンプーは残らないように十分にすすぐ。
　・痒みを生じるほどの高い温度の湯は避ける。
　・入浴後にほてりを感じさせる沐浴剤・入浴剤は避ける。
　・患者あるいは保護者には皮膚の状態に応じた洗い方を指導する。
　・入浴後には、必要に応じて適切な外用薬を塗布する。

2. 外用薬による皮膚の保湿・保護
　　保湿・保護を目的とする外用薬
　・保湿・保護を目的とする外用薬は皮膚の乾燥防止に有用である。
　・入浴・シャワー後には必要に応じて保湿・保護を目的とする外用薬を塗布する。
　・患者ごとに使用感のよい保湿・保護を目的とする外用薬を選択する。
　・軽微な皮膚炎は保湿・保護を目的とする外用薬のみで改善することがある。

　　保湿・保護を目的とする外用薬

一般名	代表的な製品名
ワセリン	白色ワセリン®、プロペト®
亜鉛華軟膏	
親水軟膏	
尿素含有製剤	ウレパール®軟膏、ウレパール®ローション、ケラチナミン®軟膏、パスタロン®軟膏、パスタロン®20軟膏、パスタロン®ソフトクリーム、パスタロン®20ソフトクリーム、パスタロン®10ローション
ヘパリン類似物質製剤	ヒルドイド®、ヒルドイドソフト®、ヒルドイド®ローション

3. その他
　・室内を清潔にし、適温・適湿を保つ。
　・新しい肌着は使用前に水洗いする。
　・洗剤はできれば界面活性剤の含有量の少ないものを使用し、十分にすすぐ。
　・爪を短く切り、なるべく掻かないようにする（手袋や包帯による保護が有用なことがある）。

　　　など

（厚生労働科学研究「アトピー性皮膚炎治療ガイドライン2008」より改変）

※実際のスキンケアの方法は、九州大学医学部皮膚科のホームページ（http://www.kyudai-derm.org/atopy_care/index.html）などで見ることができる。

が有用であるが、きれいにするという目的でタオルを使って強くゴシゴシ洗うのはよくない。皮膚症状によるが、石鹸をよく泡立て、肌触りのよいタオルで軽く皮膚を撫でる程度から手のひらで洗う、またはシャワーを浴びたり湯をかける程度にとどめるのがよい。

黄色ブドウ球菌のような皮表の細菌叢を一時的にでも減らすために消毒薬を用いた処置が行われることがあるが、消毒薬の有用性は一定していないこと、わずかではあるがショックや接触皮膚炎などの可能性があることなどから、スキンケアの第一選択としては推奨されない。かぜや発熱でどうしても入浴ができない場合は、軽くシャワーを浴びるか、清潔な濡れタオルで体を軽く拭いて（清拭して）から、適切な外用療法を行う。

(2) 石鹸やシャンプーの使用上の注意

基本的には香料などの含有成分に対する接触皮膚炎がない限り、通常の石鹸やシャンプーを使用して差し支えない。香料や合成添加物のないか少ないもの、また界面活性剤の含有量の少ないものが望ましい。

(3) 入浴後の保湿

入浴により皮膚角層に侵入した水分量は、健常皮膚でも、入浴後、急速に大気中に蒸発拡散するが、アトピー性皮膚炎の場合、さらに急速に蒸発拡散して失われ、15分後にはほぼ入浴前の状態に戻ると報告されている。この角層の水分保持能の指標として、入浴後10分間の保持水分量を算定すると、アトピー性皮膚炎の場合、健常人より非常に低く、約10分の1しかない。

油分や保湿剤の入った入浴剤の使用により、有意に水分の蒸発拡散が抑えられ、保持水分量が高められるが、その効果はせいぜい入浴後15分後くらいまでであるため、入浴後はできるだけ早く、刺激が少なく、被覆保護や保湿によいスキンケア用の軟膏・クリームを皮膚に塗ることが大切である。**表4-7-2**は、アトピー性皮膚炎の一般的スキンケアの実際を示している。

4-8　アトピー性皮膚炎の薬物療法

1．外用薬
1）外用療法
　外用療法は、保湿剤を中心としたスキンケアと、ステロイド外用薬、タクロリムス軟膏（免疫抑制軟膏、カルシニューリン阻害外用薬）を中心とした炎症制御に分けられる。ステロイド外用薬はアトピー性皮膚炎治療の中心となる外用療法であり、皮膚症状の程度、部位、年齢に応じて適切なランクのステロイド外用薬を使用する。

　タクロリムス軟膏（プロトピック軟膏0.1％・16歳以上、プロトピック軟膏0.03％小児用）は、使用量、注意事項に留意し、必要事項を患者に説明して、承諾を得た上で使用する。タクロリムス軟膏はストロングクラスのステロイド外用薬と同程度の有効性を持つことが示されており、ステロイド外用薬の副作用を軽減する目的で、タクロリムス軟膏とステロイド外用薬をうまく組み合わせて使用することが治療の基本となる。

2）ステロイド薬の薬理・作用機序
　ステロイドは、細胞質に存在するHeat shock protein（HSP）90とcomplexを形成した受容体に結合後に核内に移行して、ステロイド反応性の遺伝子を活性化させ、その薬理作用を発揮すると考えられている。

　抗炎症作用に関しては、①狭義の抗炎症作用、②抗アレルギー作用、③免疫抑制作用の3つが挙げられる。

3）ステロイド外用薬の使用法
　ステロイド外用療法はアトピー性皮膚炎治療の根幹を成し、皮膚炎の性状、部位、経過、季節に応じ細かく使い分けていく必要がある（表4-8-1）。
(1) ステロイド外用薬の選択
　ステロイド外用薬はその強さによりウィークからストロンゲストまでの5段階に分類されている（表4-8-2）。アトピー性皮膚炎に対しては厚生労働科学研究による治療ガイドラインが示され、皮膚症状の程度に応じて適切なランクのス

表4-8-1 ステロイド外用薬の使用法と注意点

1. ステロイド外用薬の強度、剤型は重症度に加え、個々の皮疹の部位と性状および年齢に応じて選択する。
2. ステロイド外用に際して、次の点に留意する。
   ① 顔面にはステロイド外用薬はなるべく使用しない。用いる場合、可能な限り弱いものを短期間にとどめる。
   ② ステロイド外用薬による毛細血管拡張や皮膚萎縮などの副作用は使用期間が長くなるにつれて起こりやすい(注1)。
   ③ 強度と使用量をモニターする習慣をつける(注1, 2)。
   ④ 長期使用後に突然中止すると皮疹が急に増悪することがあるので、中止あるいは変更は医師の指示に従うよう指導する。
   ⑤ 急性増悪した場合は、ステロイド外用薬を必要かつ十分な量を短期間使用する。
3. 症状の程度に応じて、適宜保湿・保護を目的とする外用薬などを使用する。
4. 必要に応じて抗ヒスタミン薬、抗アレルギー薬を使用する。
5. 1〜2週間をめどに重症度の評価を行い、治療薬の変更を検討する。
6. ステロイド外用薬などの療法で効果不十分、または副作用などでこれらが継続できない場合には、使用上の留意点を十分に確認したうえで、タクロリムス外用薬が使用可能である。

(注1) ステロイド外用薬の外用量、副作用については、西日本皮膚科61(2):196-203,1999 アレルギー・免疫8(11):1219-1225,2001(アレルギー・免疫9(5):621,2002で一部訂正)などを参照する。
(注2) ステロイド外用薬の1回の外用量の目安としてfinger tip unitが挙げられる(図4-8-5)。

(厚生労働科学研究「アトピー性皮膚炎治療ガイドライン2008」より改変)

テロイドを使用する(図4-8-2)。

(2) ステロイド外用に際しての留意点

アトピー性皮膚炎ではその重症度と部位、年齢に応じてステロイド外用薬を選択する必要がある。この場合個体としての重症度(皮疹の範囲など)と皮疹としての重症度を考える(図4-8-3)。

① 顔面への使用とその留意点

経皮吸収の盛んな顔面、頸部などに関しては、ステロイド外用薬は慎重に使用すべきで、用いる場合にはできるだけ短期間の使用にとどめ、漸減、間歇投与、タクロリムス軟膏への変更などを考える。

② ステロイド外用薬と副作用

ステロイドの吸収率は部位により大きく異なる(図4-8-4)。小児や老人など

表4-8-2　ステロイド外用薬の分類

薬効	一般名	代表的な商品名
I群 ストロンゲスト	クロベタゾールプロピオン酸エステル ジフロラゾン酢酸エステル	デルモベート® ジフラール®、ダイアコート®
II群 ベリーストロング	モメタゾンフランカルボン酸エステル ベタメタゾン酪酸エステルプロピオン酸エステル フルオシノニド ベタメタゾンジプロピオン酸エステル ジフルプレドナート アムシノニド ジフルコルトロン吉草酸エステル 酪酸プロピオン酸ヒドロコルチゾン	フルメタ® アンテベート® トプシム®、シマロン® リンデロンDP® マイザー® ビスダーム® ネリゾナ®、テクスメテン® パンデル®
III群 ストロング	デプロドンプロピオン酸エステル デキサメタゾンプロピオン酸エステル デキサメタゾン吉草酸エステル ベタメタゾン吉草酸エステル ベクロメタゾンプロピオン酸エステル フルオシノロンアセトニド	エクラー® メサデルム® ボアラ®、ザルックス® リンデロンV®、ベトネベート® プロパデルム® フルコート®
IV群 マイルド	プレドニゾロン吉草酸エステル酢酸エステル トリアムシノロンアセトニド アルクロメタゾンプロピオン酸エステル クロベタゾン酪酸エステル ヒドロコルチゾン酪酸エステル	リドメックス® レダコート®、ケナコルトA® アルメタ® キンダベート® ロコイド®
V群 ウィーク	プレドニゾロン	プレドニゾロン®

(厚生労働科学研究「アトピー性皮膚炎治療ガイドライン2008」より改変)

皮膚バリア機能の低下のある皮膚や、発汗量の多い夏期には、吸収率が変化する。ステロイド薬の皮膚への直接的な副作用は**表4-8-3**に示すものがよく知られている。ステロイド外用薬は一般薬局などでも販売されており、広く使用されているが、その使用方法に関しては、適応疾患、適応部位、適用すべき病態など必ずしも厳密に守られていないのが現状である。ステロイド外用薬による治療中に副作用が見られたときには、徐々にランクダウンを行い、タクロリムス軟膏へ変更していく。

4-8 アトピー性皮膚炎の薬物療法

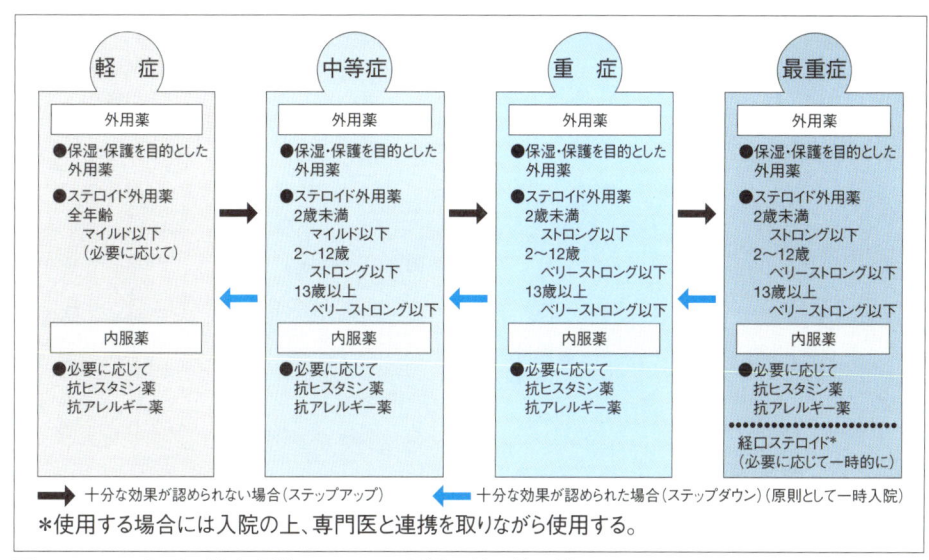

```
┌─────────────┐   ┌─────────────┐   ┌─────────────┐   ┌─────────────┐
│    軽 症     │   │   中等症    │   │    重 症     │   │   最重症    │
├─────────────┤   ├─────────────┤   ├─────────────┤   ├─────────────┤
│   外用薬    │   │   外用薬    │   │   外用薬    │   │   外用薬    │
│●保湿・保護を │   │●保湿・保護を │   │●保湿・保護を │   │●保湿・保護を │
│ 目的とした  │   │ 目的とした  │   │ 目的とした  │   │ 目的とした  │
│ 外用薬      │   │ 外用薬      │   │ 外用薬      │   │ 外用薬      │
│●ステロイド  │→ │●ステロイド  │→ │●ステロイド  │→ │●ステロイド  │
│ 外用薬      │   │ 外用薬      │   │ 外用薬      │   │ 外用薬      │
│ 全年齢      │   │ 2歳未満     │   │ 2歳未満     │   │ 2歳未満     │
│ マイルド以下│   │ マイルド以下│   │ ストロング以下│ │ ストロング以下│
│(必要に応じて)│  │ 2～12歳     │   │ 2～12歳     │   │ 2～12歳     │
│             │← │ ストロング  │← │ ベリースト  │← │ ベリースト  │
│             │   │ 以下        │   │ ロング以下  │   │ ロング以下  │
│             │   │ 13歳以上    │   │ 13歳以上    │   │ 13歳以上    │
│             │   │ ベリースト  │   │ ベリースト  │   │ ベリースト  │
│             │   │ ロング以下  │   │ ロング以下  │   │ ロング以下  │
├─────────────┤   ├─────────────┤   ├─────────────┤   ├─────────────┤
│   内服薬    │   │   内服薬    │   │   内服薬    │   │   内服薬    │
│●必要に応じて│   │●必要に応じて│   │●必要に応じて│   │●必要に応じて│
│ 抗ヒスタミン薬│ │ 抗ヒスタミン薬│ │ 抗ヒスタミン薬│ │ 抗ヒスタミン薬│
│ 抗アレルギー薬│ │ 抗アレルギー薬│ │ 抗アレルギー薬│ │ 抗アレルギー薬│
│             │   │             │   │             │   │・・・・・・・│
│             │   │             │   │             │   │経口ステロイド*│
│             │   │             │   │             │   │(必要に応じて │
│             │   │             │   │             │   │ 一時的に)   │
└─────────────┘   └─────────────┘   └─────────────┘   └─────────────┘
```

→ 十分な効果が認められない場合(ステップアップ)　　← 十分な効果が認められた場合(ステップダウン)(原則として一時入院)

＊使用する場合には入院の上、専門医と連携を取りながら使用する。

図4-8-2　アトピー性皮膚炎のステロイド外用薬の使用法
(厚生労働科学研究「アトピー性皮膚炎治療ガイドライン2008」より改変)

皮疹の重症度		外用薬の第一選択薬
軽微	炎症症状に乏しい乾燥症状主体	ステロイドを含まない外用薬
軽症	乾燥、および軽度の紅斑、鱗屑	ミディアム(マイルド)以下のステロイド外用薬
中等症	中等症までの紅斑、鱗屑、少数の丘疹、掻破痕など	ストロングないしミディアム(マイルド)クラスのステロイド外用薬
重症	高度の腫脹／浮腫／浸潤ないし苔癬化を伴う紅斑、丘疹の多発 高度の鱗屑、痂皮、小水疱 びらん、多数の掻破痕、痒疹結節	ベリーストロングないしストロンゲストクラスのステロイド外用薬。痒疹結節では得られない場合、その部位に限定してストロンゲストクラスの使用もある。

図4-8-3　皮疹の重症度と外用薬の選択
(日本皮膚科学会「アトピー性皮膚炎治療ガイドライン2003改訂版」より改変)

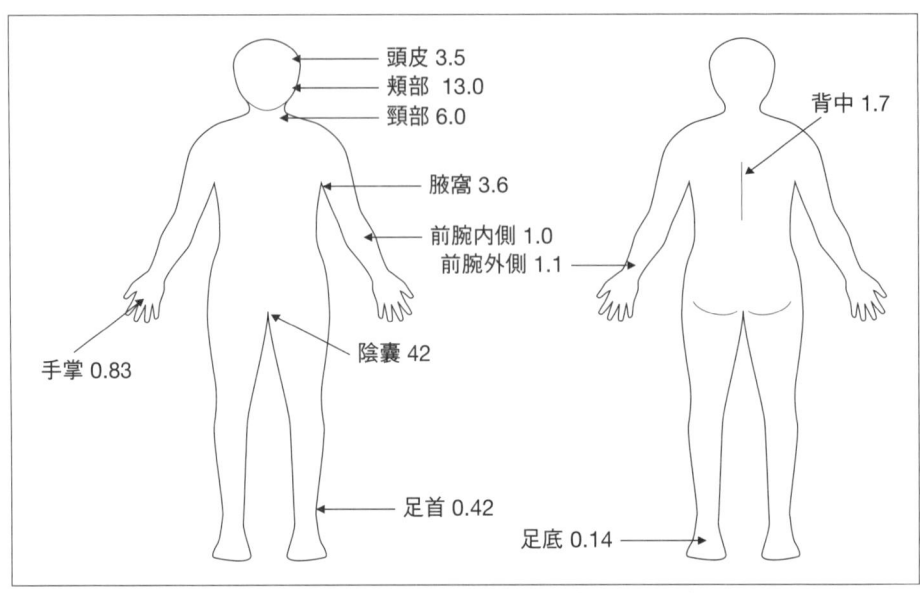

図4-8-4　部位によるステロイド外用薬の吸収率（前腕伸側を1とする）

(Feldman RJ, et al. J Invest Dermatol 1967；48：181-3より改変)

頭皮 3.5
頬部 13.0
頸部 6.0
背中 1.7
腋窩 3.6
前腕内側 1.0
前腕外側 1.1
手掌 0.83
陰嚢 42
足首 0.42
足底 0.14

表4-8-3　外用ステロイドによる皮膚あるいは局所の副作用

a)	痤瘡様皮疹、毛囊炎と酒皶を含む
b)	眼瞼および口囲皮膚炎
c)	表皮真皮の萎縮、皮膚の脆弱性（老人のあるいは日光で障害された皮膚、間擦部、顔面で最も起こりやすい）
d)	創傷治癒遅延
e)	臀部肉芽腫
f)	紫斑
g)	毛細血管拡張と紅斑
h)	皮膚線条
i)	色素脱失
j)	多毛症
k)	皮膚糸状菌感染の隠蔽あるいは増悪
l)	二次感染あるいは存在する感染の増悪
m)	接触皮膚炎 （1）保存剤あるいは基剤の他の成分によることがある。 （2）コルチコステロイド分子によることがある。この場合には類似構造を持ったコルチコステロイド分子と交叉反応することがある。
n)	その他

(Drake LA, et al. J Am Acad Dermatol 1996；35：615-9より改変)

③ステロイド外用薬の強度と使用量のモニター

1日2回（朝；夕：入浴後）使用する。症状の改善度を評価して漸減し、1日1回～隔日投与にて再燃のないことを確認し、ステロイドを含まない外用剤に変更していく。

外用量の目安としてfinger-tip unit（FTU）が使用される。1FTUは径5mmのチューブから押し出される、成人の人差し指の指腹側末節部に乗る軟膏量であり、概ね0.5gに相当する。1FTUで成人の両手掌がカバーできる（体表面積の2％）（図4-8-5）。全身に外用した場合50FTUで25gとなる。

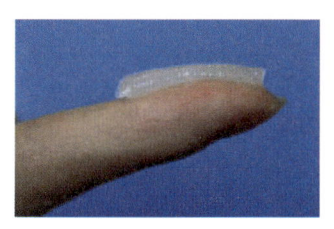

図4-8-5
1 finger tip unit(FTU)

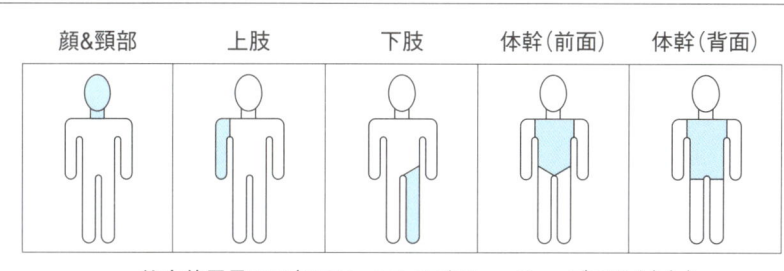

軟膏使用量FTU（1FTU＝0.5g：口径5mmチューブの場合）(g)

小児	顔&頸部	上肢	下肢	体幹（前面）	体幹（背面）
3～6か月	1(0.5 g)	1(0.5 g)	1.5(0.75 g)	1(0.5 g)	1.5(0.75 g)
1～2歳	1.5(0.75 g)	1.5(0.75 g)	2(1 g)	2(1 g)	3(1.5 g)
3～5歳	1.5(0.75 g)	2(1 g)	3(1.5 g)	3(1.5 g)	3.5(1.75 g)
6～10歳	2(1 g)	2.5(1.25 g)	4.5(2.25 g)	3.5(1.75 g)	5(2.5 g)
成人	顔&頸部	上肢（腕&手）	下肢（大腿～足）	体幹（前面）	体幹（背面）
	2.5(1.25 g)	3+1(2 g)	6+2(4 g)	7(3.5 g)	7(3.5 g)

図4-8-6　ステロイドの外用量の目安(FTU)

(Drake LA, et al. J Am Acad Dermatol 1996；35：615-9より改変)

小児量も図4-8-6のような量が提唱されている。前述の使用量を守り、症状に合わせて漸減する使用法であれば、3か月間使用しても一過性かつ可逆性の皮膚の副作用は見られるものの、全身性・不可逆性の副作用は生じないことが報告されている。

ストロングクラス以上のステロイド外用薬は、1日2回外用と1回外用との間に3週後以降有効性に差のないことが報告されている。患者のアドヒアランスの向上や副作用の軽減、医療費の削減を図る上で、強力なステロイド外用薬を1日2回外用させ、急性、難治性の病変が軽快した後は1日1回の外用に切り替えていくことが推奨されている。

④ステロイド外用薬長期使用後の中止による増悪への対応

自己判断による使用の中止は避けるように指導する。また患者にステロイド外用薬により起こり得る副作用を説明し、皮膚症状の評価と使用量のモニターにより、その回避が可能であることを十分納得させる。

⑤急性増悪した場合の対処法

自己判断による治療の変更などにより皮膚症状が急性増悪した場合には、必要かつ十分量のステロイド外用薬を使用する。全身性の悪化が見られるときには短期間入院して、場合によりステロイドの全身投与を行う。感染症が疑われるときには、抗菌薬、抗ウイルス薬を適宜専門医の指導下で投与する。網膜剥離や白内障などの眼合併症はステロイド外用薬の不規則な使用や中止による悪化時に見られることが多い。問診で視力など眼症状を日常的に確認して、適宜、眼科医の診察を受けさせる。

⑥小児におけるステロイド外用に際しての注意点

薬物療法の中心は抗炎症療法であり、その中心はステロイド外用薬である点は小児でも強調されるべきである。小児では使用法について図4-8-2に示したように2歳未満、2〜12歳、13歳以上と分けている。13歳以上、すなわち中学生以上では成人と治療法は同じである。これらは、小児では副作用が現れやすい点によるが、それを恐れて過少投与になり症状がかえって遷延化しないように注意が必要である。

A. 小児では、説明は家族に行うが、家族（親）も無責任な周囲の言葉に傷ついたり悩んだりしている場合が多いことを念頭に置く。

B. ステロイドに関する情報が氾濫し、心配している親が多い。
C. FTU法などで使用量を具体的に示すと家族の安心につながる（図4-8-6）。
D. 全身投与ではなく局所投与であること、生涯にわたって使用を続けなければならないのではないこと、むしろ過少投与でだらだらと続けることで効果も不確実となること、症状が軽微になれば保湿剤によるスキンケアに変更できることなどの説明が家族に安心感を与える。
E. 実際の患者家族への説明例
   a. 外用薬を塗る前に手をきれいに洗う。
   b. 感染部位への塗布は他の部分への拡大を防ぐために最後に行う。手袋を使用する場合には交換する。
   c. 十分な保湿効果を得るため外用薬は入浴やシャワー後10分以内に塗る。
   d. ステロイド外用薬の使用量はFTUを目安とする。

(3) 症状に応じての外用薬の選択

アトピー性皮膚炎では顔面の軽症の湿疹病変や乾燥肌には基本的にはステロイド外用は行わず、保湿剤やスキンケア用品で対応する（表4-7-1）。軽症の場合、単純塗布を、急性期の湿潤した病変部には亜鉛華軟膏などのお面包帯法が効果の見られることもある。1日2回の保湿剤（ヘパリン類似物質含有製剤）の外用は、無処置群（無外用群）に比べてアトピー性皮膚炎の炎症の再燃を有意に抑制することが報告されている。

(4) 治療薬の変更

ステロイド外用薬の治療開始後1〜2週間を目安として重症度の評価を行い、副作用の有無を確認して、ステップダウンないしステップアップを行う（図4-8-2）。処方しているステロイド外用薬を指示どおり使用していないにもかかわらず、効かないと訴える患者の場合その対応は難しい。家族への確認、使用量、副作用の有無などから判断せざるを得ない。患者とよい関係を持つことが最良の方策である。

4) ステロイド不応答性とタキフィラキシー

タキフィラキシーは、ステロイド外用薬に関しては皮膚の血管収縮能が外用回数に比例して減弱し、その中止により回復していく現象として知られている

が、場合によりステロイドが経過中に効かなくなっていく現象として理解されている。喘息などで使われる内服ステロイドに対するステロイド抵抗性に近い意味で使用されている場合もある。

米国皮膚科学会のアトピー性皮膚炎の診療ガイドラインには、ステロイド外用薬にタキフィラキシーが生じ得る可能性が指摘されているが、その根拠となる研究や論文はないと記載されている。効果が減弱する理由は使用ステロイドのランク、使用法（アドヒアランス）、悪化因子など、複数にわたり考える必要がある。

5) 免疫抑制外用薬の使用法

タクロリムス軟膏（商品名：プロトピック軟膏0.1％）には、16歳以上に使用可能な軟膏0.1％と、2〜15歳に用いる0.03％小児用がある。タクロリムス軟膏は原則的には顔面などステロイド外用薬の副作用の現れやすい部位や、ステロイド外用薬の効果の見られない病変部に使用する。

ステロイド外用薬との最も大きな違いは、タクロリムス軟膏は分子量が大きく、正常の皮膚からは吸収されにくいことが挙げられる。外用は原則的には1日1回入浴後に行うが、最大1日2回までとする（図4-8-7）。寛解維持療法としての使い方が欧米のガイドラインで提唱されている。寛解導入後、週に2〜3回のタクロリムス軟膏外用を続けることで、症状の再燃を有意に抑えられる（proactive療法）との報告があるが、使用期間、使用量、適応部位などと長期使用の安全性の問題点などに対する検討や、本邦での患者を対象とした評価が必要である。

使用上の注意として、外用開始時、灼熱感などの刺激の見られることと、皮膚の局所感染症を悪化させる可能性が挙げられている。前者は使用開始数日で消失することが多いが、その少量を試験的に使用するなどの指導が必要である。保湿剤を先に外用する、ステロイド外用薬を短期間併用することで対処可能である。後者は基本的に皮膚感染症やびらん、潰瘍面に使用できないという制約があるので、医師の指示に従って使用する必要がある。腎障害、妊娠中、魚鱗癬様紅皮症（Netherton症候群など）、2歳以下の乳幼児（現時点）、光線療法中の患者には安全性の点より使用できない。

```
ステロイド外用薬などの既存療法では効果が不十分又は副作用によりこれらの投与がで
きないなど、本剤による治療がより適切と考えられる場合に使用する

    2～5歳      （20kg以下）       1g/回
    6～12歳     （20～50kg）       2～4g/回
    13歳以上    （50kg以上）       5g/回
                                   1日2回まで

                          小児用（2～15歳）0.03%
                          成人用（16歳以上）0.1%
                     添付文書、ガイダンスに従い慎重に使用する
```

図4-8-7 タクロリムス軟膏の効能・効果に関連する使用上の注意

　小児では、血清IgE値などが年齢により変化するので、年に1回はアレルギーの程度や原因の推定のために検査することが望ましく、そのときに腎機能を同時に測定しておくとよい。なお、発売元よりタクロリムス軟膏の使用に関して、いくつかの注意事項が示されており、本薬剤を使用するときには患者に説明し、承諾を得た上で使用する。

6) 非ステロイド性抗炎症外用薬

　NSAIDsがアトピー性皮膚炎の湿疹病変に有効であるという明確なデータは示されておらず、欧米のアトピー性皮膚炎治療ガイドラインにもNSAIDsは記載されていない。動物モデルを用いた実験でNSAIDsがむしろ皮膚炎を悪化させる可能性が指摘されていることより、アトピー性皮膚炎に積極的にNSAIDsを使用する妥当性はなく、白色ワセリンや保湿剤などで対応していくのがよい。小児でも抗炎症外用薬が使用され接触皮膚炎を生じる例もあり、症状の遷延・悪化が見られる場合には中止し、経過を観察する。

注）ステロイド外用薬と他の外用薬との混合がよく行われているが、混合による希釈効果は血管収縮能と乖離する点や、アルカリ性の基剤をもつ保湿剤で効

力が低下する点より、それぞれ単独で使用することが望ましいとされている。

2. 内服薬
1) 抗ヒスタミン薬・抗アレルギー薬
(1) 薬理作用・作用機序
　アトピー性皮膚炎に適応のある第1世代抗ヒスタミン薬（表4-8-5）、第2世代抗ヒスタミン薬、抗アレルギー薬を表4-8-6に示す。

①抗ヒスタミン薬
　主な薬理作用は、組織のヒスタミンH_1受容体においてヒスタミンと拮抗し、その作用を抑制することである。ヒスタミンは、皮膚の毛細血管や末梢神経の膜上のヒスタミンH_1受容体に結合し、毛細血管からの血漿成分の透過性亢進、血管拡張、痒みなどを引き起こす。

②抗アレルギー薬
　抗アレルギー薬は、メディエーター遊離抑制薬、トロンボキサンA_2阻害薬、ロイコトリエン受容体拮抗薬、サイトカイン阻害薬などに分類される。抗ヒスタミン作用を主とする薬は、抗ヒスタミン薬としてまとめる。
　抗アレルギー薬とは、Ⅰ型アレルギー反応におけるマスト細胞からのヒスタ

表4-8-5　アトピー性皮膚炎に用いられる第1世代抗ヒスタミン薬

系列	一般名	代表的な商品名
エタノールアミン系	ジフェンヒドラミン塩酸塩	レスタミン®、ベナ®
	ジフェニルピラリンテオクル酸塩	プロコン®、アギール®
	クレマスチンフマル酸塩	タベジール®
プロピルアミン系	クロルフェニラミンマレイン酸塩	ネオレスタミン®
	d-クロルフェニラミンマレイン酸塩	ポララミン®
	塩酸トリプロリジン	ベネン®
フェノチアジン系	プロメタジン塩酸塩	ヒベルナ®、ピレチア®
	アリメマジン酒石酸塩	アリメジン®
ピペラジン系	ホモクロルシクリジン塩酸塩	ホモクロミン®
	ヒドロキシジン塩酸塩	アタラックス®
	ヒドロキシジンパモ酸塩	アタラックスP®
ピペリジン系	シプロヘプタジン塩酸塩水和物	ペリアクチン®

表4-8-6 アトピー性皮膚炎に用いられる第2世代抗ヒスタミン薬、抗アレルギー薬

第2世代抗ヒスタミン薬

一般名	代表的な商品名	剤形	用法・用量
ケトチフェンフマル酸塩	ザジテン®	シロップ、カプセル、ドライシロップ	1回1mg、1日2回 小児：シロップ、ドライシロップ 0.06mg/kg/日、分2
アゼラスチン塩酸塩	アゼプチン®	錠、顆粒	1回1mg、1日2回 小児：0.1〜0.15mg/kg、分2
オキサトミド	セルテクト®	錠、ドライシロップ	1回30mg、1日2回 小児：ドライシロップ25mg/kg/日、分2
メキタジン	ニポラジン®、ゼスラン®	錠、シロップ、細粒	1回3mg、1日2回 小児：0.12mg/kg/日、分2
エメダスチンフマル酸塩	ダレン®、レミカット®	カプセル	1回1〜2mg、1日2回
エピナスチン塩酸塩	アレジオン®	錠、ドライシロップ	1回20mg、1日1回
エバスチン	エバステル®	錠（OD錠）	1回5〜10mg、1日1回
セチリジン塩酸塩	ジルテック®	錠、ドライシロップ	1回10mg、1日1回、最高1日20mg 小児：2歳以上7歳未満、ドライシロップ1回2.5mg1日2回、7歳以上15歳未満1回5mg1日2回
ベポタスチンベシル酸塩	タリオン®	錠（OD錠）	1回10mg、1日2回
フェキソフェナジン塩酸塩	アレグラ®	錠	1回60mg、1日2回 小児：7歳以上12歳未満1回30mg、1日2回、12歳以上1回60mg、1日2回
オロパタジン塩酸塩	アレロック®	錠	1回5mg、1日2回
ロラタジン	クラリチン®	錠（レディタブ）、ドライシロップ	1回10mg、1日1回 小児：3〜7歳未満5mg、7歳以上10mg、1日1回
レボセチリジン塩酸塩	ザイザル®	錠	1回5mg、1日1回、最高1日10mg 小児：7歳以上15歳未満1回2.5mg、1日2回

抗ヒスタミン作用をもたない抗アレルギー薬

一般名	代表的な商品名	剤形	用法・用量
クロモグリク酸ナトリウム	インタール®	細粒	1回100mg、1日3〜4回（食前、就寝前） 2歳未満：50mg/回×3〜4回/日 2歳以上：100mg/回×3〜4回/日（食前、40mg/kg/日まで）
トラニラスト	リザベン®	カプセル、細粒、ドライシロップ	1回100mg、1日3回 小児：5mg/kg/日、分3
スプラタストトシル酸塩	アイピーディ®	カプセル、ドライシロップ	1回100mg、1日3回 小児：ドライシロップ、1日2回、3歳以上5歳未満1回37.5mg、11歳未満1回75mg、11歳以上100mg、1日最大300mg

ミンを代表とするpreformed mediatorの遊離の抑制とロイコトリエンなどのnewly-formed mediatorの産生遊離抑制、およびそれらのメディエーターに対する受容体における拮抗作用を有する薬剤である。クロモグリク酸ナトリウムは、食物アレルギーによるアトピー性皮膚炎にのみ適応が認められている。スプラタストトシル酸塩は、Th2サイトカインの産生抑制により、炎症局所への好酸球集積を抑制する。

(2) 使用法

　個々の患者によって効果に差が見られることは日常経験されることから、ある薬剤を2週間程度使用して効果がないようであれば別の薬剤に変更して個々の患者に適した薬剤を探すことも必要である。

①痒みに対する治療

　アトピー性皮膚炎は搔破により皮疹が悪化することは明らかで、痒みを抑制することは重要である。痒みの多くは表皮真皮境界部に存在するC神経線維終末が刺激されることにより生じる。C線維にはヒスタミンH_1受容体があり、ヒスタミンによっても活性化される。したがって、抗ヒスタミン薬は痒みを抑制することが期待できる。

②抗ヒスタミン薬の有効性のエビデンス

　痒みには末梢性の痒みと中枢性の痒みがあることが知られている。このうち、抗ヒスタミン薬は末梢性の痒みに対してのみ有効と考えられている。

A. 第2世代抗ヒスタミン薬には、ヒスタミン遊離抑制作用や好酸球遊走抑制作用など第1世代抗ヒスタミン薬にない薬理作用が示されている。
B. 第2世代抗ヒスタミン薬は第1世代抗ヒスタミン薬に比べて抗コリン作用が少ない。
C. 第2世代抗ヒスタミン薬には脳内移行性の低い薬剤があり、これらの薬剤は抗ヒスタミン薬の持つ痙攣閾値の低下や作業効率の低下などの好ましくない作用が少ないと考えられる。
D. 費用は第2世代抗ヒスタミン薬のほうが高い。
E. 抗ヒスタミン薬を夕に服用することにより、夜間の安眠や搔破抑制に用いることができる。

(3) 副作用

①中枢神経作用

　一般的には眠気、集中力の低下、倦怠感となって現れ、また大量に服用した場合には、興奮状態を引き起こすこともある。小児に抗ヒスタミン薬を使用する際の注意点として、特に痙攣に注意が必要である。添付文書に重大な副作用として痙攣の記載がある薬剤はクレマスチン、クロルフェニラミン、シプロヘプタジンおよびケトチフェンである。また、ヒドロキシジンは痙攣の閾値を下げるために、痙攣性疾患の患者には慎重投与と記載されている。

　第2世代の抗ヒスタミン薬の中には、血液脳関門を通過しにくいため眠気や中枢神経作用が少ない薬剤がある。鎮静作用を評価する上で眠気とインペアード・パフォーマンス（作業能率が低下した状態）を区別すべきである。有意にインペアード・パフォーマンスが発生するのはヒスタミンH_1受容体占拠率が50～60％であるとされている。そこで、それぞれの抗ヒスタミン薬をその鎮静作用から3群に分け、ヒスタミンH_1受容体占拠率が50％以上を鎮静性、50～20％を軽度鎮静性、20％以下を非鎮静性とする試みがある。

　ほとんどの抗ヒスタミン薬には自動車の運転や危険な作業に対する注意として「危険を伴う機械の操作には従事させないように注意すること」という記載が添付文書にあるが、ロラタジン、フェキソフェナジン塩酸塩にはその記載はない。エピナスチン塩酸塩、エバスチン、ベポタスチンベシル酸塩では「危険を伴う機械を操作する際には注意させること」となっている。

②抗コリン作用

　抗コリン作用により、口渇、粘膜乾燥感、尿閉などを生ずることがある。緑内障、（前立腺肥大など）下部尿路閉塞性疾患のある患者には禁忌であるが、メキタジン以外の抗アレルギー薬、抗ヒスタミン薬ではヒドロキシジン塩酸塩が投与可能である。

③消化器症状

　嘔気、嘔吐、下痢、腹痛などの消化器症状を生ずることがある。

④催奇形性

　一般に、抗ヒスタミン薬は胎盤を通過し、胎児の血液脳関門も通過する。妊婦に対する安全性が知られている薬剤はクロルフェニラミン、クレマスチンで、妊娠中の第一選択となる。その他の抗ヒスタミン薬は一般的に投与しないほう

が望ましい。第2世代抗ヒスタミン薬や抗アレルギー薬は比較的新しい薬剤が多いため、妊婦への安全性が明らかでないものが多い。オキサトミドとトラニラストは妊婦には禁忌である。

⑤肝機能障害者に対する使用

　抗アレルギー薬の多くは肝臓で代謝され、尿中に排泄される。しかし実際には抗アレルギー薬による薬剤性肝障害の発生頻度は低い。

⑥腎機能障害者に対する使用

　腎臓が主な排泄経路である薬物（ケトチフェンフマル酸塩、セチリジン塩酸塩、レボセチリジン塩酸塩、エピナスチン塩酸塩、オキサトミド、ベポタスチンベシル酸塩、トラニラストなど）は腎機能低下により、薬剤の排泄が遅延し、その血中濃度の上昇の可能性がある。したがって肝臓で主に分解される薬物（アゼラスチン塩酸塩、エバスチン、エメダスチンフマル酸塩など）や、糞便中に排泄される薬剤（フェキソフェナジン塩酸塩）が推奨される。

⑦薬剤相互作用

　抗ヒスタミン薬の一般的な相互作用は他の中枢抑制薬との併用である。アルコール、睡眠薬、向精神薬などと併用すると、過度の鎮静、めまい、倦怠感、脱力などが現れることがある。三環系抗うつ薬や抗コリン薬との併用では口渇、腸閉塞、緑内障悪化、記憶障害などが現れることがある。モノアミン酸化酵素（MAO）阻害薬との併用ではカテコールアミンの作用が増強されて頭痛、不整脈、高血圧などが出現することがある。抗アレルギー薬では抗ヒスタミン薬に見られるこのような相互作用は少ない。

2）その他の内服薬

(1) ステロイド内服薬

　ステロイド内服薬は強力な炎症抑制作用、免疫抑制作用によりアトピー性皮膚炎にきわめて有効である。しかし、本症が慢性に経過する疾患であること、ステロイド薬内服には種々の重篤な副作用があることから、長期投与することは避けねばならない。小児のアトピー性皮膚炎にはその副作用を考慮して一般的に推奨できない。

(2) 免疫抑制薬

2008年10月よりわが国においても、シクロスポリン（ネオーラル®）のアトピー性皮膚炎に対する適応が追加された。シクロスポリンの適応となるのは既存の治療に抵抗性のある16歳以上の患者で、3か月以内に休薬することが使用指針により求められている。

3. 薬物療法の基本例についての説明

厚生労働科学研究による『アトピー性皮膚炎治療ガイドライン2008』に示されている薬物療法の基本例（図4-8-2）では現在のところ、ガイドラインに記載されている内服療法は抗ヒスタミン薬・抗アレルギー薬中心であり、軽症から重症にわたってどのような症例でも必要に応じて使用を推奨している。最重症例では短期間ステロイド内服を併用することも必要な場合があるが、入院の上で投与することが望ましい。

4-9　アトピー性皮膚炎の基本治療以外の付加的治療

基本治療以外で比較的エビデンスがある付加的治療を選んで紹介する。

1. 紫外線療法

narrow-band UVB（NB-UVB）は311nmにピークを持つ狭い波長で構成される紫外線で、光毒性の強い300nm以下の紫外線を含んでいないため、より安全で治療効果が高い。50％MEDで開始し、0.1 J/cm^{2}ずつ増量するなど、乾癬に比べて照射量を抑えることが多い。発癌の症例は報告されておらず、発癌の可能性については明らかではない。

UVAは、発癌の危険性から維持療法としては用いないこと、18歳未満には行わないことが指示されている。

2. 心身医学的アプローチ

各年齢、特に思春期以降は心因的要因の関与が重要な場合がある。このような場合、心理的アプローチなしには十分な治療効果は得られない。主治医によ

るカウンセリング、場合によっては、心療内科、精神科の医師、心理療法士によるカウンセリングを行う。薬物療法としては、心身医学を専門としない一般の医師には、向精神薬ではなく抗不安薬、抗うつ薬、睡眠薬での治療が推奨されている。詳細は『心身症診断・治療ガイドライン2006』（編集／小牧　元、久保千春、福土　審、協和企画）の「アトピー性皮膚炎」の項を参照。

3. 代替療法

東洋医学や民間療法に関しては、信頼できる科学的根拠がないものが多い。

4-10　アトピー性皮膚炎の経過中の注意事項

1. 合併症および対処法
1）アレルギー疾患

アレルギー疾患である喘息、アレルギー性鼻炎、アレルギー性角結膜炎は最も頻度の高い合併症である。アトピー性皮膚炎と喘息の合併率に関して、喘息の側からの調査では、小児で48.5％、成人で15.1％、またアトピー性皮膚炎の側からの調査では小児の約30％に喘息を合併し、小児アトピー性皮膚炎患者における喘息の合併は、一般有病率の1.8倍、一方で小児喘息患者におけるアトピー性皮膚炎の合併は2.3倍といわれる。喘息やアレルギー性鼻炎、アレルギー性角結膜炎を合併している患者に対しては、アトピー性皮膚炎の治療薬を処方する際に、これらの合併症の治療薬と重複しないよう注意する必要がある。

2）皮膚感染症

皮膚感染症としては、伝染性膿痂疹、カポジ水痘様発疹症などがある。伝染性膿痂疹の原因菌は、黄色ブドウ球菌や溶血性連鎖球菌である。治療としては、まずシャワーなどで病変を清潔にし、搔破しないよう清潔なガーゼで覆う。外用剤は外用抗菌薬や湿潤面には亜鉛化軟膏などを用いることが多い。病変の範囲は広い場合や拡大傾向にある場合は抗菌薬の全身投与を行う。

カポジ水痘様発疹症は、単純ヘルペスウイルスが広範囲に経皮感染した状態を指す。好発部位は顔面や頸部である。治療は抗ヘルペスウイルス薬（アシク

ロビル、バラシクロビル塩酸塩、ビダラビン）の全身投与を行う。また、眼周囲に皮疹のある場合は角膜ヘルペス合併の可能性もあるので、眼科医にコンサルトする。

3）眼科的疾患

　眼科的疾患としては、白内障、網膜剝離、眼瞼炎、角結膜炎、円錐角膜などが挙げられる。白内障の発生頻度はアトピー性皮膚炎の重症患者の約10％と考えられる。搔破に伴って眼球が機械的に圧迫されるためか顔面皮疹の重症例で起こりやすい。

　網膜剝離もアトピー性皮膚炎が重症な程合併しやすく、10～20歳代に多い。原因は諸説あるが、痒みのために眼部を強く擦ったり叩いたりすることが原因とする外傷説が有力である。

　白内障や網膜剝離などの重症な眼合併症を予防するためには、幼小児期から眼科医と提携し眼周囲の皮疹やアレルギー性角結膜炎を適切に治療することが重要である。

2. その他の注意事項

　厚生労働科学研究『アトピー性皮膚炎治療ガイドライン2008』の重症度の目安で最重症に相当する場合には原則として入院治療を考慮する。また、中等症ないし重症に相当する場合にも必要に応じて入院治療を検討する。図4-10-1～6に入院を要するような症例の具体例を示す。本ガイドラインでは最重症で「必要に応じて一時的に」ステロイドの内服が記載されているが、小児では特に合併症として喘息がある場合には、ステロイドの内服中止によって症状が悪化する場合があるので、専門の医師との連携が必要である。

4-11　専門医に紹介するポイント

(1) 皮膚症状のコントロールが悪いとき

　『アトピー性皮膚炎診療ガイドライン2009』に従って1か月程度治療しても皮疹の改善が見られない場合は、専門の医師（皮膚アレルギー専門医、小児アレ

入院を要するような皮疹

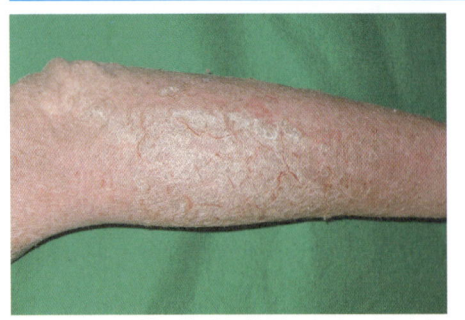

図4-10-1　上肢：著明な落屑、紅斑、搔破痕

図4-10-2　体幹：著明な落屑、紅斑、搔破痕および苔癬化

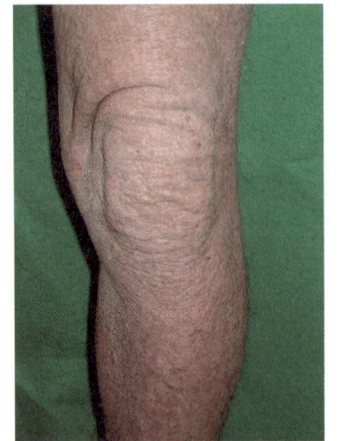

図4-10-3　下肢：著明な落屑、紅斑、搔破痕および苔癬化

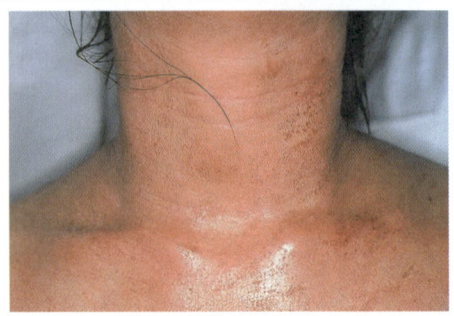

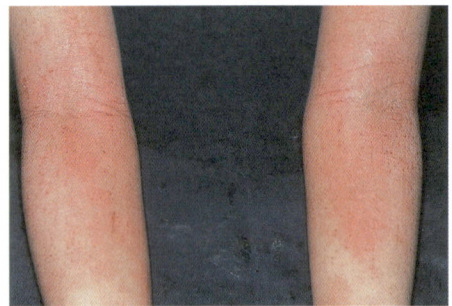

図4-10-4　頸部～前胸部：著明な紅斑、落屑、びらん、搔破痕

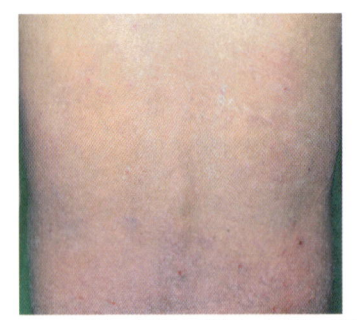

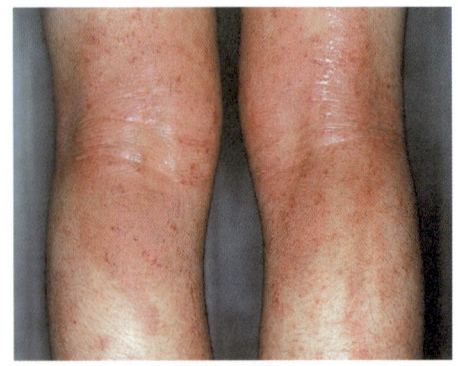

図4-10-5　上肢：著明な紅斑、落屑、びらん、搔破痕および苔癬化

図4-10-6　下肢：著明な紅斑、落屑、びらん、搔破痕および苔癬化

(厚生労働科学研究「アトピー性皮膚炎治療ガイドライン2008」より引用)

ルギー専門医など)、または施設への紹介を考慮する必要がある。専門の医師への紹介を要するような皮疹の具体例を図4-11-1～6に示す。著明な紅斑、搔破痕、びらんや著明な苔癬化、痒疹などを認める場合には専門の医師への紹介を考慮する。

(2) 患者の生活環境を中心にした指導が必要なとき
　痒みを惹起しやすいような香辛料などの刺激物や蕁麻疹を誘発しやすいような食事を摂らないこと、下着や衣服などでの物理的な刺激を避けること、搔破による二次感染が起こらないように皮膚を清潔にすること、ストレスなどの心因的要因を極力改善していくことを指導する。

(3) スキンケアのより詳細な指導が必要なとき
　季節に応じた入浴指導および保湿を目的とした外用薬の使用など、患者の皮膚の状態に応じたきめ細かい指導を行う。

(4) 食物アレルギーの診断と指導が必要なとき
　食物アレルギーの関与が考えられるアトピー性皮膚炎の場合には、必要に応じて原因食物除去を含む食事指導を行う。

(5) 搔破癖の背景因子の解析とその是正が必要なとき
　搔破癖のある患者に対しては、皮膚炎の難治化の一次的な要因が搔破であることをよく自覚させる必要があり、指導により改善する例も見られる。

(6) 民間療法への対応が必要なとき
　患者および家族が納得して使用し、満足していれば中止させる理由はないが、明らかな悪化例や副作用の見られる場合は極力中止させる必要がある。

4-12　学校・保育所における対応

　アトピー性皮膚炎の治療の基本である悪化因子への対策、スキンケア、薬物療法のいずれもが、患児が集団生活をする上で問題となってくる。

1. 悪化因子
　下記のような悪化因子対策への協力を依頼する。

専門医への紹介を要するような皮疹

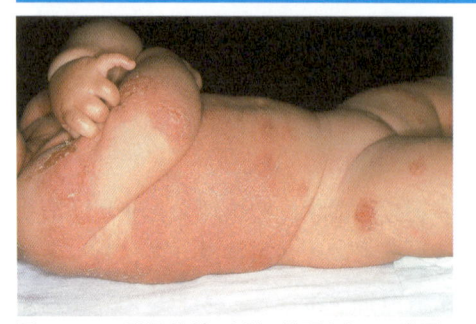

図4-11-1　乳児体幹、上肢：著明な紅斑、落屑、掻破痕

図4-11-4　成人頂部：痒疹

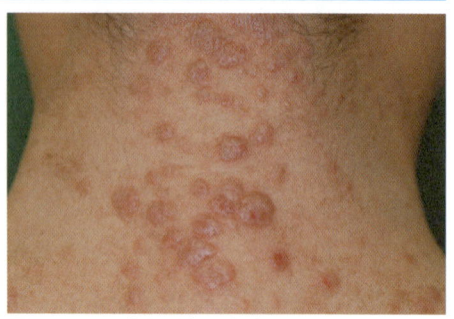

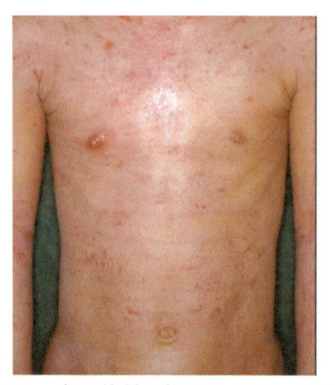

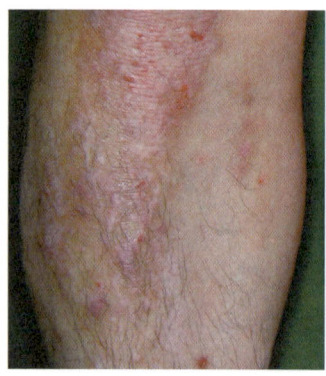

図4-11-2　小児体幹：著明な紅斑、掻破痕、びらん

図4-11-5　成人下腿：著明な苔癬化、掻破痕

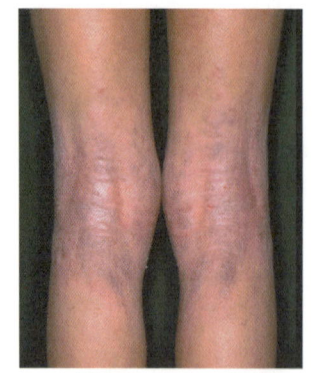

図4-11-3　小児膝窩：紅斑、掻破痕および著明な苔癬化

図4-11-6　成人下肢：著明な掻破痕を伴う丘疹

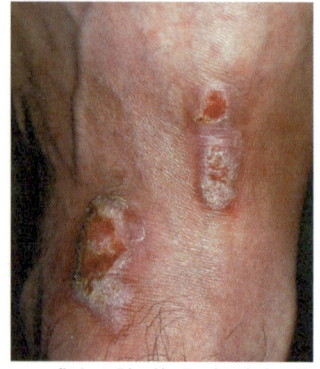

（厚生労働科学研究「アトピー性皮膚炎治療ガイドライン2008」より引用）

1) 食物アレルゲン：除去食
2) 動物の毛など：ペットの飼育係は避ける
3) 汗：清拭、可能であればシャワー浴
4) 紫外線：強力な紫外線は避けるよう、日焼け止めの使用、日陰での休憩など
5) 水泳：滲出液を伴うような病変がなければ、水泳は可能であるが、紫外線対策と、終了後のスキンケアが重要である。

2. スキンケア

　保湿剤や外用薬を学校で塗布する必要がある場合には、保健室などの場所の提供と、背中などへの塗布の介助を依頼する。

3. 薬物療法

　外用については、2と同様である。また、内服が必要な場合には、飲み忘れのないように声がけをお願いするなども、状況によって必要である。

　最も重要なことは、目に見える疾患であることから、周囲の不用意な言葉によって患児が傷つくことのないように、教師、友人たちの疾患への理解を求めることである。
（学校、保育所に出す管理指導表についてはP.86〜87、90〜91の**表2-9-3〜4**を参照）

4-13　ワンポイントレッスン

1. アトピー性皮膚炎と他の皮膚疾患との鑑別診断のポイント

　以下に主な鑑別の要点を示すが、いずれも、アトピー疾患の合併、既往歴がないか、そして他に各年齢におけるアトピー性皮膚炎に特徴的な部位に皮疹がないかを見る。
（1）接触皮膚炎
　いわゆる"かぶれ"で抗原の接触部位に境界明瞭な湿疹病変を来す。ゆえに

通常、全身に分布することはなく局所的な病変である。接触の仕方にもよるが左右対称性になることは稀である。

(2) 脂漏性皮膚炎

脂漏部位（頭皮、眉間、眉毛、鼻唇溝、耳介および耳介後部、腋窩、前胸部中央、臍、陰部など）に黄色調の落屑を伴う紅斑を来す湿疹病変である。乳幼児期、中年から壮年期に好発する。*Malassezia furfur*など常在の真菌が関係するとされている。

(3) 痒疹

瘙痒の強い結節ないし丘疹が散在する皮膚疾患である。結節、丘疹は均一で分布も単調な傾向がある。また、アトピー性皮膚炎の臨床型の1つとしての痒疹がある（**表4-3-1の臨床型参照**）。

(4) 疥癬

ヒゼンダニによる感染症である。瘙痒の強い丘疹が指間、体幹の柔らかい部位に多発する。陰嚢では結節になりやすい。手掌、足底に小水疱が見られることもある。感染の機会の有無（入院患者などで感染の疑われる者との接触、当直など共同生活）を問診で確かめる。疑わしい場合は丘疹を鑷子でつまみ取り、KOHで溶解し検鏡で虫体、虫卵を証明する。

(5) 汗疹（あせも）

多汗症や乳幼児に多い。エクリン汗腺の閉塞によって起こるもので数mm大の紅色丘疹が多発する。好発部位は頸部、体幹、腋窩である。湿疹化することもあり、乳幼児ではアトピー性皮膚炎の皮疹と鑑別が必要になることがある。通常、多汗の状態が改善されると速やかに自然消退することが多い。

(6) 尋常性魚鱗癬

乳幼児期に発症し四肢伸側や体幹に魚の鱗状の落屑を呈する常染色体優性遺伝の皮膚疾患である。アトピー性皮膚炎に合併することがあるので鑑別が問題となることがある。アトピー性皮膚炎では瘙痒があり、紅斑や丘疹など落屑以外の皮疹が見られる。

(7) 皮脂欠乏性湿疹

皮膚の乾燥によって生じる湿疹であり、冬期に高齢者に見られることが多い。下腿、前腕伸側、側腹部などが好発部位である。アトピー性皮膚炎も冬に皮膚

が乾燥することで上記の部位に湿疹が出現することがしばしば見られる。
(8) 手湿疹（主婦湿疹、進行性指掌角皮症）
　いわゆる"手荒れ"で、水仕事や手を使う職業の人に多い。アトピー性皮膚炎患者では皮膚のバリア機能が悪く、手湿疹を伴うことが多い。

2．重症薬疹

　重症薬疹にはStevens-Johnson症候群（Stevens-Johnson syndrome, SJS）、中毒性表皮壊死症（toxic epidermal necrolysis, TEN）、薬剤性過敏症症候群（drug-induced hypersensitivity syndrome, DIHS）、急性汎発性発疹性膿疱症（acute generalized exanthematous pustulosis, AGEP）などが含まれる。これらの重症薬疹はしばしば致死的な経過をとるため、早期に診断し、適切な治療をできるだけ早く開始することが望まれる。

1）Stevens-Johnson syndrome（SJS）（表4-12-1）
(1) 概念
　SJSは発熱を伴う皮膚粘膜移行部における重篤な粘膜疹および皮膚の紅斑で、しばしば水疱、表皮剥離などの壊死性障害を認め、その多くは薬剤性と考えられるが、一部のウイルスやマイコプラズマ感染に伴い発症することもある。一般的にSJSの臨床像としては、全身に多発する水疱やびらん、眼球や口唇・口腔内、陰部の重篤な粘膜疹などが認識されているが、これは完成した病像であり、紅斑・水疱が散見する程度の症例や粘膜疹のみが先行する症例をSJSの初期病変と捉え見逃さないようにする。
(2) 診断
　主要所見の「皮膚粘膜移行部の重篤な粘膜病変がある」、「10％未満のびらんや水疱」、「発熱（38℃以上）」の所見をすべて満たせば本症と診断できる。粘膜病変では眼病変として結膜充血、眼脂、眼瞼の発赤腫脹、開眼困難、偽膜形成などがあり、他に口唇の出血性びらん、黒色調に見える血性痂皮、口腔粘膜びらん、肛囲・外尿道口の発赤・びらんなどが含まれる。尿道口の病変は排尿時痛として認められる。この基準では粘膜病変を重視しているため、表皮の壊死性障害であるびらんや水疱の罹患面積が少なくても、高熱と粘膜症状があれば

表4-12-1　Stevens-Johnson症候群(Stevens-Johnson syndrome, SJS)の診断基準

(1) 概念
　　発熱を伴う口唇、眼結膜、外陰部などの皮膚粘膜移行部における重症の粘膜疹および皮膚の紅斑で、しばしば水疱、表皮剥離などの表皮の壊死性障害を認める。原因の多くは、医薬品である。

(2) 主要所見（必須）
　1. 皮膚粘膜移行部の重篤な粘膜病変（出血性あるいは充血性）が見られること。
　2. しばしば認められるびらんもしくは水疱は、体表面積の10％未満であること。
　3. 発熱。

(3) 副所見
　1. 皮疹は非典型的ターゲット状多形紅斑である。
　2. 角膜上皮障害と偽膜形成のどちらかあるいは両方を伴う両眼性の非特異的結膜炎。
　3. 病理組織学的に、表皮の壊死性変化を認める。

　　ただし、中毒性表皮壊死症（toxic epidermal necrolysis：TEN）への移行があり得るため、初期に評価を伴った場合には、極期に再評価を行う。

　　　　主要項目の3項目すべてを満たす場合には、SJSと診断する。

SJSと診断できる。

(3) 皮疹の特徴

　SJSの皮疹は非典型的ターゲット状多形紅斑である。典型的ターゲット状多形紅斑とは紅斑の辺縁が堤防状に隆起し、中心部が退色して標的状を呈するものをいうのに対し、非典型的ターゲット状多形紅斑は隆起がなく、全体に紫紅色調を呈する紅斑を意味している。しかし、視診のみから皮疹部の表皮細胞に壊死があるか否かを判断することが困難な場合があり、その際には病理組織学的な判断が必要となる。

　皮疹が軽症な場合でも、角膜上皮障害と偽膜形成などの眼病変は診断価値が高い。眼病変は重篤な後遺症を残すことが多いので、初期から眼科専門医の診断・加療が必要である。

2) 中毒性表皮壊死症 (toxic epidermal necrolysis, TEN)(表4-12-2)
(1) 概念
　TENは広範囲な紅斑と10％を超える水疱、表皮剥離、びらんなどの顕著な表皮の壊死性障害を認め、高熱と粘膜疹を伴う疾患で、SJSとは一連の病態でその最重症型として捉えられている。本邦の診断基準では表皮の剥離面積は10％以上をTENと診断する。

表4-12-2　中毒性表皮壊死症(toxic epidermal necrolysis, TEN)の診断基準

---

(1) 概念
　広範囲な紅斑と、全身の10％以上の水疱、表皮剥離・びらんなどの顕著な表皮の壊死性障害を認め、高熱と粘膜疹を伴う。原因の大部分は医薬品である。

(2) 主要所見 (必須)
1. 体表面積の10％を超える水疱、表皮剥離、びらん。
2. ブドウ球菌性熱傷様皮膚症候群 (SSSS) を除外できる。
3. 発熱。

(3) 副所見
1. 皮疹は広範囲のびまん性紅斑および斑状紅斑である。
2. 粘膜疹を伴う。眼表面上皮 (角膜と結膜) では、びらんと偽膜のどちらかあるいは両方を伴う。
3. 病理組織学的に、顕著な表皮の壊死を認める。

　　主要3項目のすべてを満たすものをTENとする。

○サブタイプの分類
　1型：SJS進展型 (TEN with spots) [1]
　2型：びまん性紅斑進展型 (TEN without spots) [2]
　3型：特殊型

　　[1] SJS進展型TEN (TEN with spotsあるいはTEN with macules)：顔面のむくみ、発熱、結膜充血、口唇びらん、咽頭痛を伴う多形紅斑様皮疹
　　[2] びまん性紅斑型TEN (TEN without spotsあるいはTEN on large erythema)：発熱を伴って急激に発症する広汎な潮紅とびらん

○参考所見
　治療などの修飾により、主要項目1の体表面積10％に達しなかったものを不完全型とする。

(2) 診断

　診断は主に皮膚所見で行われる。診断基準では水疱、表皮剥離・びらんなどの表皮の壊死性障害を10％以上認めることが基本である。一見正常に見えても指で擦ると表皮が剥離する所見（ニコルスキー現象）も罹患面積に含まれる。鑑別診断としてはブドウ球菌性熱傷様皮膚症候群（Staphylococcal scalded skin syndrome；SSSS）がある。SSSSは多くが小児であり、高熱を呈し、びまん性の紅斑と水疱が認められるが、この水疱は角層下の浅層に形成される。

3）薬剤性過敏症症候群（drug-induced hypersensitivity syndrome, DIHS）(表4-12-3)

(1) 概念

　DIHSは比較的限られた薬剤を長期（2〜6週間）に内服することにより引き起こされ、ウイルス（human herpesvirus 6；HHV-6）の再活性化を伴う重症の薬疹である（表4-12-3）。

(2) 診断

　他の薬疹と異なり、DIHSの診断基準では皮膚所見に加えて血液検査所見や臨床経過を、より重視している。典型DIHSと診断するには主要所見のすべてを満たす必要があることから、血液学的所見に関しては「白血球増多」、「異型リンパ球の出現」、「好酸球増多」のうち1つ以上の異常所見が必要である。肝機能障害はALT、ASTなどの上昇を指す。肝機能障害が見られない場合でも、他の重篤な臓器障害、例えば腎障害などがあればそれをもって代えることができる。DIHSではこれらの所見が同時に出現するとは限らず、時期を違えて次々と出現する場合が多いことに留意する。本診断基準の最大の特徴は、発症2〜3週間後に見られるHHV-6の再活性化を入れている点である。

　麻疹や伝染性単核球症などの感染症と鑑別するために、原因薬剤の内服歴があるかどうかを必ず聴取する必要がある。原因薬剤の検査としては、パッチテストや薬剤添加リンパ球刺激試験（DLST）がある。DIHSではいずれも陽性となるが、急性期はDLSTがしばしば偽陰性となり、その後陽転するので施行時期を考慮する必要がある。

表4-12-3　薬剤性過敏症症候群
　　　　　　(drug-induced hypersensitivity syndrome, DIHS)の診断基準

(1) 概念
　高熱と臓器障害を伴う薬疹で、医薬品中止後も遷延化する。多くの場合、発症後2〜3週間後にHHV-6の再活性化を生じる。

(2) 主要所見
1. 限られた医薬品投与後に遅発性に生じ、急速に拡大する紅斑
　　しばしば紅皮症に移行する
2. 原因医薬品中止後も2週間以上遷延する
3. 38℃以上の発熱
4. 肝機能障害
5. 血液学的異常：a、b、cのうち1つ以上
　　a. 白血球増多（11,000/mm^{3}以上）
　　b. 異型リンパ球の出現（5%以上）
　　c. 好酸球増多（1,500/mm^{3}以上）
6. リンパ節腫脹
7. HHV-6の再活性化

典型DIHS：1〜7すべて
非典型DIHS：1〜5すべて、ただし4に関しては、その他の重篤な臓器障害をもって代えることができる。

(3) 参考所見
1. 原因医薬品は、抗てんかん薬、ジアフェニルスルホン、サラゾスルファピリジン、アロプリノール、ミノサイクリン、メキシレチンであることが多く、発症までの内服期間は2〜6週が多い。
2. 皮疹は初期には紅斑丘疹型、多形紅斑型で、後に紅皮症に移行することがある。顔面の浮腫、口囲の紅色丘疹、膿疱、小水疱、鱗屑は特徴的である。粘膜には発赤、点状紫斑、軽度のびらんが見られることがある。
3. 臨床症状の再燃がしばしば見られる。
4. HHV-6の再活性化は、
　　1　ペア血清でHHV-6 IgG抗体価が4倍（2管）以上の上昇
　　2　血清（血漿）中のHHV-6 DNAの検出
　　3　末梢血単核球あるいは全血中の明らかなHHV-6 DNAの増加
　　のいずれかにより判断する。ペア血清は発症後14日以内と28日以降（21日以降で可能な場合も多い）の2点で確認するのが確実である。
5. HHV-6以外に、サイトメガロウイルス、HHV-7、EBウイルスの再活性化も認められる。
6. 多臓器障害として、腎障害、糖尿病、脳炎、肺炎、甲状腺炎、心筋炎も生じ得る。

4) 急性汎発性発疹性膿疱症 (acute generalized exanthematous pustulosis, AGEP) (表4-12-4)

(1) 概念

　AGEPは薬剤摂取後、急速な経過で高熱とともに全身性に紅斑上に小膿疱が多発してくる重症薬疹の1つである。血液検査所見で、好中球優位な白血球増多と炎症反応（CRP）の上昇が見られる。原因薬剤の中止により約2週間で治癒する。AGEPは臨床症状、血液検査所見、病理組織所見、経過などの特徴を重視した概念で抗菌薬が原因薬となることが多い（表4-12-4）。一方、膿疱型薬疹は膿疱の出現という形態的特徴を重視した薬疹の一つの臨床病型である。このため、AGEPと膿疱型薬疹の概念は一部重複している部分がある。

(2) 主要所見と診断

　間擦部あるいは圧迫部に浮腫性紅斑あるいはびまん性紅斑が出現し、急速に全身に拡大する。紅斑上には、5mm大以下の毛孔に一致しない小膿疱が認められるのが特徴である。原因薬剤を中止すれば小膿疱は数日で乾燥し、落屑となる。時に小膿疱は融合し、角層が薄く剝がれるようになる。この所見は中毒性表皮壊死症と誤診されることが多い。検査所見では末梢血で好中球優位な白血球の増加やCRPの上昇を認める。主要所見のすべてを満たすものをAGEPと診断する。

　除外疾患には膿疱性乾癬、角層下膿疱症、中毒性表皮壊死症、汗疹、敗血疹が挙げられる。

　本症は、乾癬、関節リウマチ、骨髄性白血病、潰瘍性大腸炎、掌蹠膿疱症、糖尿病などの基礎疾患を有する患者に発症しやすい。

表4-12-4　急性汎発性発疹性膿疱症
(acute generalized exanthematous pustulosis, AGEP)の診断基準(案)

(1) 概念
　薬剤使用後、高熱とともに急速に出現する多数の無菌性小膿疱を有する汎発性の紅斑で、末梢血の好中球増多を伴う。

(2) 主要所見
1. 急速に出現、拡大する紅斑
2. 紅斑上に多発する無菌性の非毛孔性小膿疱
3. 末梢血の白血球中の好中球増多（7,000/mm^{3}以上）
4. 発熱（38℃以上）

(3) 副所見
1. 皮膚病理組織学的に角層下膿疱あるいは表皮内膿疱
2. 除外疾患：膿疱性乾癬、角層下膿疱症、中毒性表皮壊死症、汗疹、敗血疹

　主要所見のすべてを満たすものを急性汎発性発疹性膿疱症とする。

(4) 参考所見
- 皮疹は間擦部や圧迫部に出現しやすい。
- 膿疱は5mm大以下のことが多い。
- 多くで粘膜疹は認めない。
- ウイルスや細菌感染が先行あるいは増悪因子となることがある。
- 基礎疾患（乾癬、関節リウマチ、骨髄性白血病、潰瘍性大腸炎、掌蹠膿疱症、糖尿病など）が存在していることが多い。

小児アレルギー疾患総合ガイドライン2011

第5章

食物アレルギー

5-1　食物アレルギーの定義

　2005年に発刊された『食物アレルギー診療ガイドライン2005』（食物アレルギー診療ガイドライン2005、日本小児アレルギー学会　食物アレルギー委員会、監修；向山徳子、西間三馨）において「食物アレルギーとは、原因食物を摂取した後に免疫学的機序を介して生体にとって不利益な症状（皮膚・粘膜・消化器・呼吸器・アナフィラキシー反応など）が惹起される現象」という定義が採用された。

5-2　食物アレルギーの疫学

1）即時型食物アレルギーの有病率
　食物アレルギーは0～1歳に多く、加齢に伴い漸減する。これは加齢に伴い耐性化することを意味している。わが国の乳児期有病率は5～10％、学童期有病率が1～2％と推測されている。表5-2-1に各国から報告されている食物アレルギーの罹患率のデータを提示する。

2）原因食品
　厚生省食物アレルギー対策検討委員会において1998～1999（平成10～11）年に行われた全国食物アレルギー調査によって得られた即時型食物アレルギーの原因食品は鶏卵、乳製品、小麦、そば、エビ、ピーナッツが上位に位置している（図5-2-1）。図5-2-2に示すように、対象患者の年齢は0歳が29.3％を占めて最も多く、その後、加齢とともに漸減し8歳までに80.1％を占める。20歳以上の成人例も9.2％を占めており、決して少なくない。年齢群別に原因食品を見ると、6歳までは鶏卵、乳製品、小麦が3大アレルゲンであるが、その後は加齢とともにそば、エビ、魚類、果物などが増える（表5-2-2）。

表5-2-1 各国から報告されている食物アレルギーの罹患率

報告年	報告者	国	対象	対象者数	調査方法	診断	有病率	雑誌
1994	Young E	英国	全年齢	7,500世帯	インタビュー+DBPCFC	食物不耐症	1.4-1.8%	Lancet
1994	Jansenn JJ	オランダ	成人	1,483名	質問票+DBPCFC	食物アレルギー・食物不耐症	0.8-2.4%	J Allergy Clin Immunol
1999	Kristjansson I	スウェーデンとアイスランド	小児（18か月）	652名	質問票+DBPCFC	食物アレルギー	2.0%	Scand J Prim Health Care
2001	Kanny G	フランス	全年齢	33,110名	質問票(二段階調査)	食物アレルギー	3.24%	J Allergy Clin Immunol
2004	Zuberbier T	ドイツ	全年齢	4,093名	質問票+DBPCFC	食物アレルギー	3.6%	Allergy
2005	今井	日本	学童	8,035,306名	質問票	食物アレルギー	1.3%	日本小児科学会雑誌
2005	Rance F	フランス	学童	2,716名	質問票	食物アレルギー	4.7%	Clin Exp Allergy
2005	Pereira B	英国	学童（11歳）	757名	質問票+オープン負荷試験	食物アレルギー	2.3%	J Allergy Clin Immunol
2005	Pereira B	英国	学童（15歳）	775名	質問票+DBPCFC	食物アレルギー	2.3%	J Allergy Clin Immunol
2005	Osterballe M	デンマーク	3歳	486名	質問票+食物負荷試験	食物アレルギー	2.3%	Pediatric Allergy Immunol
2005	Osterballe M	デンマーク	3歳以上	301名	質問票+食物負荷試験	食物アレルギー	1.0%	Pediatric Allergy Immunol
2005	Osterballe M	デンマーク	成人	936名	質問票+食物負荷試験	食物アレルギー	3.2%	Pediatric Allergy Immunol
2005	Penard-Morand C	フランス	学童（9-11歳）	6,672名	質問票	食物アレルギー	2.1%	Allergy
2006	Venter C	英国	1歳	969名	質問票+オープン負荷試験	食物アレルギー	5.5%	J Allergy Clin Immunol
2006	Venter C	英国	1歳	969名	質問票+DBPCFC	食物アレルギー	2.2%	J Allergy Clin Immunol
2006	Venter C	英国	6歳	798名	質問票+オープン負荷試験	食物アレルギー	2.5%	Pediatric Allergy Immunol
2006	Venter C	英国	6歳	798名	質問票+DBPCFC	食物アレルギー	1.6%	Pediatric Allergy Immunol

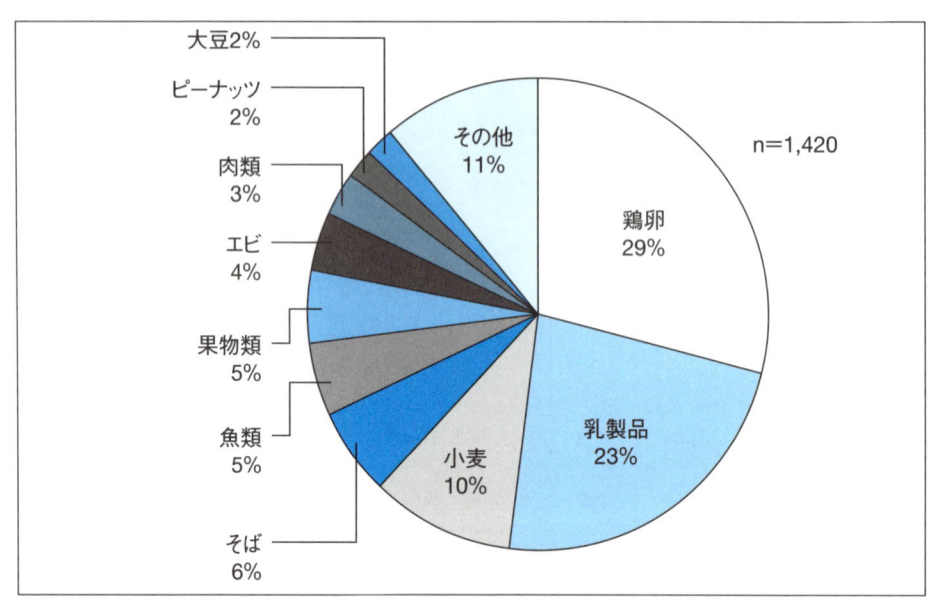

図5-2-1　即時型食物アレルギーの原因食品
〔1998〜1999(平成10〜11)年度厚生省食物アレルギー全国調査〕

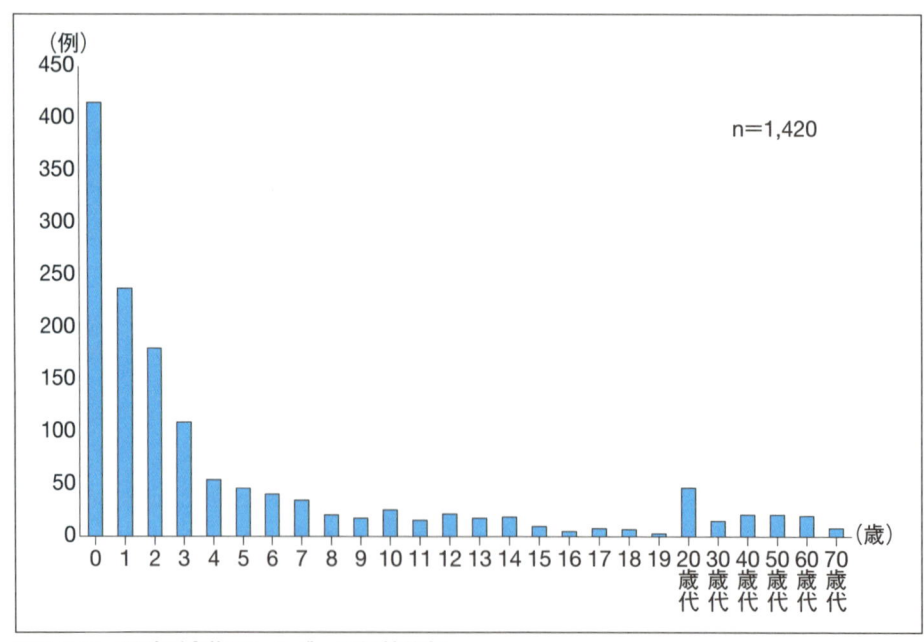

図5-2-2　即時型食物アレルギーの年齢分布
〔1998〜1999(平成10〜11)年度厚生省食物アレルギー全国調査〕

表5-2-2 即時型食物アレルギーの年齢群別原因食品

	0歳 (n=416)	1歳 (n=237)	2～3歳 (n=289)	4～6歳 (n=140)	7～19歳 (n=207)	>20歳 (n=131)
1位	鶏卵 47.4%	鶏卵 30.4%	鶏卵 30.8%	鶏卵 25.0%	そば 14.0%	魚介類 16.0%
2位	乳製品 30.8%	乳製品 27.8%	乳製品 24.2%	乳製品 24.3%	えび 13.0%	えび 14.5%
3位	小麦 9.6%	小麦 8.4%	小麦 12.1%	小麦 8.6%	小麦 10.6%	そば 12.2%
小計	87.8%	66.6%	67.1%	57.9%	37.6%	42.7%

5-3 食物アレルギーの病態

　食物はヒトにとって栄養源としてなくてはならない物質である。食物は消化管での消化によって低分子化されることによって抗原性も減弱するが、消化機能が成熟した成人でも、生体内へ消化・吸収された後も抗原性をある程度は残している。経口的に摂取された食物は異物（非自己）であり、抗原性を残しているならば、免疫学的には排除されるべきであるが、実際には排除されない。つまり、正常人においては、異物である食物抗原に対してアレルギー反応を生じさせないようにする機序の存在が示唆される。

　この機序として、①食物が消化管で消化・吸収される過程での物理化学的バリヤーと、②消化管から吸収される食物の抗原性を低下させる免疫学的バリヤーがある。前者には、ペプシンなど消化酵素による低分子化や胃酸による変性などがある。後者には、分泌型IgAによるIgEと食物抗原との結合阻害や、消化管から体内へ浸入した食物抗原に対してアレルギー反応を起こさないようにする経口免疫寛容が考えられる。

　免疫寛容の機序には、①T細胞が不応状態になるanergyあるいは消滅するclonal deletionと②免疫応答を抑制するT細胞の出現が提唱されている。これらの寛容には抗原量が重要であり、anergyやclonal deletionには抗原が高容量の場合に起きやすいためhigh-dose tolerance、一方、免疫反応抑制能力をもったT細胞が誘導される場合は低容量の抗原で惹起されやすいことから、low-dose toleranceと呼ばれる。抑制機能をもった制御性T細胞（regulatory T細胞；Treg細胞）として、CD4 + CD25 + Foxp3 + T細胞、CD4陽性でTGF-βを産生するTh3細胞、CD4陽性でIL-10を産生するT細胞、CD8陽性の抑制性T細胞、$\gamma\delta$陽性T細胞など、多くの種類のT細胞が報告されている。

　食物アレルギーが主に乳児期に発症するのは、乳幼児期は物理生化学的バリヤーや免疫学的バリヤーが未発達であることが関係していると推察される。

　食物アレルギー患者では食物抗原に対して本来成立すべき経口免疫寛容が成立しない、あるいは、一旦成立後に破綻を来したと考えられる。

　しかし、食物アレルギー患者において、なぜ経口免疫寛容が成立しないのか、そしてどの抑制性T細胞が働かないかなど不明な点が多い。

5-4　食物アレルギーの症状

　食物アレルギーの症状は皮膚症状、消化器症状、鼻症状、眼症状、呼吸器症状、全身症状など多彩である（表5-4-1）。

1）皮膚症状

　食物アレルギーの中で最も高頻度に認められる症状である。

①蕁麻疹・血管性浮腫

　急性蕁麻疹、血管性浮腫の型が多い。発疹が急激に摂取後数分以内に起こることが多く瘙痒を伴う。

②アトピー性皮膚炎

表5-4-1　食物アレルギーによる症状

発現臓器	症状
消化器	口腔違和感、口唇浮腫、腹部痛、悪心・嘔吐、下痢
呼吸器	くしゃみ、鼻汁、鼻閉、咳嗽、喘鳴、呼吸困難、胸部圧迫感、咽喉頭浮腫
眼	結膜充血・浮腫、眼瞼浮腫、流涙
皮　膚	紅斑、蕁麻疹、血管性浮腫、瘙痒、灼熱感、水疱、湿疹
神　経	頭痛
泌尿器	血尿、尿蛋白、夜尿
全身性	アナフィラキシー

アトピー性皮膚炎の病因は決して単一ではなく、増悪因子も多彩であるが、食物アレルギーの関与を指摘する論文は少なくない。その頻度は報告者によってかなり幅があるが、対象の選択方法（重症度の差、病歴・特異的IgE抗体・皮膚試験の結果に基づいて食物アレルギーが示唆される患者を選択した場合など）、経口負荷試験の方法（open food challenge、double-blind、placebo-controlled food challenge（DBPCFC：二重盲検食物負荷試験）、皮膚症状の軽快後の試験か否か）による差と考えられる。

2）消化器症状
①即時型消化管アレルギー
　食物摂取最中から2時間くらいで、悪心、嘔吐、腹痛、疝痛、下痢を来す。しばしば、皮膚症状や気道症状を伴う。乳児においては、間欠的嘔吐、体重増加不良を呈することがある。95％以上の患児が原因食物に対する特異的IgE抗体や皮膚試験が陽性である。

②口腔アレルギー症候群（oral allergy syndrome, OAS）
　病態は口腔粘膜における接触蕁麻疹でありIgE抗体が関与している。口腔、口唇、咽喉頭部の瘙痒感・ヒリヒリ感・発赤・腫脹などを引き起こす。稀に、喉頭絞扼感、全身の蕁麻疹、アナフィラキシーショックを呈することもあるが、これは口腔粘膜から吸収された食物抗原が全身へ広がるためとされている。幼児・学童・成人に見られ、果物や野菜が原因となることが多い。本症には花粉症を合併することが多く、花粉症を合併したOASはpollen-food allergy syndrome（PFS）と呼ばれる。

③好酸球性胃腸炎
　食道から直腸までの腸管粘膜に好酸球の浸潤を認める稀な疾患である。腹痛、悪心、下痢を認め、吸収障害、蛋白漏出、腸管からの失血による鉄欠乏性貧血を伴う。好酸球の浸潤は原則として粘膜に限局されるが、時に粘膜下や筋層にまで及ぶ場合があり、好酸球性腹水を伴うこともある。25～50％に食物アレルギーの関与が指摘されている。

④新生児・乳児消化管アレルギー
　欧米では、新生児期、乳児期に発症するIgEが関与しない消化器症状を主とす

る病型が複数報告されている。本邦の患者もこれらの分類に症状や検査結果があてはまる症例が多いが、中にはこれらのいずれの病型にも当てはまらない患者も存在する。そのため、日本小児アレルギー学会食物アレルギー診療ガイドライン作成委員会では新生児期から乳児期にかけて発生する消化管症状を主とする食物アレルギーを「新生児・乳児消化管アレルギー」としてまとめた。これらの疾患の特徴として、IgE抗体は陰性であり、アレルゲン特異的リンパ球刺激試験（allergen-specific lymphocyte stimulation test, ALST）が陽性である症例が多いことから、細胞性免疫の反応亢進が主要な機序と推測されている。

　約7割が新生児期に発症するが、生後数か月経って発症する症例もある。新生児期発症症例の約半数は日齢7頃までに発症し、出生当日、最初のミルク摂取で発症することもある。嘔吐、血便、下痢、腹部膨満がよく見られる症状である。そのほか、ショック、脱水、不活発、低体温、アシドーシス、メトヘモグロビン血症などがみられることもある。中には、発熱とCRP陽性を呈し、細菌性腸炎など重症感染症と鑑別が困難な症例もある。Neonatal transient eosinophilic colitis という、出生直後（哺乳前）からの血便を起こす症例もあり、胎内での発症が示唆されている。

　原因食品は牛乳が最も多いが、大豆乳、米なども原因となる。母乳や乳清加水分解乳で栄養中の乳児に発症した例もある。

　診断は、①原因食物摂取後に消化管症状が出現、②当該食物除去による症状の改善・消失（除去試験陽性）、③食物負荷試験陽性を満たすことが必要条件である。

　牛乳による消化管アレルギーの治療には、少なくとも初期にはアミノ酸調整乳や高度加水分解乳など治療効果の高い製品を使用することが望ましい。

　予後は比較的良好であり、牛乳による本疾患では、患者の約70％は1歳までに、約90％が2歳までに耐性を獲得する。

3）呼吸器症状

　上気道の症状として、鼻汁、鼻閉、くしゃみなどのアレルギー性鼻炎の症状を呈することがある。下気道の症状としては気道狭窄症状（喘鳴）、喉頭浮腫などがある。

Heiner症候群はミルクが関与する肺ヘモジデローシスである。肺胞での出血による喀血で発症し、慢性の咳嗽、呼吸困難、喘鳴、発熱、血痰を反復し、鉄欠乏性貧血を来す稀な疾患である。患児の血清中に牛乳タンパクに対する沈降抗体が検出される。

4) 眼症状
　結膜充血・浮腫、眼瞼浮腫、流涙などのアレルギー性結膜炎の症状を呈することがある。

5) 全身性症状
①アナフィラキシー
　食物アレルギーの症状の中で、体内へ侵入した食物抗原がマスト細胞や好塩基球上の特異的IgEと結合し広範囲のマスト細胞と好塩基球が急激に活性化し、放出された種々の化学伝達物質（ヒスタミン、ロイコトリエンなど）とサイトカインによって複数臓器に重篤なアレルギー症状が惹起される場合をアナフィラキシーと呼ぶ。紅斑と膨疹（蕁麻疹）も全身性となる。最重症例では、気管支攣縮や喉頭浮腫による低酸素血症、血圧低下、意識障害を伴いショック状態となる。

　アナフィラキシーを惹起する原因として食品以外に薬剤、輸血、蜂、ラテックスなどがあるが、食物アレルギーによるものが最も多い。食物によるアナフィラキシーはIgE抗体が関与する即時型反応であり、典型例では摂取数分以内に起こるが、30分以上経って症状を呈する場合もあり、注意が必要である。症状の発現は単相性だけとは限らず、二相性であることもある。アナフィラキシーの原因食品として、欧米ではピーナッツ、種実類、魚介類、卵、牛乳が挙げられているが、わが国では卵、牛乳、魚介類、甲殻類、そば、ピーナッツの順である。

②食物依存性運動誘発アナフィラキシー（food-dependent exercise induced anaphylaxis, FEIAn or FDEIAn）
　FEIAnは、ある特定の食物摂取後の運動（食後2時間以内の運動の場合が大部分）によってアナフィラキシーが誘発されるが、食物摂取単独、あるいは運動

単独では症状の発現は認められない。アスピリンなどの非ステロイド性抗炎症薬は増強因子の1つである。発症機序はIgE依存性である。

学童・生徒におけるFEIAnの有病率は0.0085％、約12,000人に一人の頻度である。中学生が最も頻度が高く、男女比は4:1と男子に多い。原因食物は甲殻類が55％、小麦製品が45％と大部分である。

診断のためには問診とアレルギー検査から原因食物を推測し、誘発試験で過敏症状を惹起できれば確定であるが、誘発試験で陽性となることが少ないとされている。陰性の場合は食物負荷の前にアスピリンの投薬も試みるべきである。

5-5　食物アレルギーの臨床病型

食物アレルギーの臨床病型の代表的な4つを表5-5-1に示した。この病型分類は「食物アレルギーの診療の手引き2008」を一部改変したものである。「食物アレルギーの診療の手引き2008」では「新生児消化器症状」とされていたが、日本小児アレルギー学会食物アレルギー診療ガイドライン委員会で「新生児・乳児の消化管アレルギー」という用語が承認されたため変更した。

小児期の食物アレルギーのタイプとして最も多い乳児期にアトピー性皮膚炎に伴って発症し、その後、即時型に移行し、その後、年齢とともに治っていくことが多いタイプを「食物アレルギーの関与する乳児アトピー性皮膚炎」と命名した。原因食品として卵・牛乳・小麦・大豆が多い。

幼児から成人で発症するタイプでは「即時型症状」を呈し原因はそば・ピーナッツ・魚類・甲殻類・果物などが多く、耐性獲得は乳児期発症例に比べて少ないと考えられている。

即時型食物アレルギーの特殊型には「食物依存性運動誘発アナフィラキシー」と「口腔アレルギー症候群」がある。

表5-5-1 食物アレルギーの病型分類

臨床型		発症年齢	頻度の高い食物	耐性の獲得（寛解）	アナフィラキシーショックの可能性	食物アレルギーの機序
新生児消化器症状		新生児期	牛乳（育児用粉乳）、大豆、米	(+)	(±)	主に非IgE依存型
食物アレルギーの関与する乳児アトピー性皮膚炎*		乳児期	鶏卵、牛乳、小麦、大豆など	多くは(+)	(+)	主にIgE依存型
即時型症状（蕁麻疹、アナフィラキシーなど）		乳児期〜成人期	乳児〜幼児：鶏卵、牛乳、小麦、そば、魚類など　学童〜成人：甲殻類、魚類、小麦、果物類、そば、ピーナッツなど	鶏卵、牛乳、小麦、大豆など(+)　その他の多く(±)	(++)	IgE依存型
特殊型	食物依存性運動誘発アナフィラキシー（FEIAn/FDEIA）	学童期〜成人期	小麦、エビ、イカなど	(±)	(+++)	IgE依存型
	口腔アレルギー症候群（OAS）	幼児期〜成人期	果物・野菜など	(±)	(+)	IgE依存型

*慢性の下痢などの消化器症状，低タンパク血症を合併する例もある。
全ての乳児アトピー性皮膚炎に食物が関与しているわけではない。

5-6 食物アレルギーの診断（経口負荷試験以外）

食物アレルギー診断のアプローチのフローチャートを図5-6-1、図5-6-2に示す。

1）問診のポイント

問診のポイントは、症状を起こす食品の種類と摂取量、摂取後症状発現までの時間、再現性の確認、症状を起こす他の条件（運動、薬剤など）の有無、最終の症状出現時期などを明らかにすることである。食物日誌は問診の際に有用である。

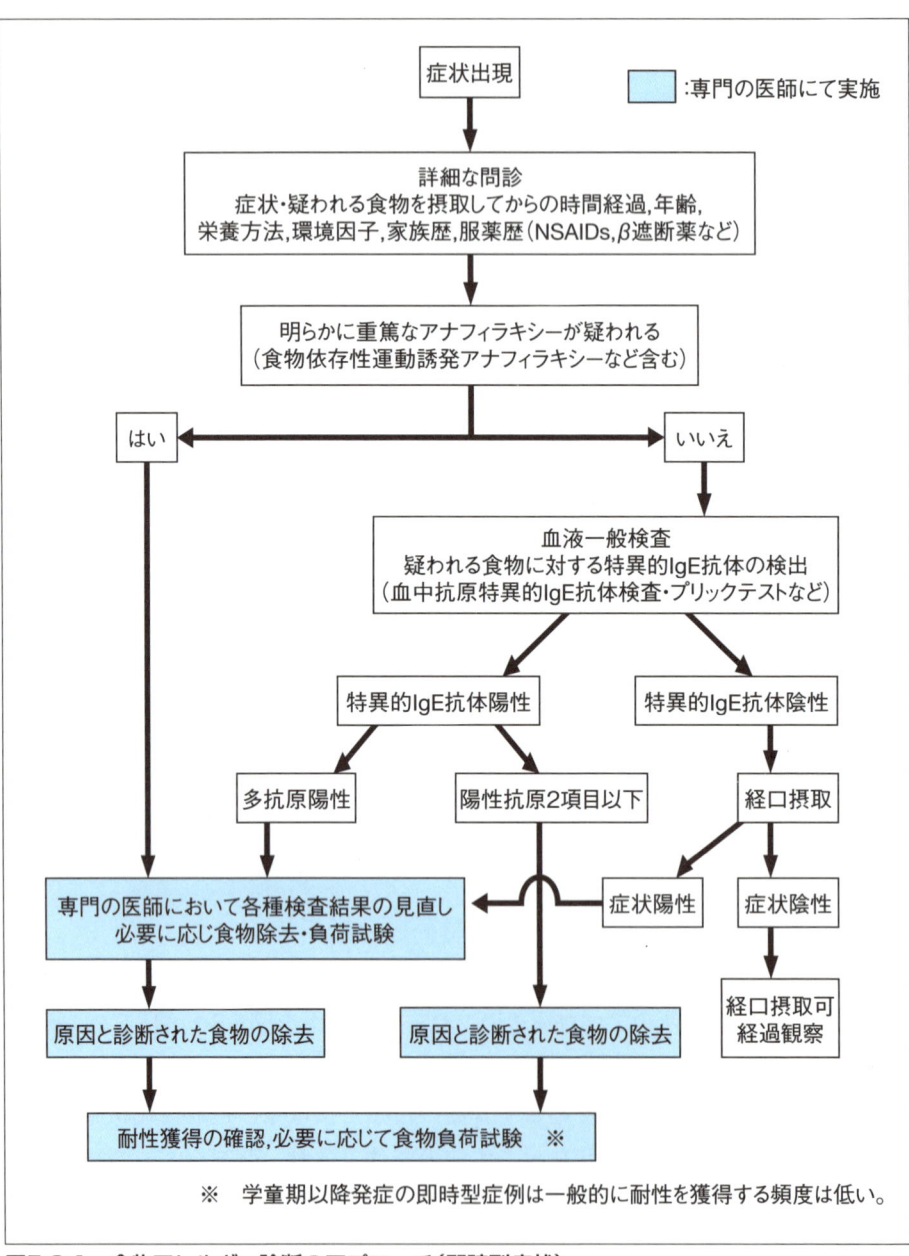

```
                        症状出現              ▢ :専門の医師にて実施
                           ↓
              詳細な問診
   症状・疑われる食物を摂取してからの時間経過,年齢,
   栄養方法,環境因子,家族歴,服薬歴(NSAIDs,β遮断薬など)
                           ↓
           明らかに重篤なアナフィラキシーが疑われる
           (食物依存性運動誘発アナフィラキシーなど含む)
         ↙はい                            いいえ↘
                                  血液一般検査
                         疑われる食物に対する特異的IgE抗体の検出
                        (血中抗原特異的IgE抗体検査・プリックテストなど)
                              ↙                    ↘
                     特異的IgE抗体陽性             特異的IgE抗体陰性
                      ↙         ↘                       ↓
                 多抗原陽性    陽性抗原2項目以下         経口摂取
                                   ↓              ↙       ↘
                                                症状陽性    症状陰性
                                                             ↓
     専門の医師において各種検査結果の見直し ←                経口摂取可
     必要に応じ食物除去・負荷試験                            経過観察
         ↓                         ↓
   原因と診断された食物の除去   原因と診断された食物の除去
              ↓
   耐性獲得の確認,必要に応じて食物負荷試験     ※

     ※ 学童期以降発症の即時型症例は一般的に耐性を獲得する頻度は低い。
```

図5-6-1　食物アレルギー診断のアプローチ(即時型症状)

5-6 食物アレルギーの診断（経口負荷試験以外）

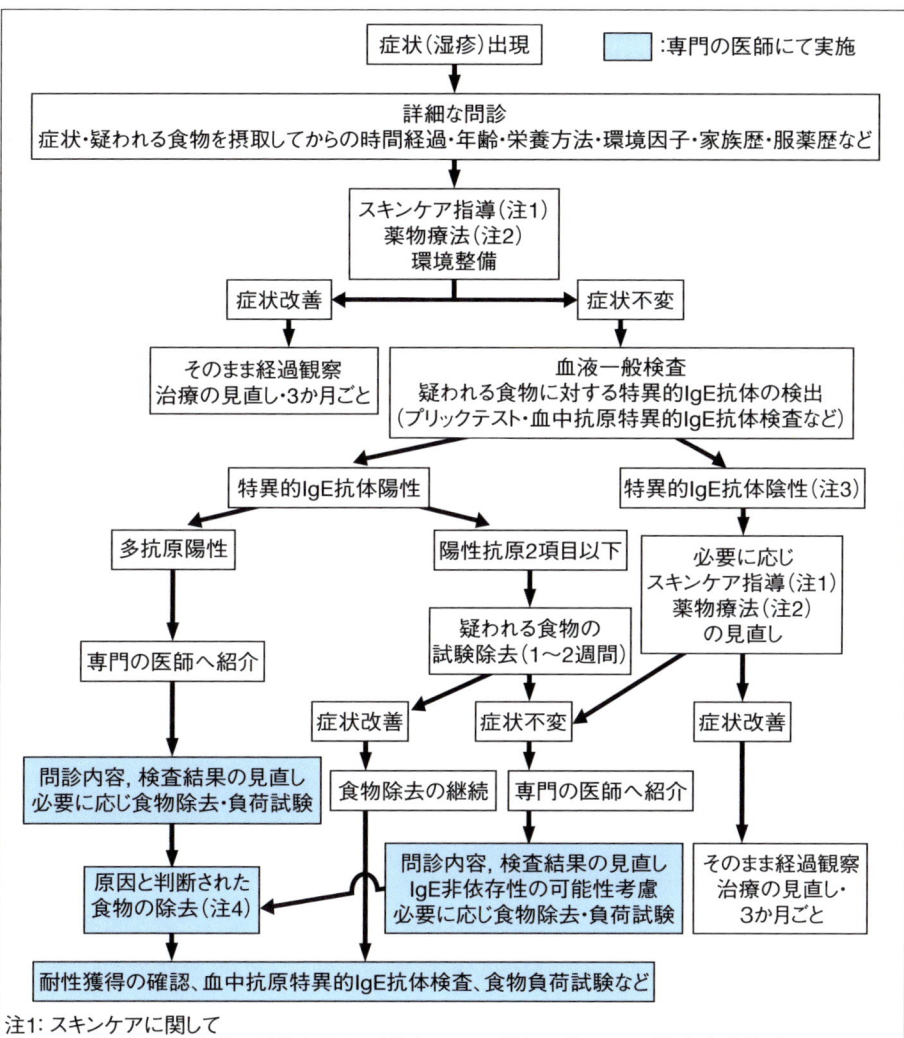

```
                    症状（湿疹）出現          ■ :専門の医師にて実施

          詳細な問診
          症状・疑われる食物を摂取してからの時間経過・年齢・栄養方法・環境因子・家族歴・服薬歴など

                    スキンケア指導（注1）
                    薬物療法（注2）
                    環境整備

          症状改善 ←──────→ 症状不変

   そのまま経過観察              血液一般検査
   治療の見直し・3か月ごと      疑われる食物に対する特異的IgE抗体の検出
                                （プリックテスト・血中抗原特異的IgE抗体検査など）

          特異的IgE抗体陽性              特異的IgE抗体陰性（注3）

   多抗原陽性      陽性抗原2項目以下        必要に応じ
                                         スキンケア指導（注1）
                                         薬物療法（注2）
                                         の見直し

   専門の医師へ紹介  疑われる食物の
                    試験除去（1～2週間）

                  症状改善  症状不変      症状改善

   問診内容、検査結果の見直し
   必要に応じ食物除去・負荷試験    食物除去の継続  専門の医師へ紹介

   原因と判断された                問診内容、検査結果の見直し     そのまま経過観察
   食物の除去（注4）               IgE非依存性の可能性考慮        治療の見直し・
                                   必要に応じ食物除去・負荷試験   3か月ごと

   耐性獲得の確認、血中抗原特異的IgE抗体検査、食物負荷試験など
```

注1: スキンケアに関して
　　スキンケアは皮膚の清潔と保湿が基本であり、詳細は「アトピー性皮膚炎治療ガイドライン2009」などを参照する。
注2: 薬物療法に関して
　　薬物療法の中心はステロイド外用薬であり、その使用方法については「アトピー性皮膚炎治療ガイドライン2009」などを参照する。
　　乳児に汎用されている非ステロイド系外用薬は接触皮膚炎を惹起することがあるので注意する。
注3: 生後6か月未満の乳児では血中抗原特異的IgE抗体は陰性になる確率が高いので、プリックテストも有用である。
注4: 除去食実施上の注意
　　成長発達をモニターしていくこと。除去食を中止できる可能性を常に考慮する。

図5-6-2　食物アレルギー診断のアプローチ
（食物アレルギーの関与する乳児アトピー性皮膚炎）

2) 食物以外の症状修飾因子の除外

アトピー性皮膚炎など慢性の非即時型の症状が主体の疾患においては、まずは室内環境整備、適切なスキンケアと薬物療法などにより食物以外の症状誘発ないし増悪因子を取り除くことが必要である。

3) 皮膚テスト

食物アレルギーの原因を診断するための皮膚検査としては、皮膚プリックテスト（skin prick test; SPT）が推奨される。食物抗原による皮内テストは偽陽性を起こしやすく、アナフィラキシー反応をSPTよりも起こしやすいので行わない。ただし、明らかな誘発歴があり、血中抗原特異的IgE抗体が高値であれば、SPTでも全身症状を誘発する危険があるので行う必要はない。

アトピー性皮膚炎の原因診断として、食物抗原を皮膚に貼付するアトピーパッチテストが非即時型反応の推定に有用とする報告もあるが、いまのところコンセンサスが得られていない。in vitroの検査であるため、抗ヒスタミン薬、抗アレルギー薬、ステロイド薬などの薬剤は検査に影響するので事前に中止する。SPT陽性は抗原特異的IgE抗体の存在を示すが、それだけでは食物アレルギーの診断根拠とはならない。一方、血中抗原特異的IgE抗体陰性でも、SPT陽性が食物アレルギーの診断の手掛かりとなることがある。特に、乳児早期では血中抗原特異的IgE抗体が陰性でもSPTが陽性となることがある。

また、口腔アレルギー症候群の原因となる野菜や果物はアレルゲン性が不安定なので、新鮮なものを用いたprick-prick test（食物を穿刺した針で直接皮膚を穿刺する）が有用である。SPT陰性であれば、95％以上の可能性で即時型食物アレルギーを呈さない。

4) 血中抗原特異的IgE抗体

特異的IgE抗体価が陽性であることは、その抗原による感作成立を意味し、必ずしも症状惹起を意味しない。しかし、一部の抗原（卵、牛乳、ピーナッツ）では、特異的IgE抗体価と食物負荷試験即時型反応の陽性率との関連を示すプロバビリティカーブ（probability curve）が参考となる。さらに、いくつかの報告が、食物負荷試験を行わなくても食物アレルギーと診断できる特異的IgE抗体価を提

5-6 食物アレルギーの診断（経口負荷試験以外）

唱している（表5-6-1、図5-6-3）。しかし、報告者によってその値が異なり、あくまで参考値とすべきである。

小麦、大豆などでは特異的IgE抗体価は、負荷試験陽性的中率と相関するが、100U$_A$/mL以上でも陽性率は95％を超えない。小麦特異的IgE抗体価は、負荷試験陽性的中率と相関するが、100U$_A$/mL以上でも陽性率は75％程度に留まり、95％以上負荷試験陽性が予測される抗体価は求められない。一方、ω-5グリア

表5-6-1 負荷試験を行わなくても食物アレルギーと診断できる特異的IgE抗体価のカットオフ値

1) Sampson（JACI 2001） (U$_A$/mL)

特異的IgE	卵白	牛乳	ピーナッツ	魚
Diagnositic decision points	7	15	14	20

2) Komata（JACI 2007）

年齢	1歳未満	1歳	2歳以上
卵白	13.0	23.0	30.0
牛乳	5.8	38.6	57.3

3) Ando（JACI 2008）

負荷食品	生卵白		加熱卵白	
特異的IgE	卵白	オボムコイド	卵白	オボムコイド
Positive decision point	7.38	5.21	30.7	10.8

※IgE値は報告によって異なるので、あくまで参考値とすべきである。

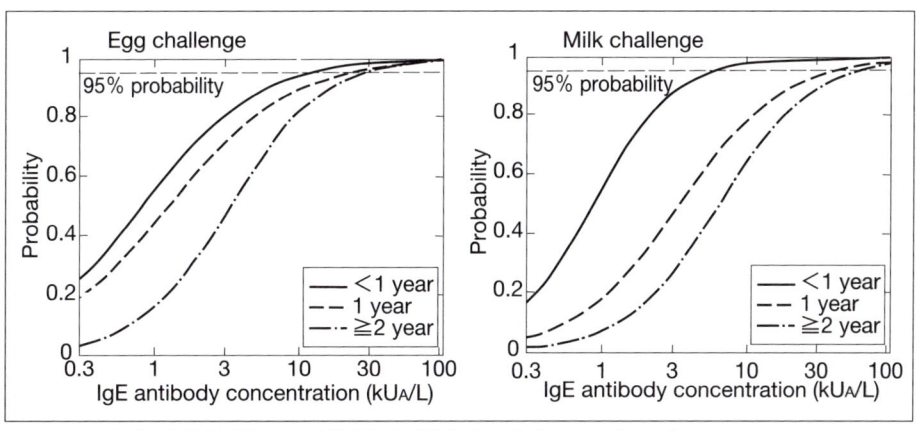

図5-6-3 卵白・牛乳特異的IgE抗体価の年齢別プロバビリティカーブ

ジン特異的IgE抗体価はクラス3以上で90％、クラス4以上でほぼ100％の陽性的中率を示し、経口負荷試験を行わなくても小麦アレルギーの診断が可能である。しかし、診断感度は約77％に留まり、陰性であっても小麦アレルギーを否定できない。

大豆は特異的IgE抗体価65U_A/mLで負荷試験陽性的中率86％という報告もあるが、抗体価と負荷試験陽性率の相関は弱い。魚では、特異的IgE抗体価20U_A/mLで負荷試験陽性的中率100％という報告もあるが、十分には追試されていない。

これらの陽性的中率や陰性的中率の値は即時型反応を指標として求められており、非即時型反応には適応できない。

特異的IgE抗体価が高いと治療を必要とする誘発症状の出現率が高いという報告もあるが、多くの報告では特異的IgE抗体価は負荷試験における症状誘発閾値や誘発症状の重症度を反映しないことが示されている。

5) 好塩基球ヒスタミン遊離試験

好塩基球ヒスタミン遊離試験は、アレルゲンに反応した末梢血好塩基球が遊離するヒスタミン量を測定する検査法で、特異的IgE抗体の生体内での反応を最もよく反映するin vitroの検査といえる。保険適応のある臨床検査として「HRTシオノギ®」があり、卵白・牛乳・小麦・大豆・米がセットとして検査できる。HRTシオノギ®は抗原により診断的有用性が大きく異なり、卵、牛乳、小麦については有用性が高い。即時型反応の診断における感度は良好で、卵白はクラス4で93.0％、牛乳はクラス3以上で93.9％、小麦はクラス4で93.8％と報告されている。したがって、前述の特異的IgE抗体価と併せて、強い症状を誘発するリスクが高いと思われる症例で、負荷試験を行わずに抗原診断を行うための補助検査として有用である。一方、大豆・米については、診断的有用性が劣る。

6) 食物除去試験

原因と推定された食物を食事内容から約2週間完全に除去し、症状が改善するか観察する。母乳ないし混合栄養児においては、原因と推定された食物を母親も除去する。

5-7 食物経口負荷試験
(食物アレルギー経口負荷試験ガイドライン2009、日本小児アレルギー学会、監修：宇理須厚雄、向山徳子、森川昭廣、近藤直実。協和企画2009)

　食物経口負荷試験は食物アレルギー原因食品の同定診断として最も信頼性の高い検査法である。しかし、患者にとってアナフィラキシーのようなリスクを伴う検査なので、安全性の確保が必須である。食物負荷試験は食物アレルギーの診療やアナフィラキシーの対応に十分経験をもった医師によってなされることが望ましい。特に、外来や診療所で実施する場合は、ただちに入院治療に移行できる体制を整えておくことが推奨される。食物負荷試験を保険診療として実施する場合は施設基準が定められており、届出が必要である。

1) 目的
①食物アレルギーの原因食品の同定
　　ⅰ) アトピー性皮膚炎などで食物アレルギーの関与が疑われる場合に、除去試験に引き続き行う負荷試験
　　ⅱ) 即時型反応が主症状である場合の原因アレルゲンの診断
　　ⅲ) 特異的IgE抗体陽性など感作が証明されているが未摂取のため、誘発症状の有無が不明な食品の負荷試験
②耐性獲得の診断

2) 安全性の確保
　医師・看護師の監視下で行う、②アドレナリン（ボスミン®、アドレナリンシリンジ®）、ステロイド薬、抗ヒスタミン薬、気管支拡張薬（吸入β_2刺激薬、アミノフィリン）、輸液セットなどの救急医薬品を準備する、③発熱、下痢など体調が悪いときは延期する、④少量から投与開始し漸増する、⑤症状が出現したら試験を中止、必要なら治療する。

3) 準備
①アナフィラキシーを誘発するリスクがあることを前提として実施体制（人員、器材、薬品など）を整備する。

②目的、方法、危険性と過敏症状出現時の治療法などを説明して同意を文書で取る。
③抗アレルギー薬、ヒスタミンH_1受容体拮抗薬、β_2刺激薬、テオフィリン、経口クロモグリク酸ナトリウム、Th2サイトカイン阻害薬、ロイコトリエン受容体拮抗薬、ステロイド薬など試験結果に影響する薬は、試験前に一定期間中止する。

4) 投与方法
①オープン試験法
　検者も被験者も負荷食品が分かっている方法。出現した症状が主観的症状の場合はブラインド法で確認する。
②single-blind food challenge
　検者は負荷食品が何であるかは分かっているが、被験者には何を投与しているか分からない状況で行う方法。負荷食品を識別できないように、ジュース、ピューレ、オートミール、ハンバーグなどマスキング媒体に混ぜて投与する。負荷食品として粉末食品が用いられることもある。目的の負荷食品以外に、プラセボ（例えば、媒体だけまたは負荷食品とは異なる食品を媒体に混ぜたもの）による負荷試験も日を変えて行う。
③DBPCFC（二重盲検食物負荷試験）
　被験者だけではなく、症状評価を行う検者にも負荷食品がわからない状況で行う方法。負荷食品は、検者とは別のコントローラーが準備する。目的の食品による負荷試験だけではなく、プラセボを用いた試験も行う必要がある。

5) 負荷試験のプロトコール
①投与方法
　食物負荷試験における症状誘発閾値量は、過去の既往歴や各種検査データを組み合わせても予測できないため、負荷食品は原則として総負荷量を3〜6段階に分割して漸増摂取させる。安全性確保のために、あらかじめ少量負荷試験を行い、それが陰性であれば日を改めて普通量の負荷試験を実施することが必要な症例もいる。

②摂取間隔と総負荷量

摂取時間間隔が長いほど、症状出現前に次の摂取に進んでしまう可能性は少なくなるので安全性確保の向上が期待できる。負荷試験に要する時間の制約から、15～30分間隔で実施することが一般的である。予定した観察時間で、口周囲の軽度な発赤や小さい膨疹、わずかな咳など、誘発症状の始まりとも思われる軽微な所見を認めた場合は、適宜、観察時間を延長するか、次の摂取量を減らすなど、弾力的な判断を行う。総負荷量は年齢相当の食事1回当たりの摂取量を目安とした十分な量に設定する。

③最終摂取後の観察時間

即時型反応の大部分は摂取後1時間、遅くとも2時間以内に発症する。したがって、症状を認めなくても、最終摂取後2時間程度は病院内に留まることが望ましい。24時間以内は症状が出現するおそれがあることを説明し、帰宅の際に対応方法について指示を与えておく。非即時型反応が予想される場合は、1泊入院で実施するなど、観察時間を適宜延長する。

④誘発症状のグレード分類（表5-7-1）

すべての症状は必須ではない。重症度のグレードは最も強く影響を受けている臓器に基づいて評価する。例えば、グレード3の呼吸器症状が見られ、胃腸症状はグレード1である場合にはグレード3になる。

5-8 食物アレルギーの発症の予知と予防

1）食物アレルギーの発症の予知

アレルギー家族歴と組み合わせた臍帯血総IgE値の測定は、アレルギー疾患の発症の予知に有用であるという報告がある。しかし、臍帯血総IgE値のみではアレルギー疾患発症を予知する感度が低く、スクリーニング検査としては勧められない。

2）食物アレルギーの発症予防の対象と方法

妊娠中に母親が食物アレルゲンを除去することで、児のアレルギー疾患の発

表5-7-1 経口負荷試験の誘発症状とグレード分類

グレード	皮膚	消化器	呼吸器（粘膜）	循環器	神経
1	・軽度の小さな紅斑 ・膨疹（3個以内） ・湿疹部の瘙痒	・軽度の悪心 ・口腔・咽頭の違和感・瘙痒	—	—	—
2	・局所性の紅斑 ・膨疹（3〜10個） ・湿疹の軽度悪化 ・搔破回数の増加	・1〜2回の嘔吐または下痢 ・一過性の腹痛	・くしゃみ ・鼻汁・鼻閉 ・鼻や眼を断続的に搔く ・咳（10回未満）	—	・やや元気がない
3	・全身性の紅斑と膨疹 ・著明な瘙痒 ・血管性浮腫	・3回以上の嘔吐または下痢 ・持続する腹痛	・咳（10回以上） ・喘鳴 ・嗄声 ・犬吠様咳嗽 ・嚥下困難	・頻脈（15回/分以上の増加） ・顔色不良	・活動レベルの低下または ・不機嫌
4	同上	・頻回の嘔吐・下痢	上記のいずれかに加えて ・呼吸困難 ・喘鳴の減弱 ・チアノーゼ	・不整脈 ・軽度の血圧低下 ・四肢冷感 ・発汗	・めまい ・不穏 ・錯乱
5	同上	同上	上記のいずれかに加えて ・呼吸停止	・重篤な徐脈 ・高度の血圧低下 ・心停止	・意識消失

症率が下がるというエビデンスはなく、妊娠中に母親が食事制限をすることは勧められない。授乳中の母親に対する食物アレルゲン除去に関しても、乳児期以降のアレルギー疾患の発症率には関与しないとする報告が多く、食物アレルギーの予防策としては勧められない。

　授乳期に母親および児が食事制限をすると、一時的にアトピー性皮膚炎の発症率が低くなり、特異的IgE値にも有意差が出るがその効果は持続しない。また、授乳期だけでなく妊娠後期から母親が食事制限を継続した場合も長期的な発症予防効果は認められていない。

　食物除去が小児のアレルギー疾患の発症を長期的に抑制するというエビデンスはない。また、妊娠中に食物除去を行うことにより栄養素の不足が生じ、妊婦の体重増加不良や胎児の成長障害をきたしたケースも報告されていることか

ら、食物除去の安易な指導は慎むべきである。

5-9　食物アレルギーの自然経過

1) 食物アレルギーとアレルギーマーチ
　小児のアレルギー疾患には、食物アレルギー、アトピー性皮膚炎、喘息、アレルギー性鼻炎などさまざまな疾患が年齢とともに発症する自然経過があり、アレルギーマーチと表現されている（図1-2-3、p.4）。食物アレルギーは早期に現れる疾患である。

2) 食物アレルギーの耐性化
　乳幼児期に発症した食物アレルギーは、大部分が年齢とともに耐性化し摂取可能となる。特に、鶏卵、牛乳、小麦、大豆は寛解する確率が高い。しかし、報告によって寛解する年齢には幅がある。これは対象患者の違いが大きな理由である。長期間持続するとされるピーナッツ、ナッツ類、ゴマ、魚に対するアレルギーも比率は低いが寛解する。

5-10　食物アレルギーの治療
　　　　—惹起された過敏症状に対する治療—

　食物アレルギーの治療には、原因食物によって惹起された過敏症状（アナフィラキシーなど）を改善・消失させる治療と過敏症状が惹起されないように予防することを目的とした治療（原因食品の除去）とがある。

1) 医療機関での治療
　局所の蕁麻疹であれば、ヒスタミンH_1受容体拮抗薬（抗ヒスタミン薬）の内服で十分である。
　アナフィラキシーであれば、第一選択はアドレナリン（1:1000）（ボスミン®あ

るいはアドレナリンシリンジ® 小児；0.005～0.01mL/kg、最大0.3mL、成人0.2～1mL）の筋注である。10～15分毎に反復できる。大腿の前外側部は吸収が早いので注射部位として奨められている。アナフィラキシーによる致死的予後は発症後できるだけ迅速（約30分以内）にアドレナリン注射を行った否かが重要であるとする報告がある。

どの段階でアドレナリンを注射すべきかに関しては議論がある。表5-7-1のグレード1と2であれば、ヒスタミンH₁受容体拮抗薬の内服。グレード3以上ではアドレナリン筋注が必要である。しかし、既往歴で呼吸器や血圧低下、意識障害といったアナフィラキシーでも重篤な症状（グレード4以上）がある症例では、原因食品を摂取しただけで、症状がまだ発現していなくてもアドレナリンを注射することが望まれる。

アナフィラキシーショックであれば下肢を15～30cm高くした仰臥位（ショック体位）をとらせる。呼吸困難（$SpO_2 < 95\%$）を伴えば酸素吸入を行う。喉頭浮腫に対してはアドレナリンとステロイドの吸入とステロイドの静注を行う。気管支狭窄に対してはβ_2刺激薬吸入を行う。

ステロイド投与はメチルプレドニゾロン（ソル・メドロール® 1～2 mg／kg）あるいはヒドロコルチゾン5～10 mg/kgを静注することが多い。

二相性反応が見られることがあるので、アナフィラキシーの患者に対して外来治療で回復しても、少なくとも4時間は観察することが必要である。

2）医療機関以外での対応（図5-10-1）

アナフィラキシーの既往がある患者には、過敏症状出現時の救急医薬品〔ヒスタミンH₁受容体拮抗薬、経口ステロイド薬（プレドニゾロン）、自己注射用アドレナリン（エピペン®）〕を携帯させる。喘息を合併する食物アレルギー患者は吸入用β_2刺激薬も必要である。

「学校のアレルギー疾患に対する取り組みガイドライン」が発刊され、本人が自分で注射できない場合には、学校職員によってエピペン®を注射することが法的には問題がないことが示された。しかし、注射という行為はまだまだハードルが高い。職員の実技トレーニングが必要である。2009（平成21）年の3月に救急車の救命救急士は患者がエピペン®を携帯しているならば注射ができる通達が

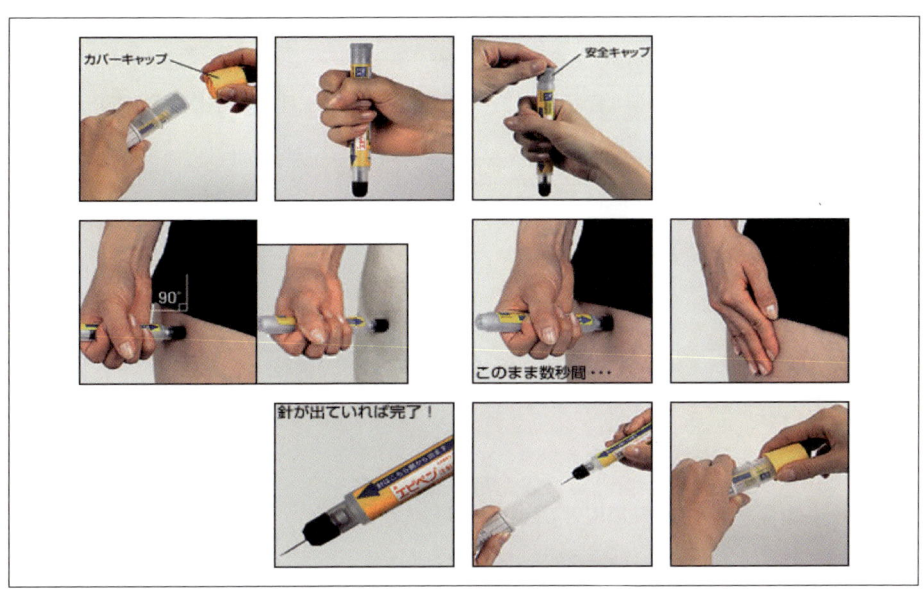

図5-10-1　エピペン®の注射方法
自分の親指に誤射しないために親指の位置に注意する。注射部位は大腿筋が推奨されている。

厚生労働省から出た。

　エピペン®の処方（体重15kg以上30kg未満；エピペン®注射液0.15mg、体重30kg以上；エピペン®注射液0.3mg、）はエピペン講習を受けて資格をもった医師しかできない。処方時には患者あるいは保護者に対して実地講習をする必要がある。

　誤食時の対応を図5-10-2に示す。誤食時は口から出す、背部殴打法によって胃内に入った食物を誤嚥に注意して吐かせて口をすすぐ。食品を触った手で眼を擦り、眼症状が出現した場合には、洗眼後、抗アレルギー薬やステロイド薬の点眼をする。さらに、医師から処方されているヒスタミンH_1受容体拮抗薬、ステロイド薬などの緊急常備薬を内服させる。症状の進行が見られたり、複数の臓器において症状が発現した場合には、直ちに医療機関を受診する。このとき救急車要請やエピペン®使用も考慮する。

　アナフィラキシーショックが疑われるときには下肢を約30度高くするショック体位で横たえて、救急車の到着を待つ。心肺停止時には蘇生術を開始する。

```
┌─────────────────────────────────────────────────────────────────┐
│ アレルゲンを含む食品を口に入れたとき ──────────── 口から出し、口をすすぐ      │
│      ┌──────────────────┐                                       │
│      │ 口内違和感は重要な症状 │       大量に摂取したときには誤嚥に注意して吐かせる │
│      └──────────────────┘                                       │
│ 皮膚についたとき ──────────────────── 洗い流す                    │
│      ┌──────────────────┐                                       │
│      │ 触った手で眼を擦らないようにする │                             │
│      └──────────────────┘                                       │
│ 眼症状(痒み、充血、球結膜浮腫など)が ──── 洗眼後、抗アレルギー薬やステロイド薬の点眼 │
│ 出現したとき                                                       │
│          ↓                                                       │
│ ┌──────────────────────────────────────────────────────┐           │
│ │ 緊急常備薬(抗ヒスタミン薬、抗アレルギー薬、ステロイド薬など)を内服し、症状観察 │           │
│ └──────────────────────────────────────────────────────┘           │
│          ↓                                                       │
│ ①皮膚・粘膜症状が拡大傾向のあるとき              30分以内に         │
│ ②咳嗽・声が出にくい、呼吸困難、喘鳴、傾眠、意識障害、  症状の改善傾向が  │
│   嘔吐・腹痛などの皮膚・粘膜以外の症状が出現したとき   見られるとき    │
│          ↓                                                       │
│      アドレナリン(エピネフリン)自己注射を考慮                         │
│          ↓                                            ↓          │
│ ┌──────────────────────────┐        ┌──────────────┐           │
│ │ 医療機関受診(救急車要請を考慮) │        │ そのまま様子観察 │           │
│ └──────────────────────────┘        └──────────────┘           │
└─────────────────────────────────────────────────────────────────┘
```

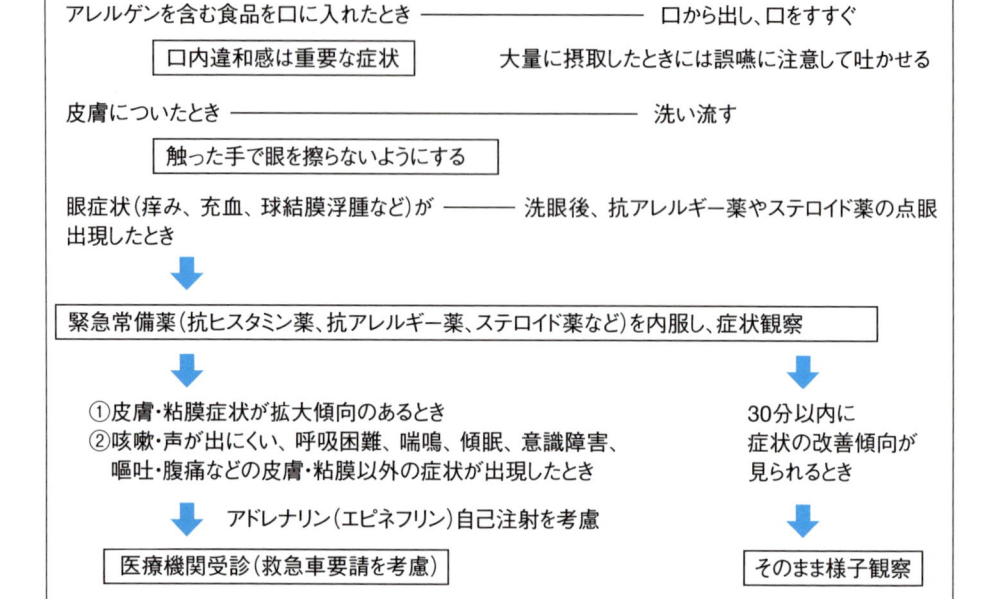

図5-10-2　誤って食物アレルゲンを摂取したり触ったときに行うこと

5-11　食物アレルギーの治療
　　　　―過敏症状が惹起されないように予防するための治療―

　食物アレルギーによる過敏症状の予防法として原因食品の除去が最も確実な方法であるが、患者ならびにその保護者に、種々の負担をかける治療法でもある。食事療法の基本として、原因食品除去による安全確保だけではなく、栄養障害を起こさないことと食生活のQOL確保も重要である。そのためには原因食品の必要最小限の除去とする配慮が必要である。

1) 必要最小限の除去食
①原因食品を正確に同定する。
　除去食品の数を必要最小限にするためには、正確に原因食物を同定することが肝要である（原因食品の同定法参照）。

②除去食摂取の可否

特異的IgE抗体やプリックテストが陽性でも経口負荷試験が陰性であれば摂取可能である。

③アウトグローしやすい食品は耐性がついたか定期的にチェックをする。

ソバ、ピーナッツ、木の実、魚、甲殻類、ゴマなどは耐性が得られにくい。これに対し、鶏卵、牛乳、大豆などは、加齢とともに寛解することが多い食品である。これらの食品は、いつまでも除去を続けるのではなく、半年から1年に1回、除去を続行すべきか負荷試験で検討することが望まれる。ピーナッツや魚肉アレルギーでも乳児期発症の場合は耐性を獲得することがある。

④共通アレルゲン性がある食品でもすべて除去の対象とする必要はない。

小麦と米は同じイネ科で、両者間にIgE結合能でみると交叉反応性があるが、小麦アレルギー患者でもほとんどの患者が米を摂取できる。豆科、魚類は1種類が摂取不可でも他種は摂取可能な場合がある。

⑤同系統の食品でも画一的な除去を行わない。

同系統の食品でも食品ごとのアレルゲン性のランクを参考にして、除去の程度を決めることによって患者の負担を軽減することができる。

卵白は加熱によってアレルゲン性が低下するため、生卵を除去する必要のある症例でも、加熱卵なら摂取可能な症例が約半数存在する。

味噌、醤油のような発酵食品はアレルゲン性が低下しているため、大豆そのものや豆腐が摂取できない患者でも多くの患者が食べることができる。納豆も大豆そのものに比べると低アレルゲン化している。

リンゴ、トマトのような果物は加熱や加工によってアレルゲン性が下がり摂取できる場合が多い。例えば生のトマトが摂取できなくてもトマトジュースやケチャップはほとんどの患者が食べることができる。牛肉は牛乳アレルギー患者の約9割は摂取可能である。

2) 栄養学的な障害の回避
①代わりに摂取できる食品の栄養指導

除去食療法は患児の栄養障害をきたす恐れがある。特に多品目に及ぶ食物アレルギーをもつ患者では注意が必要である。除去する品目の指導だけではなく、

摂取可能な食品を指導し、栄養の確保に配慮する必要がある。その際、食物アレルギーに精通した栄養士の役割は大きい。

②代替食の利用

食物アレルギーの代替食品には、低アレルゲン化食品、アレルギーを起こしにくい食材を用いたアレルギー物質不使用品とアレルギー物質減量食品がある。

低アレルゲン化食品には、酵素処理による低分子化したペプチドやアミノ酸を素材とすることによってアレルゲン活性を低減化した食品がある。たとえばカゼイン加水分解ミルク（ニューMA-1®）、乳清加水分解ミルク（MA-mi®、ミルフィーHP®）、アミノ酸ミルク（エレメンタルフォーミュラ®）などがある。

アレルギー物質不使用品としては、アレルギー物質25品目を原材料として用いない食品が市販されている。アレルギー物質減量食品には低アレルゲン化米がある。

③成長・発達の評価

成長・発達の評価は小児では必須である。体重、身長を経時的に測定し、グラフに記録すると成長の様子が一目瞭然である。母子手帳の成長グラフを利用すると便利である。

3) 食品表示のチェック

表5-11-1に表示義務食品7品目と表示が推奨されている18品目を示す。患者に対して食品表示をみて購入するように指導する。

5-12　食物アレルギーの抗原特異的経口免疫療法

経口的に投与された抗原に対しては寛容が誘導されやすいことが知られており、食物アレルギーに対しても経口的な抗原特異的免疫療法が試みられ始めている。除去食療法が消極的治療法であるのに対して、この免疫療法は食物アレルギーの寛解が期待される積極的治療法といえる。経口免疫療法の有効性はほぼ認知されているが、その安全性や耐性の持続性に関しては課題が残されている。

表5-11-1 表示義務または表示を奨励すべき特定原材料

特定原材料等の名称		選定理由
義務	卵、乳、小麦、エビ、カニ	症例数が多いもの
	そば、落花生	症状が重篤であり生命に関わるため、特に留意が必要なもの。
奨励	あわび，いか，いくら，オレンジ，キウイフルーツ，牛肉，くるみ，さけ，さば，大豆，鶏肉，豚肉，まつたけ，もも，やまいも，りんご，バナナ	症例数が少なく、省令で定めるには今後の調査を必要とするもの。
	ゼラチン	パブリックコメントにおいて「ゼラチン」としての単独の表示を行うことへの要望が多く，専門家からの指摘も多いため。

食品衛生法 平成20年6月改訂

5-13 他の疾患を合併しているときの治療のポイント

1) アトピー性皮膚炎

アトピー性皮膚炎の悪化因子は年齢によって異なる。食物アレルギーが関与するアトピー性皮膚炎は乳児期に多く、加齢とともにその頻度は低下する。

食物アレルギーが関与したアトピー性皮膚炎の治療の基本もアトピー性皮膚炎治療ガイドラインの概要と同じである。

①薬物療法

ステロイド外用薬やプロトピック軟膏（2歳以上）の適切な使用、瘙痒対策としてのヒスタミンH_1拮抗薬、皮膚感染症に対する抗菌薬。

②スキンケア

入浴・シャワー、保湿剤塗布、包帯・サポーターなどによる皮膚の保護。

③原因食品除去などの食事療法と他の原因・悪化因子対策

上記の大きく3つからなり、これらの総合的治療が基本である。食物アレルギーが関与する症例でも、他の原因・悪化因子も同時に関与している患者も多いので、対策も原因食品の除去だけではなく、他の対処も行うことが多い。

原因食品という場合、アトピー性皮膚炎の悪化因子となっている食品だけで

はなく、即時型アレルギーを引き起こす食品も当然除去の対象となる。

　特異的IgE抗体が陽性である食品は、初回投与時には感作の程度を参考にして摂取できるか検討し、摂取させるならば経口負荷試験に準じて少量から慎重に行う必要がある。

　乳児期の多種類の食物抗原特異的IgE抗体陽性の重症アトピー性皮膚炎の患児では低蛋白血症、体重増加不良など低栄養や成長障害を伴うことある。中には、多数の食物抗原特異的IgE抗体が陽性なため、過敏症状が惹起され、離乳食を進めることができず、結果として、低栄養に陥っている症例もいる。稀ではあるが、必要がない過剰な食事制限、離乳食開始遅延、間違った民間療法が原因である乳児も経験する。

　アトピー性皮膚炎を重症化させないために早期介入が望まれる。

　具体的には、下記に挙げることなどが肝要である。

①早期からの適切なステロイド軟膏塗布とスキンケアによって良いコントロールを目指す。
②必要最小限の食物除去と摂取可能な食品による栄養の確保を目指す適切な食事療法。
③成長（体重・身長）・発達のチェック。
④保護者、特に母親に対する心理的サポート。

2) 喘息

　アナフィラキシーショックは喘息を合併した食物アレルギー患者に多いとされることを念頭に置く必要がある。

3) アレルギー性鼻炎

　OASは、花粉によって感作成立し、その花粉と交叉反応性がある食物の摂取によって発症する。よって、OASの患者は花粉症を合併することが多いので、鼻症状の問診をすべきであり、花粉症の患者には果物・野菜を摂取したときに口腔の異常はないかなどを問診で確認する必要がある。

5-14 専門医に紹介するポイント

専門医に紹介するポイントとしては、表5-14-1のような場合などが挙げられる。

表5-14-1 食物アレルギー専門医に紹介するポイント

(1) 適確な診断（食物経口負荷試験の実施の依頼）を求める場合
(2) 除去食、代替食を含む食事指導が必要な場合
(3) 保育園、幼稚園、学校などにおいて、除去食の指示書を求められた場合
(4) 除去食を解除し、次第に通常の食事を導入する際の栄養指導を行う場合
(5) アナフィラキシーなどに備えて、アドレナリン（エピネフリン）自己注射の処方ならびに指導が必要な場合

小児アレルギー疾患総合ガイドライン2011

参考資料

1. 関係医学会・患者支援団体

1) 日本小児アレルギー学会
〒501-1194　岐阜県岐阜市柳戸1-1
岐阜大学大学院医学系研究科小児病態学内
Tel：058-230-6420　　FAX：058-230-6415　　E-mail：jaspaci@gifu-u.ac.jp
URL：http://www.iscb.net/JSPACI/
小児アレルギー疾患に関する学術団体。学術学会は年に1回秋に開催。『小児気管支喘息治療・管理ガイドライン』などの作成を行っている。

2) 社団法人日本アレルギー学会
〒110-0005 東京都台東区上野1-13-3　MYビル4階
Tel：03-5807-1701　　FAX：03-5807-1702
E-mail：info@jsaweb.jp
URL：http://www.jsaweb.jp
アレルギー疾患に関する学術団体で、アレルギー疾患の病態や治療法などの普及・啓発を行っている。学術学会は年2回（春・秋）開催、同時に市民公開講座を開催している。

3) 公益財団法人日本アレルギー協会
〒102-0074　東京都千代田区九段南4-5-11　富士ビル4階
Tel：03-3222-3437　　Fax：03-3222-3438
E-mail：top@jaanet.org
URL：http://www.jaanet.org
2010（平成22）年9月から公益財団法人として認定された。日本アレルギー学会とともに、わが国におけるアレルギー性疾患を中心とした諸問題を総合的に調査・研究し、その啓発・指導、その他の活動の推進的役割を務め、国民の保健と福祉に寄与することを目的としている。「アレルギー週間」（2月20日を中心に）として、各地で専門医や医療スタッフ、患者に向けた研修会などを開催している。

4) 独立行政法人環境再生保全機構（本部：神奈川）
〒212-8554　神奈川県川崎市幸区大宮町1310番ミューザ川崎セントラルタワー8F
TEL：044-520-9501（総務部代表）　　FAX：044-520-2131（総務部）
E-mail：erca@erca.go.jp
URL：http://www.erca.go.jp/asthma2/index.html
喘息などの発症の予防や健康回復のための事業、大気環境を改善するための事業等の健康被害予防事業を展開している。自治体主催の喘息キャンプや喘息教

育などがある。患者向け、医療者向けの喘息パンフレット、ビデオ、指導書、喘息日誌を無償で配布している。

5) リウマチ・アレルギー情報センター
URL：http://www.allergy.go.jp/allergy/
厚生労働科学研究補助金により制作されたホームページである。患者・家族向けにアレルギーに関する正しい疾病情報・診断情報を提供し、療養に役立つこと、診療に携わる医療者に迅速に専門情報を届けることを目的としている。

6) 厚生労働省：リウマチ・アレルギー情報
URL：http://www.mhlw.go.jp/new-info/kobetu/kenkou/ryumachi/
厚生労働省が、国民や医療従事者など向けに、厚生労働省のリウマチ・アレルギー策やリウマチ・アレルギー情報などを紹介している。

7) 財団法人日本アンチ・ドーピング機構（JADA）
URL：http://www.anti-doping.or.jp/#
わが国のスポーツにおけるドーピングの防止に関するガイドラインや日本ドーピング（Japan Anti-Doping Code）防止規定、世界ドーピング防止規定、禁止される物質と使用方法，ドーピング検査に関する手順・方法などの情報を紹介している。

2. 参考ガイドライン

1) 小児気管支喘息治療・管理ガイドライン2008
監修：西牟田敏之/西間三馨/森川昭廣
作成：日本小児アレルギー学会
発行：協和企画
定価：3,500円（本体3,333円＋税）

2) 喘息予防・管理ガイドライン2009
監修：社団法人日本アレルギー学会喘息ガイドライン専門部会
作成：『喘息予防・管理ガイドライン2009』作成委員
発行：協和企画
定価：3,500円（本体3,333円＋税）

3) 家族と専門医が一緒に作った　小児ぜんそくハンドブック2008
監修：日本小児アレルギー学会
作成：『家族と専門医が一緒に作った小児ぜんそくハンドブック2008』作成委員
発行：協和企画
定価：1,575円（本体1,500円＋税）

4) 小児気管支喘息治療・管理ハンドブック2009
　　監修：西牟田敏之/西間三馨/森川昭廣/近藤直美
　　作成：日本小児アレルギー学会
　　発行：協和企画
　　定価：1,050円（本体1,000円＋税）

5) GINA (Global Initiative for Asthma)
　　Global Strategy for Asthma Management and Prevention
　　http://www.ginasthma.com/Guidelineitem.asp？l1＝2&l2＝1&intId＝60

6) ARIA (Allergic Rhinitis and its Impact on Asthma) 2008
　　Allergy
　　European Journal of Allergy and Clinical Immunology Supplement 86, Volume 63. 2008
　　http://www.whiar.org/docs/ARIA_WR_08_View_WM.pdf

7) EPR3 (Expert Panel Report 3)：Guidelines for the Diagnosis and Management of Asthma
　　National Institutes of Health/National Heart, Lung, and Blood Institute
　　http://www.nhlbi.nih.gov/guidelines/asthma/asthgdln.pdf

8) 鼻アレルギー診療ガイドライン―通年性鼻炎と花粉症―2009年版（改訂第6版）
　　作成：鼻アレルギー診療ガイドライン作成委員会
　　発行：ライフ・サイエンス
　　定価：本体3,800円＋税

9) アトピー性皮膚炎診療ガイドライン2009
　　監修：片山一朗/河野陽一
　　作成：社団法人日本アレルギー学会アトピー性皮膚炎ガイドライン専門部会
　　発行：協和企画
　　定価：2,000円（本体1,905円＋税）

10) 食物アレルギー診療ガイドライン2005
　　監修：向山徳子/西間三馨
　　作成：日本小児アレルギー学会食物アレルギー委員会
　　発行：協和企画
　　定価：2,000円（本体1,905円＋税）

11) 食物アレルギー経口負荷試験ガイドライン2009
監修：宇理須厚雄／向山徳子／森川昭廣／近藤直実
作成：日本小児アレルギー学会食物アレルギー委員会　経口負荷試験標準化ワーキンググループ
発行：協和企画
定価：1,575円（本体1,500円＋税）

12) アレルギー疾患診断・治療ガイドライン2010
監修：西間三馨／秋山一男／竹中洋／大田　健／片山一朗／大久保公裕
作成：社団法人日本アレルギー学会
発行：協和企画
定価：4,200円（本体4,000円＋税）

13) 保育園におけるアレルギー対応の手引き2011
編集：日本保育園保健協議会アレルギー対策委員会
発行：日本保育園協議会
定価：1,800円（税込）

14) 学校のアレルギー疾患に対する取り組みガイドライン
監修：文部科学省スポーツ・青少年局学校健康教育課
発行：財団法人日本学校保健会
定価：1,600円（税込）

小児アレルギー疾患総合ガイドライン2011

小児用の主なアレルギー疾患治療薬

薬剤の使用にあたっては必ず添付文書を参照してください。

●吸入ステロイド薬●

一般名・商品名	剤形・用法	備考
吸入ステロイド薬 ［ベクロメタゾンプロピオン酸 エステル beclometasone dipropionate］ **キュバール** **Qvar**(大日本住友) (大日本住友-MSD) キュバール50エアゾール	50エアゾール（7mg 50μg/回, 100回），100エアゾール（15mg 100μg/回，100回），アダプター付 ＊小児に対して 1回50μgを1日2回，1日最大用量200μg	適応：気管支喘息 副作用：コルチゾール減少，鼻出血，咳，咽喉頭症状，口渇，嗄声，気管支喘息の増悪など 禁忌：有効な抗菌薬の存在しない感染症，全身真菌症，本剤過敏症 原則禁忌：結核性疾患
［シクレソニド ciclesonide］ **オルベスコ** **Alvesco**(帝人ファーマ) オルベスコ50μgインヘラー112吸入用	50μgインヘラー（5.6mg 50μg/回，112回），100μgインヘラー（11.2mg 100μg/回，112回），100μgインヘラー（5.6mg 100μg/回，56回），200μgインヘラー（11.2mg 200μg/回，56回） ＊小児に対して 100～200μgを1日1回吸入投与。良好に症状がコントロールされている場合は50μg1日1回まで減量できる	適応：気管支喘息 副作用：呼吸困難，嗄声，発疹など 禁忌：有効な抗菌剤の存在しない感染症，深在性真菌症の患者，本剤の成分に対して過敏症の既往歴のある患者

●吸入ステロイド薬●

一般名・商品名	剤形・用法	備考
フルチカゾンプロピオン酸エステル fluticasone propionate **フルタイド** Flutide（グラクソ・スミスクライン） フルタイド 50 ロタディスク フルタイド 50 ロタディスク吸入用 フルタイド 50 ディスカス フルタイド 50 エアゾール	ロタディスク・ディスカス（50μg, 100μg, 200μg），50エアゾール（9.72mg 50μg/回，120回），100エアゾール（12.25mg 100μg/回，60回），専用吸入器あり ＊小児に対して （200μg製品は除く）1回50μgを1日2回吸入，1日最大用量200μg	適応：気管支喘息 副作用：アナフィラキシー様症状，咽喉頭症状，口腔内カンジダ症，嗄声，咳など 禁忌：有効な抗菌薬の存在しない感染症，深在性真菌症，本剤過敏症

●吸入ステロイド薬・副交感神経刺激薬配合剤●

一般名・商品名	剤形・用法	備考
[ブデソニド budesonide] パルミコート Pulmicort(アストラゼネカ) パルミコート100μg タービュヘイラー 112吸入 パルミコート吸入液 0.25mg	ドライパウダー：100μgタービュヘイラー（11.2mg 100μg/回），200μgタービュヘイラー（11.2mg 200μg/回，22.4mg 200μg/回） ＊小児に対して 1回100〜200μg1日2回吸入投与，病状に応じ増減する，1日最大量800μg，良好に症状がコントロールされている場合100μg1日1回まで減量できる 懸濁液 ＊小児に対して 0.25mgを1日2回または0.5mgを1日1回，ネブライザーで吸入投与，症状により適宜増減するが，1日最高量は1mgまで。	適応：気管支喘息 副作用：アナフィラキシー様症状，咽喉頭症状，発疹，蕁麻疹，口腔内カンジダ症，嗄声など 禁忌：フルチカゾンプロピオン酸エステル参照
吸入ステロイド薬・ 副交感神経刺激薬配合剤 [サルメテロールキシナホ酸塩 salmeterol xinafoate フルチカゾンプロピオン酸エステル fluticasone propionate] アドエア Adoair(グラクソ・スミスクライン) アドエア100ディスカス28吸入用 アドエア50エアゾール120吸入用	ディスカス100（1回72.5μg〔サルメテロールとして50μg〕，100μg），ディスカス250（1回72.5μg〔サルメテロールとして50μg〕，250μg），ディスカス500（1回72.5μg〔サルメテロールとして50μg〕，500μg） ＊小児に対して 1回サルメテロールとして25μg及びフルチカゾンプロピオン酸エステルとして50μgを1日2回吸入投与，アドエア50エアゾール1回1吸入，1回サルメテロールとして50μg及びフルチカゾンプロピオン酸エステルとして100μgを1日2回吸入投与，アドエア100ディスカス1回1吸入，アドエア50エアゾール1回2吸入	適応：気管支喘息 副作用：ショック，アナフィラキシー様症状，血清カリウム値低下，口腔及び呼吸器カンジダ症，嗄声など 禁忌：有効な抗菌剤の存在しない感染症，深在性真菌症の患者（ステロイドの作用により症状を増悪するおそれがある），本剤の成分に対して過敏症の既往歴のある患者

小児用の主なアレルギー疾患治療薬

●抗ヒスタミン薬●

一般名・商品名	剤形・用法	備考
[クレマスチンフマル酸塩 clemastine fumarate] タベジール Tavegyl(ノバルティス ファーマ)	散(0.1%, 1%), 錠(1mg), シロップ(0.01% 0.1mg/mL) ＊小児に対して 錠(1mg), 散(0.1%, 1%):年齢, 症状により適宜増減する シロップ(0.01%, 0.1mg/mL):用量は症状, 年齢, 体重などにより適宜増減する	適応:[錠・散]アレルギー性皮膚疾患, アレルギー性鼻炎 [シロップ]上記に感冒等上気道炎に伴うくしゃみ・鼻汁・咳嗽 副作用:痙攣, 興奮, 肝機能障害, 黄疸, 発疹など 禁忌:緑内障, 前立腺肥大など下部尿路閉塞性疾患, 狭窄性消化性潰瘍, 幽門十二指腸閉塞
[dl-クロルフェニラミンマレイン酸塩 dl-chlorpheniramine maleate] クロルフェニラミンマレイン酸塩 (ニプロファーマなど) クロダミン Chlodamin(日医工) アレルギン Allergin(第一三共) クロール・トリメトン Chlor-Trimeton(MSD) ネオレスタミンコーワ Neorestamin(興和-興和創薬)	シロップ(0.05% 0.5mg/mL), 散(1%), 注(2mg 1mL, 5mg 1mL, 10mg 1mL) ＊小児に対して 内服1日量:1歳2.5mg, 3歳3.5mg, 12歳7mg, 2～4回分服	適応:[内服]蕁麻疹, 血管運動性浮腫, 枯草熱, 皮膚疾患に伴う瘙痒, アレルギー性鼻炎など [注射]蕁麻疹, 枯草熱, 皮膚疾患に伴う瘙痒, アレルギー性鼻炎, 血管運動性鼻炎 副作用:ショック, 痙攣, 錯乱, 再生不良性貧血, 無顆粒球症など 禁忌:ジフェニルピラリン塩酸塩参照+低出生体重児・新生児
[アリメジン酒石酸塩 alimezine tartrate] アリメジン Alimezine(第一三共)	シロップ(0.05% 0.5mg/mL) ＊小児に対して 1回量として1歳1mL, 2～3歳1.5mL, 4～6歳2mL, 7～9歳3mL, 10～12歳3.5mL, 1日3～4回経口投与	適応:皮膚疾患に伴う瘙痒, 蕁麻疹, 感冒など上気道炎に伴うくしゃみ・鼻汁・咳嗽, アレルギー性鼻炎 副作用:発疹, 顆粒球減少, 眠気, めまいなど 禁忌:フェノチアジン系薬過敏症, 昏睡状態, バルビツール酸・麻酔薬等中枢神経抑制薬の強い影響下, 緑内障, 前立腺肥大など下部尿路閉塞性疾患
[シプロヘプタジン塩酸塩水和物 cyproheptadine hydrochloride] ペリアクチン Periactin(日医工)	シロップ(0.04% 0.4mg/mL) ＊小児に対して(Augsberger式による投与量) 1回2～3歳3mL, 4～6歳4mL, 7～9歳5mL, 10～12歳6.5mL, 1日1～3回	適応:皮膚疾患に伴う瘙痒, 蕁麻疹, 血管運動性浮腫, 枯草熱, アレルギー性鼻炎など 副作用:錯乱, 幻覚, 痙攣, 無顆粒球症, 眠気など 禁忌:緑内障, 狭窄性胃潰瘍, 幽門十二指腸閉塞, 前立腺肥大等下部尿路閉塞性疾患, 気管支喘息発作時など

●抗アレルギー薬●

一般名・商品名	剤形・用法	備　　考
メディエーター遊離抑制薬 ［クロモグリク酸ナトリウム］ ［sodium cromoglicate］ インタール Intal(サノフィ・アベンティス-アステラス)	カプセル外用 (20mg)：1回20mgを1日3～4回 (気管支喘息にはスピンヘラーをアレルギー性鼻炎にはネーザルインスフレーターを用いる) 吸入液 (1% 20mg 2mL)：1回1Aを1日3～4回吸入 (電動式ネブライザーを用いる) エアロゾル (2% 200mg 10mL, 1噴霧中1mg。吸入用噴霧器あり)：1回2噴霧 (2mg), 1日4回吸入 *小児に対して 細粒 (10%)：1回2歳以上100mg, 2歳未満50mg, 1日3～4回内服, 1日40mg/kgまで	適応：アトピー性皮膚炎, 気管支喘息, カプセルのみアレルギー性鼻炎 副作用：(気管支喘息に用いた場合)咽喉頭部刺激感, PIE症候群, 気管支痙攣, 過敏症, アナフィラキシー様症状, 頭痛, 悪心, 口渇 禁忌：本剤過敏症
［トラニラスト］ ［tranilast］ リザベン Rizaben(キッセイ)	細粒 (10%), ドライシロップ (5%) *小児に対して 1日5mg/kgを3回分服, ただし年齢, 症状により適宜増減する	適応：気管支喘息, アトピー性皮膚炎, アレルギー性鼻炎, ケロイド・肥厚性瘢痕 副作用：肝機能異常, 膀胱炎様症状, 白血球数低下, 頭痛, 過敏症など 禁忌：妊婦, 本剤過敏症
［レピリナスト］ ［repirinast］ ロメット Romet(田辺三菱)	錠 (150mg), 小児用細粒 (10% 100mg/g) *小児に対して 小児用細粒 (10%)：1日4mg/kg, 1日2回分服	適応：気管支喘息 副作用：発疹, 眠気, 嘔気, 肝障害, 尿蛋白など 禁忌：本剤過敏症
［ペミロラストカリウム］ ［pemirolast potassium］ アレギサール Alegysal(田辺三菱) ペミラストン Pemilaston(アルフレッサ ファーマ)	錠 (5mg, 10mg), ドライシロップ (0.5% 5mg/g) *小児に対して 錠 (5mg, 10mg)：1回5～10歳5mg, 11歳以上10mgを1日2回内服 ドライシロップ (0.5%)：気管支喘息では1回0.2mg/kg, 1日2回, アレルギー性鼻炎では1回0.1mg/kgを1日2回内服, 年齢, 症状により適宜増減する	適応：(内服)気管支喘息, アレルギー性鼻炎 (錠のみ) 副作用：頭痛, 嘔気, 腹痛, 胃部不快感, 過敏症, 肝障害, 尿蛋白など 禁忌：本剤過敏症, 妊婦

小児用の主なアレルギー疾患治療薬

●抗アレルギー薬●

一般名・商品名	剤形・用法	備考
ヒスタミンH₁拮抗薬 ［ケトチフェンフマル酸塩 ketotifen fumarate］ ザジテン Zaditen(ノバルティス ファーマ)	カプセル（1mg），シロップ（0.02% 0.2mg/mL），ドライシロップ（0.1% 1mg/g） ＊小児に対して シロップ（0.02% 0.2mg/mL），ドライシロップ（0.1% 1mg/g）：1日0.06mg/kgを2回分服，年齢，症状により適宜増減する	適応：気管支喘息，アレルギー性鼻炎，湿疹・皮膚炎，蕁麻疹，皮膚瘙痒症 副作用：痙攣，興奮，肝機能障害，黄疸，過敏症など 禁忌：本剤過敏症，てんかんまたはその既往歴のある患者（痙攣閾値を低下させることがある）
［アゼラスチン塩酸塩 azelastine hydrochloride］ アゼプチン Azeptin(エーザイ)	錠（0.5mg，1mg），顆粒（0.2% 2mg/g） ＊小児に対して 年齢，症状により適宜増減する	適応：気管支喘息，アレルギー性鼻炎，蕁麻疹，湿疹・皮膚炎，アトピー性皮膚炎など 副作用：眠気，倦怠感，口渇，食欲不振，腹部痛など
［オキサトミド oxatomide］ セルテクト Celtect(協和発酵キリン)	錠（30mg），ドライシロップ（2% 20mg/g） ＊小児に対して 錠（30mg）：年齢，症状により適宜増減する ドライシロップ（2% 20mg/g）：0.5mg/kgを用時水で懸濁し，朝及び就寝前1日2回経口投与，年齢，症状により適宜増減，1日最高用量0.75mg/kg	適応：(小児）気管支喘息，アトピー性皮膚炎，蕁麻疹，痒疹 副作用：過敏症，肝障害，錐体外路症状，眠気，嘔気など 禁忌：本剤過敏症，妊婦
［メキタジン mequitazine］ ゼスラン Zesulan(旭化成 ファーマ) ニポラジン Nipolazin(アルフレッサ ファーマ)	錠（3mg），小児用細粒（0.6% 6mg/g）シロップ（0.03% 0.3mg/mL） ＊小児に対して 小児用細粒（0.6% 6mg/g），シロップ（0.03% 0.3mg/mL）：①1回0.06mg/kgを1日2回内服，②1回0.12mg/kgを1日2回内服	適応：①蕁麻疹，皮膚疾患に伴う瘙痒，アレルギー性鼻炎，②気管支喘息 副作用：過敏症，肝機能異常，血小板減少，眠気，倦怠感など 禁忌：本剤過敏症，緑内障，前立腺肥大等
［フェキソフェナジン塩酸塩 fexofenadine hydrochloride］ アレグラ Allegra(サノフィ・アベンティス)	錠（30mg，60mg），OD錠（60mg） ＊小児に対して 7歳以上12歳未満1回30mg，1日2回，12歳以上1回60mg，1日2回，症状により適宜増減する	適応：アレルギー性鼻炎，蕁麻疹，皮膚疾患（湿疹・皮膚炎，皮膚瘙痒症，アトピー性皮膚炎）に伴う瘙痒 副作用：ショック，肝機能障害，黄疸，睡眠障害，血管浮腫など

●抗アレルギー薬●

一般名・商品名	剤形・用法	備考
[エピナスチン塩酸塩 epinastine hydrochloride] アレジオン Alesion (日本ベーリンガーインゲルハイム)	錠 (10mg, 20mg), ドライシロップ (1% 10mg/g) ＊小児に対して ドライシロップ (1% 10mg/g)：① 0.25〜0.5mg/kgを用時溶解して経口投与。1日容量は3歳以上7歳未満5〜10mg, 7歳以上10〜20mg。②0.5mg/kgを用時溶解して経口投与。1日容量は3歳以上7歳未満10mg, 7歳以上20mg。①②ともに, 年齢, 症状により適宜増減。1日投与量は20mgを超えないこと。	適応：①アレルギー性鼻炎, ②蕁麻疹, 湿疹・皮膚炎, 皮膚瘙痒症など 副作用：発疹, 眠気, 倦怠感, 頭痛, めまいなど 禁忌：本剤過敏症
[セチリジン塩酸塩 cetirizine hydrochloride] ジルテック Zyrtec (UCB-グラクソ・スミスクライン) (UCB-第一三共)	錠 (5mg, 10mg), ドライシロップ (1.25% 12.5mg/g〔ストロベリー〕) ＊小児に対して 7歳以上15歳未満 錠(5mg), ドライシロップ(1.25%)：1回5mg, 1日2回, 朝食後・就寝前 2歳以上7歳未満 ドライシロップ (1.25%)：1回2.5mg, 1日2回, 朝食後・就寝前	適応：(小児) アレルギー性鼻炎, 蕁麻疹, 皮膚疾患(湿疹・皮膚炎, 皮膚瘙痒症)に伴う瘙痒 副作用：ショック, アナフィラキシー様症状, 痙攣, 肝機能障害, 黄疸など 禁忌：ヒドロキシジン過敏症
[レボセチリジン塩酸塩 levocetirizine hydrochloride] ザイザル Zyzal (グラクソ・スミスクライン)	錠 (5mg) ＊小児に対して 7歳以上15歳未満 1回2.5mg, 1日2回, 朝食後・就寝前。低出生体重児, 新生児, 乳児または7歳未満の小児に対する安全性は確立していない (国内における使用経験はない)。	適応：(小児) アレルギー性鼻炎, 蕁麻疹, 皮膚疾患(湿疹・皮膚瘙痒症)に伴う瘙痒 副作用：ショック, アナフィラキシー様症状, 痙攣, 肝機能障害, 黄疸など 禁忌：ヒドロキシジン過敏症, 重度の腎障害患者
[オロパタジン塩酸塩 olopatadine hydrochloride] アレロック Allelock (協和発酵キリン)	錠(2.5mg, 5mg), OD錠(2.5mg, 5mg) ＊小児に対して 錠, OD錠ともに, 通常, 7歳以上の小児には1回5mgを朝及び就寝前の1日2回経口投与。低出生体重児, 新生児, 乳児, 幼児に対する安全性は確立していない (使用経験が少ない)。	適応：アレルギー性鼻炎, 蕁麻疹, 皮膚疾患に伴う瘙痒(湿疹・皮膚炎, 痒疹, 皮膚瘙痒症, 尋常性乾癬, 多形滲出性紅斑) 副作用：[重大] 劇症肝炎, 肝機能障害, 黄疸, [その他] 眠気, 倦怠感, 口渇など

●抗アレルギー薬／ロイコトリエン受容体拮抗薬／Th2サイトカイン阻害薬●

一般名・商品名	剤形・用法	備考
[ロラタジン] [loratadine] クラリチン Claritin(MSD-塩野義)	錠(10mg)、レディタブ錠(10mg)、ドライシロップ(1%) ＊小児に対して 1日1回、3～7歳未満5mg、7歳以上10mg食後投与。低出生体重児、新生児、乳児または3歳未満の幼児に対する安全性は確立していない(使用経験がない)。	適応：アレルギー性鼻炎、蕁麻疹、湿疹・皮膚炎、皮膚瘙痒症に伴う瘙痒 副作用：ショック、てんかん、肝機能障害、黄疸、眠気など
ロイコトリエン受容体拮抗薬 [プランルカスト水和物] [pranlukast hydrate] オノン Onon(小野)	カプセル(112.5mg)、ドライシロップ(10% 100mg/g) ＊小児に対して ドライシロップ(10% 100mg/g)：1日7mg/kgを2回分服(朝・夕食後)、用時懸濁。1日最高用量450mg/日まで。	適応：気管支喘息、アレルギー性鼻炎(ドライシロップは気管支喘息のみ) 副作用：白血球減少、発疹、瘙痒感、嘔気・嘔吐、腹痛など
[モンテルカストナトリウム] [montelukast sodium] シングレア Singulair(MSD) キプレス Kipres(杏林)	錠(5mg、10mg)、細粒(4mg/包)、チュアブル錠(5mg) ＊小児に対して チュアブル錠(5mg)：6歳以上の小児に1回5mg、1日1回内服(就寝前)。口中で溶解またはかみ砕いて服用 細粒(4mg)：1～6歳未満、1日1回内服(就寝前)	適応：気管支喘息、アレルギー性鼻炎(チュアブル錠、細粒は気管支喘息のみ) 副作用：アナフィラキシー様症状、血管浮腫、肝機能障害、黄疸、皮疹など 禁忌：本剤過敏症
Th2サイトカイン阻害薬 [スプラタストトシル酸塩] [suplatast tosilate] アイピーディ IPD(大鵬)	カプセル(50mg、100mg)、ドライシロップ(5% 50mg/g) ＊小児に対して カプセル(50mg、100mg)：年齢、症状により適宜増減する ドライシロップ(5% 50mg/g)：1回あたり3～5歳未満37.5mg、5～11歳未満75mg、11歳以上100mg、1日最大用量300mg	適応：気管支喘息、アトピー性皮膚炎、アレルギー性鼻炎(ドライシロップは気管支喘息のみ) 副作用：肝機能障害、ネフローゼ症候群、胃痛、下痢、口渇など 禁忌：本剤過敏症

● 気管支拡張薬 ●

一般名・商品名	剤形・用法	備考
キサンチン誘導体 [テオフィリン theophylline] テオドール Theodur (田辺三菱) テオロング Theolong (エーザイ) スロービッド Slo-bid (サンド)	(テオドール, テオロング) 錠 (50mg, 100mg, 200mg) ＊小児に対して 1回100～200mgを1日2回内服 （朝・就寝前） (スロービッド) カプセル (100mg, 200mg) ＊小児に対して 1回100～200mgを1日2回内服 （朝・就寝前） (テオドール) 顆粒 (20% 200mg/g) ＊小児に対して 1回100～200mgを1日2回内服 （朝・就寝前）気管支喘息は400 mgを1日1回内服（就寝前） (テオロング) 顆粒 (50% 500mg/g) ＊小児に対して 1回100～200mgを1日2回内服 （朝・就寝前） (スロービッド) 顆粒 (20% 200mg/g) ＊小児に対して 1回100～200mgを1日2回内服 （朝・就寝前） (テオドール) シロップ (2% 20mg/mL), ドライシ ロップ (20% 200mg/g) ＊小児に対して シロップ1回4～8mg/kgを1日2回 内服（朝・就寝前）, ドライシロップ 1回4～8mg/kgを1日2回内服（朝・ 就寝前） (スロービッド) ドライシロップ (20% 200mg/g) ＊小児に対して 1回4～8mg/kg1日2回内服（朝・ 就寝前）	適応： （テオドール, テオロング, スロービッド） 気管支喘息, 喘息性気管支炎, 慢性気管支炎, 肺気腫 副作用：痙攣, 意識障害, 急性脳症, 横紋筋融解症, 消化管出血など 禁忌：本剤・キサンチン系薬への重篤な副作用既往歴

●気管支拡張薬●

一般名・商品名	剤形・用法	備考
[注射用テオフィリン製剤] テオドリップ Theodrip(興和-興和創薬)	注（200mg 200mL、袋） ＊小児に対して 1回2.4〜3.2mg/kgを20分以上かけて点滴静注。投与間隔は8時間以上とし、1日最高用量9.6mg/kg	適応：気管支喘息，喘息性気管支炎，閉塞性肺疾患における呼吸困難での呼吸困難 副作用：テオドール参照 禁忌：テオドール参照 注意：本剤200mgはアミノフィリン水和物注射液250mgに相当するテオフィリンを含有する（テオフィリン=アミノフィリン水和物×0.8）
［アミノフィリン 　aminophylline］ ネオフィリン Neophyllin(エーザイ) アルビナ Albina(久光) アプニション Apnission(エーザイ)	末（原末），錠（100mg） ＊小児に対して 1回2〜4mg/kgを1日3〜4回内服 注（250mg 10mL），点滴用バッグ（250mg 250mL） ＊小児に対して 1回3〜4mg/kgを静注，投与間隔8時間以上。1日最高用量12mg/kg 坐剤（アルビナ50mg, 100mg, 200mg, 400mg） ＊小児に対して 通常体重30kg以上の小児には1回200mg，30kg以下の小児には適宜分割 注（15mg, 3mL）：初回は4〜6mg（0.8〜1.2mL/kg），1日2〜6mg（0.4〜1.2mL/kg）で維持，1日2〜3回を分割静注	適応：気管支喘息，喘息性気管支炎，閉塞性肺疾患における呼吸困難，肺性心，うっ血性心不全など，アプニションのみ早産・低出生体重児における原発性無呼吸 副作用：テオフィリン参照＋好酸球増多，鼻出血，口や舌周囲のしびれ 禁忌：テオフィリン参照

●気管支拡張薬●

一般名・商品名	剤形・用法	備　　考
交感神経刺激薬 ［サルメテロールキシナホ酸塩 salmeterol xinafoate］ セレベント Serevent（グラクソ・スミスクライン） セレベント25ロタディスク セレベントロタディスク吸入器 セレベント50ディスカス	ロタディスク（25μg, 50μg），ディスカス（50μg） ＊小児に対して 1回25μgを1日2回吸入（朝・就寝前），1回50μgまで増量可，専用吸入器あり	適応：気管支喘息，慢性閉塞性肺疾患 副作用：重篤な血清K値低下，ショック，アナフィラキシー様症状，心悸亢進，振戦など 禁忌：本剤過敏症 特徴：1回の吸入で気管支拡張効果が12時間以上持続する（長時間作用型吸入β₂刺激薬） 注意：本剤は吸入ステロイド薬等の抗炎症効果を有する薬剤を併用して使用すること
［サルブタモール硫酸塩 salbutamol sulfate］ ベネトリン Venetlin（グラクソ・スミスクライン） サルタノール Sultanol（グラクソ・スミスクライン） アイロミール Airomir（大日本住友）	（サルブタモールとして） 錠（2mg），シロップ（0.4mg/mL），吸入液（0.5%），インヘラー（0.16% 13.5mL，1回噴霧100μg，1缶噴霧回数約200回），エアゾル（1缶8.9g中，サルブタモール硫酸塩28.5mg，1回噴霧100μg，1缶噴霧回数約200回） ＊小児に対して 錠，シロップ：年齢，症状により適宜増減するが，1日サルブタモールとして0.3mg/kgを3回分割経口投与。 尚シロップは乳幼児に対して1日0.3mg/kgを3回分割経口投与。 吸入液：1回サルブタモールとして0.5〜1.5mgを深呼吸しながら吸入器で吸入する。 年齢，症状により適宜増減する。 吸入液：1日100μg，1回4回まで	適応：気管支喘息，小児喘息，肺気腫，急性・慢性気管支炎，肺結核など 副作用：トリメトキノール塩酸塩参照 禁忌：本剤過敏症

小児用の主なアレルギー疾患治療薬

●気管支拡張薬●

一般名・商品名	剤形・用法	備　考
[テルブタリン硫酸塩 terbutaline sulfate] ブリカニール Bricanyl(アストラゼネカ)	錠（2mg），シロップ（0.5mg/mL），注（0.2mg） ＊小児に対して 錠：5歳以下は1回1mg，6歳以上は1回2mgを1日3回内服， シロップ（0.5mg/mL）：1日0.45mL（0.225mg）/kgを3回分服（年齢，症状で増減）， 注：5歳以下は1回0.05mg，6歳以上は1回0.1mgを皮下注（年齢，症状に応じ適宜増減）	適応：(内服）気管支喘息，慢性気管支炎，喘息性気管支炎，気管支拡張症，肺気腫など （シロップ）気管支喘息，急性気管支炎，喘息様気管支炎 （注射）気管支喘息 副作用：アナフィラキシー様症状，血清K値低下，動悸，頻脈，手指の振戦・こわばり・しびれ感など
[ツロブテロール tulobuterol] ホクナリン Hokunalin （アボット）（アボット-マルホ） ベラチン Berachin(田辺三菱)	錠（塩酸塩）（1mg），ドライシロップ（塩酸塩）（0.1% 1mg/g），テープ（0.5mg, 1mg, 2mg） ＊小児に対して 錠（塩酸塩）（1mg），ドライシロップ（塩酸塩）（0.1% 1mg/g）：1日0.04mg/kgを2回分服（ホクナリン） テープ（0.5mg, 1mg, 2mg）：0.5～3歳未満は0.5mg，3～9歳未満は1mg，9歳以上は2mgを1日1回胸部，背部，上腕部に貼付	適応：(内服）気管支喘息，慢性気管支炎，急性気管支炎，喘息性気管支炎，肺気腫など （テープ）気管支喘息，急性・慢性気管支炎，肺気腫 副作用：重篤な血清K値低下，アナフィラキシー様症状（テープのみ），心悸亢進，顔面紅潮，振戦など 禁忌：本剤過敏症 特徴：テープは1回の貼付で気管支拡張効果が24時間以上持続する（長時間作用型貼付β₂刺激薬）

●気管支拡張薬●

一般名・商品名	剤形・用法	備考
[プロカテロール塩酸塩水和物 procaterol hydrochloride] メプチン Meptin(大塚) メプチンエアー　メプチンキッドエアー メプチンクリックヘラー	顆粒（0.01% 100μg/g）、錠（50μg）、ミニ錠（25μg）、シロップ（5μg/mL〔オレンジ味〕）、ドライシロップ（0.005% 50μg）、吸入液（0.01% 0.3mL ユニット0.01% 0.3mL、0.5mL）、エアー（0.0143% 5mL、1吸入10μg）、キッドエアー（0.0143% 2.5mL、1吸入5μg）、クリックヘラー（2.0mg/キット、1吸入10μg） ＊小児に対して 顆粒：6歳未満1回1.25μg/kgを1日2〜3回、6歳以上1回25μgを1日1〜2回内服 錠（50μg）：年齢、症状により適宜増減する ミニ錠（25μg）：6歳以上1回1.25μg（1錠）1日1回寝前ないし1日2回朝及び就寝前経口投与、年齢、症状により適宜増減する シロップ（5μg/mL〔オレンジ〕）、ドライシロップ（0.005% 50μg）：6歳未満1日1.25μg/kg1日2回、朝、昼及び就寝前経口投与、6歳以上1回25μg1日1回寝前ないしは1日2回、朝及び就寝前経口投与 吸入液（ユニット）：1回10〜30μg吸入 エアー（0.0143% 5mg、1吸入10μg）、キッドエアー（0.0143% 2.5mL、1吸入5μg）、クリックヘラー（2.0mg/キット、1吸入10μg）：1回10μg吸入、原則1日4回まで	適応：気管支喘息,慢性気管支炎,肺気腫,急性気管支炎（錠,ミニ錠,顆粒,シロップ,ドライシロップのみ）,喘息様気管支炎（ミニ錠,顆粒,シロップ,ドライシロップのみ） 副作用：ショック,アナフィラキシー様症状,重篤な血清K値低下,動悸,頻脈など 禁忌：本剤過敏症
[フェノテロール臭化水素酸塩 fenoterol hydrobromide] ベロテック Berotec （日本ベーリンガーインゲルハイム）	錠（2.5mg）、シロップ（0.5mg/mL〔あんず〕）、エロゾル100（0.2% 10mL） ＊小児に対して シロップ（0.5mg/mL〔あんず〕）：1日0.375mg/kg（0.75mL/kg）を3回分服、年齢、症状により適宜増減する、エロゾルは小児に対する安全性は確立していない。	適応：（錠）気管支喘息,慢性気管支炎,肺気腫,塵肺症（シロップ）気管支喘息,喘息性気管支炎,急性気管支炎 副作用：重篤な血清K値低下,動悸,頻脈,振戦,頭痛など 禁忌：カテコラミン投与中,本剤過敏症

小児用の主なアレルギー疾患治療薬

●気管支拡張薬●

一般名・商品名	剤形・用法	備考
ホルモテロールフマル酸塩水和物 formoterol fumarate アトック Atock（アステラス）	錠（40μg），ドライシロップ（40μg/g） ＊小児に対して ドライシロップ（40μg/g），1日4μg/kgを2～3回分服，1日量は以下のとおり。 0.5～1歳未満20～40μg，1～4歳未満40～60μg，4～7歳未満60～80μg，7～10歳未満80～120μg，10～12歳120～160μg 錠（40μg）：1日4μg/kgを2～3回分服，年齢，症状により適宜増減する	適応：気管支喘息，急性・慢性気管支炎，喘息性気管支炎，肺気腫 副作用：重篤な血清K値低下など
クレンブテロール塩酸塩 clenbuterol hydrochloride スピロペント Spiropent（帝人ファーマ）	顆粒（0.002% 20μg/g），錠（10μg） ＊小児に対して 5歳以上の小児には1回0.3μg/kgを1日2回内服（朝，就寝前）。頓用の場合は1回0.3μg/kg	適応：気管支喘息，慢性気管支炎，肺気腫，急性気管支炎に基づく諸症状 副作用：振戦，動悸，頭痛，めまい，嘔気など 禁忌：下部尿路閉塞，本剤過敏症
イソプレナリン塩酸塩 isoprenaline hydrochloride （塩酸イソプロテレノール isoproterenol hydrochloride） プロタノールL Proternol－L（興和・興和創薬） アスプール Asthpul（アルフレッサ ファーマ）	注（0.2mg 1mL，1mg 5mL。l体） ＊小児に対して 0.01～0.1μg/kg/分から開始，心拍数110/分前後となるよう0.05～0.5μg/kg/分で持続静注。心拍180/分以上にはしない。 吸入液（0.5% 50mL，1% 10mL。dl体）ネブライザーで吸入。小児には使用法を正しく指導し，経過の観察を十分に行う カプセル（10mg。プロナーゼ5000単位も含有）	適応：気管支喘息，小児喘息，急性・慢性気管支喘息，肺気腫，気管支拡張症及び前記諸疾患に伴う喀痰喀出困難症など 副作用：ショック，アナフィラキシー様症状，重篤な血清K値低下 禁忌：重症の冠動脈疾患，カテコールアミン製剤，エフェドリン，メチルエフェドリンとの併用，本剤過敏症など
副交感神経遮断薬 臭化イプラトロピウム ipratropium bromide アトロベント Atrovent（帝人ファーマ）	エロゾル（4.20mg/10mL。20μg/噴霧。200回噴霧可能） ＊小児に対して 症状により適宜増減する	適応：気管支喘息，慢性気管支炎，肺気腫 副作用：アナフィラキシー様症状，心房細動，頭痛，振戦，嘔気など 禁忌：本剤・アトロピン過敏症，緑内障，前立腺肥大

●耳鼻科用剤●

一般名・商品名	剤形・用法	備考
副腎皮質ステロイド ベクロメタゾンプロピオン酸エステル beclometasone dipropionate **アルデシンAQネーザル**（MSD） アルデシンAQネーザル50μg **ナイスピー** Nicepie（東興-大日本住友） ナイスピー点鼻液50μg	点鼻液（50μg 1瓶8.5mg/8.5g），カプセル鼻用（1カプセル中50μg） ＊小児に対して 点鼻液（50μg 1瓶8.5mg/8.5g，1mg/g）：1日2回，1日最大8噴霧，カプセル外用（50μg）：非ステロイド系薬剤で諸症状の緩解が得られない場合に使用	適応：アレルギー性鼻炎，血管運動性鼻炎 副作用：眼圧亢進，緑内障，発疹，鼻症状，くしゃみ発作など 禁忌：有効な抗菌薬の存在しない感染症，全身真菌症
リノコート Rhinocort（帝人ファーマ） リノコートパウダースプレー鼻用25μg	パウダースプレー鼻用：25μg（1瓶中1.50mg）	

小児用の主なアレルギー疾患治療薬

●耳鼻科用剤●

一般名・商品名	剤形・用法	備考
フルチカゾンプロピオン酸エステル fluticasone propionate **フルナーゼ** Flunase（グラクソ・スミスクライン） 小児用フルナーゼ点鼻液25	点鼻液50（点鼻液50μg 28噴霧用 2.04mg 4mL, 点鼻液50μg 56噴霧用4.08mg 8mL） ＊小児に対して 小児用点鼻液25（点鼻液25μg）：1回25μg各鼻腔に1噴霧, 1日2回, 1日最大8噴霧	適応：アレルギー性鼻炎, 血管運動性鼻炎 副作用：アナフィラキシー様症状, 鼻症状, 鼻出血, 不快臭など 禁忌：有効な抗菌薬の存在しない感染症, 全身真菌症
モメタゾンフランカルボン酸エステル水和物 mometasone furoate hydrate **ナゾネックス** Nasonex（MSD） ナゾネックス点鼻液噴霧用	点鼻液（50μg 56噴霧用, 5mg 10g, 112噴霧用, 9mg 18g） ＊小児に対して 小児等に対する安全性は確立していない（国内における使用経験がない）。	適応：アレルギー性鼻炎 副作用：アナフィラキシー様症状、鼻症状、咽喉頭症状など 禁忌：有効な抗菌剤の存在しない感染症, 全身性の真菌症の患者（症状を増悪させるおそれがある）。本剤の成分に対して過敏症の既往歴のある患者
フルチカゾンフランカルボン酸エステル fluticasone furoate **アラミスト** Allermist（グラクソ・スミスクライン） アラミスト点鼻液噴霧用	点鼻液（27.5μg 56噴霧） ＊小児に対して 小児等に対する安全性は確立していない（国内における使用経験がない）。	適応：アレルギー性鼻炎 副作用：アナフィラキシー反応、血管浮腫、鼻出血、鼻潰瘍、血中コルチゾール減少、白血球数増加など 禁忌：有効な抗菌剤の存在しない感染症, 深在性真菌症の患者（症状を増悪するおそれがある）。本剤の成分に対し過敏症の既往歴のある患者

小児アレルギー疾患総合ガイドライン2011

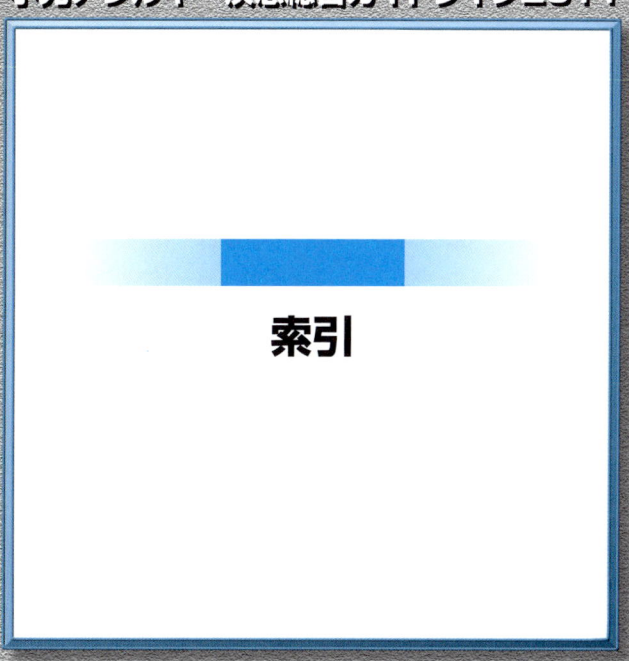

索引

索　引

和文索引

あ

アシクロビル　192
アシドーシス　16, 38, 214
アスピリン喘息　43, 106
アセチルコリン　15, 17, 118
アデノウイルス　18
アドヒアランス　24, 39, 58, 72, 87, 94, 98, 99, 100, 101, 167, 182, 184
アトピー咳嗽　71
アトピー型喘息　102
　——角結膜炎　139, 148, 192, 193
　——眼瞼炎　193
アトロピン　38
アルコール　190
アレルギーマーチ　4, 227
アレルギー性気管支肺アスペルギルス症　19

い

意識障害　104, 106, 215, 228
胃食道逆流（症）　19, 20, 71
維持輸液　33
維持量　35, 131
イソプロテレノール　33, 35, 36, 37, 38
陰性的中率　222
咽頭　44, 59, 135, 136, 142, 143, 201
インフルエンザウイルス　18
インフルエンザワクチン　94, 95
インペアード・パフォーマンス　189

う

ウェゲナー肉芽腫症　115
運動負荷試験　17, 79
運動誘発喘息　15, 48, 79, 85

え

エアロゾル　36, 78
衛生仮説　101, 102
エクリン汗腺　198
エピネフリン　103, 235
エピペン　103, 228, 229
エリスロマイシン　42, 62, 108
炎症細胞　107, 118, 119
円錐角膜　193
エンドトキシン　102

お

黄色ブドウ球菌　148, 161, 166, 170, 171, 173, 175, 192
悪心　61, 102, 213
温熱療法　140

か

加圧噴霧式定量吸入器　24, 58, 67, 72
疥癬　155, 198
化学物質過敏症　106, 107
過換気症候群　101
角質細胞間脂質　170
角膜潰瘍　140
カセリシディン　148
家族歴　2, 17, 137, 148, 149, 153, 155, 225
肩呼吸　15

喀痰　17, 18, 71
カテコールアミン　190
過敏性肺炎　19
過敏性非感染性鼻炎　114, 115
カポジ水痘様発疹症　155, 161, 192
カルシニューリン　176
肝機能　60, 190, 202, 203
環境因子　72, 102, 150, 166
間欠的陽圧呼吸法　44
眼脂　139, 199
カンジダ　59, 161
間質性肺炎　70
患者教育　24, 39, 54, 72, 86, 87, 89, 91, 93, 110
眼精疲労　139
乾癬　155, 191, 204, 205
汗疹（あせも）　198
感染性結膜炎　139
感染性咳嗽　70
漢方薬　125
陥没呼吸　15, 25, 29, 36, 37
顔面紅潮　106

き

気管支炎　18, 19, 46
気管支拡張作用　38, 61, 68
気管支拡張症　19, 70
気管支粘膜下腺過形成　15
気管支平滑筋　15, 16
気胸　32, 37, 43, 44, 99, 101
起坐呼吸　15, 25, 26
季節性アレルギー性鼻炎　114
喫煙　56, 57, 72
基底膜肥厚　15
気道異物　19

気道過敏性試験　17, 48, 69
気道狭窄　15, 16, 214
気道上皮　15, 79
気道閉塞　46, 54
キニン　118
機能的残気量　67
救急外来　94, 138
急性喘鳴　18
急性細気管支炎　18, 19
牛乳アレルギー　43, 231
吸入アレルゲン　157
吸入懸濁液　58, 110
胸部X線　36, 44, 70
去痰薬　46
禁煙　56, 57, 68

く

クラリスロマイシン　42, 62, 108
クループ　19
クレオラ体　18
クロモグリク酸　60, 124, 125, 188, 224

け

傾眠　38
痙攣既往　29
外科手術　94, 95, 96, 97
化粧品　166, 167
血液ガス分析　16, 36, 37
血管運動性鼻炎　114, 115, 120
血管輪　19, 20
月経　98, 101, 214
ケタミン　38
ケモカイン　118, 148

下痢　60, 61, 106, 143, 189, 213, 214, 217, 223
懸濁液　58, 74, 75, 78, 110

こ

抗うつ薬　115, 190, 192
好塩基球　11, 17, 215, 222
口渇　125, 189, 190
抗菌ペプチド　148
口腔アレルギー症候群　142, 213, 216, 220
高血圧　128, 190
抗コリン薬　190
合剤　58, 125
交差反応　95
抗菌薬　42, 94, 108, 136, 139, 182, 192, 204, 233
膠原病　155
好中球　136, 204, 205
抗てんかん薬　203
喉頭アレルギー　70
喉頭・気管軟化症　19
好発時期　120, 121
後鼻漏　70, 71, 108
抗不安薬　192
興奮　26, 61, 118, 137, 142, 189
香料　175
呼気延長　37
呼気中 NO　17
呼吸音減弱　25
呼吸性アシドーシス　16
呼吸促迫症候群　19
呼吸不全　16, 24, 28, 31, 32, 35, 36, 37
呼気流量　26, 55
コハク酸エステル　43, 139

昏睡　38, 128
コンタクトレンズ　139, 140

さ

細気管支炎　18
杯細胞化生　15
さざ波状色素沈着　162
嗄声　59
サマーキャンプ　104, 105
サルコイドーシス　19, 115
サルブタモール　27, 61, 69, 83
サルメテロール　58, 62, 83
残気量　67
酸素吸入　28, 33, 39, 228
酸素投与　26, 28
酸素飽和度　18, 26

し

ジアゼパム　38
シーソー呼吸　15, 26
支援団体　100, 101
紫外線療法　191
色素脱失　180
色素沈着　162
シクロスポリン　191
施設入院療法　67, 104
自然治癒　140
自然保湿因子　170
失禁　37
シックハウス症候群　106
死亡率　23, 96
縦隔気腫　32, 37, 43, 44, 99, 101
腫瘍　70
受動喫煙　56

授乳　140, 226
春季カタル　139
上気道炎　44
静注用塩酸ケタミン　38
小児乾燥型湿疹　162
小児慢性特定疾患医療給付　104
上皮細胞　15, 118
除去食療法　231, 232
食事療法　230, 233, 234
除湿　123
食物依存性運動誘発アナフィラキシー
　　81, 82, 102, 215, 216
食物経口負荷試験　223, 225, 235
食物除去試験　222
食物日誌　217
食物負荷試験　213, 214, 220, 223, 224
シラカンバ　142
脂漏性皮膚炎　155, 198
心因性咳嗽　19
心因性・習慣性咳嗽　70
呻吟　26
人工呼吸　36, 38, 44, 104
滲出性炎　114
滲出性中耳炎　140, 142
浸潤性紅斑　155
尋常性魚鱗癬　198
新生児　19, 213, 214, 216
振戦　39, 67
心電図　36, 37
心拍数　26, 29, 35, 36, 37
心不全　19
心理療法　192

す

水泳　197

水泡音　18
睡眠障害　32, 163, 164
水様性鼻汁　106, 118
スキサメトニウム　38
スクラッチテスト　10
スタンプ法　166, 171
ステロイド依存　103
スパイログラム　17

せ

制御性 T 細胞　128, 212
声帯機能異常　19
生物製剤　125
咳喘息　71
石鹸　166, 167, 174, 175
接触抗原　150, 166
接触皮膚炎　155, 166, 167, 173, 175, 180,
　　185, 197
接着分子　138
セボフルラン　38
セラミド　149, 170
線維芽細胞　95
前駆症状　106
前立腺肥大　126, 189

そ

増悪因子　39, 49, 56, 57, 205, 213, 220
挿管　38, 104
掃除　12, 85, 123, 124
即時型食物アレルギー　142, 208, 210,
　　211, 216, 220
即時型反応　215, 220, 222, 223, 225
即時型皮膚反応　17
ソル・メドロール　43, 228

た

苔癬化　155, 157, 158, 159, 160, 161, 194, 195, 196
体位ドレナージ　46
耐性化　208, 227
タキフィラキシー　183
タクロリムス　161, 169, 176, 177, 178, 184, 185
多呼吸　18
脱水　214
脱毛　160, 162
タバコ　56, 72, 101
卵アレルギー　95
単純性粃糠疹　162

ち

チアノーゼ　20, 25, 26, 36, 37, 44
チリダニ除去　12
中耳腔　140
中耳貯留液　137
中枢神経系疾患　29, 42
中毒症状　136
長期入院療法　103, 104
調節性T細胞　102

て

低酸素血症　16, 44, 215
ディフェンシン　148
テオフィリンクリアランス　35, 62
デキサメタゾン　31, 125, 127
手湿疹　155, 199
デポステロイド筋注　128
添加物　94, 175

てんかん　35, 62, 133, 203
電気凝固法　131
伝染性軟属腫　155, 161
点鼻用血管収縮薬　123, 128, 135, 142

と

動悸　37, 39
凍結手術　131
特異的免疫療法　128, 131, 132, 142, 232
ドライスキン　161, 170, 171
トリクロール酢酸　131
鳥肌様皮膚　155, 162
努力性呼吸　14, 18, 41, 43
努力性肺活量　55

に

ニコルスキー現象　202
日内変動　54, 67
日本アンチ・ドーピング機構　83
尿素製剤　171
妊娠　56, 129, 140, 184, 189, 225, 226

ね

ネザートン症候群　155, 184
熱性痙攣　35, 62, 137
粘膜症状　199
粘膜層　15
粘膜浮腫　15

の

能動喫煙　56

は

肺炎　18, 19, 32, 37, 70, 96, 203
肺炎マイコプラズマ　70
肺活量　55
肺結核　19, 70
杯細胞化生　15
肺線維症　70
肺弾性収縮力　16
ハウスダスト　117, 120, 142
白色ワセリン　173, 185
白内障　155, 164, 182, 193
パッチテスト　157, 202, 220
鼻
　——過敏症　42, 43, 106, 107, 114, 115, 142, 199, 202, 203, 216, 224, 227, 228, 230, 234
　——ポリープ　108
鼻茸　131, 137, 138, 139
パラインフルエンザウイルス　18
バラシクロビル　193
パラベン　43
パルスオキシメーター　26, 36
バルビタール　38
反復性喘鳴　18, 19, 20

ひ

皮下気腫　32, 37, 43, 44, 99, 101
鼻鏡検査　120
鼻腔形態異常　131
肥厚性鼻炎　131
皮脂欠乏性湿疹　155, 198
鼻出血　128
ヒスタミン H_1　62, 125, 186, 188, 189, 224, 227, 228, 229, 233
ヒスタミン遊離試験　11, 222
非ステロイド性抗炎症薬　106, 139, 216
ヒゼンダニ　198
ビダラビン　193
鼻中隔彎曲症　131, 132
ヒトメタニューモウイルス　18
ヒドロキシジン　189
ヒドロコルチゾン　30, 35, 228
皮内テスト　10, 56, 129, 220
鼻粘膜過敏性　132
鼻粘膜腫脹　118, 128, 135
皮膚テスト　10, 56, 154, 220
百日咳　70
病因抗原　120
ヒョウヒダニ　12, 117
鼻翼呼吸　15, 26
頻脈　26, 37, 39, 61

ふ

フィラグリン　149, 170
腹痛　60, 106, 143, 189, 213
副鼻腔炎　108, 115, 136, 137, 138, 139
副鼻腔気管支症候群　108
不整脈　39, 61, 190
ブデソニド　58, 74, 75, 110
不眠　61, 157, 164
プリックテスト　10, 56, 154, 220, 231
フルチカゾン　58, 69, 125, 127
プレドニゾロン　30, 31, 97, 228
プレドニン　128
フローボリューム曲線　16, 17, 52, 54, 55, 67, 104
プロカテロール　27, 61, 63
プロスタグランジン　118
プロタノール　35, 36, 37
噴門括約筋　20

へ

平滑筋収縮　15
平滑筋肥大　15
閉塞性細気管支炎　19
ベクロメタゾン　58, 76, 125, 127
ベタメタゾン　31, 125, 139
ペット　12, 56, 72, 85, 101, 102, 117, 123, 124, 142, 154, 197
ヘパリン　171, 172, 183
ヘパリン類似物質製剤　171
ペプチドロイコトリエン　126
ペミロラストカリウム　124, 125
ヘルトゲ徴候　162
変調療法薬　125

ほ

膨疹　10, 215, 225
補助呼吸　38
ボスミン　223, 227
発作強度　15, 16, 24, 25, 26, 29, 37, 39, 52
ポビドンヨード液　166
ホルムアルデヒド　166
ホルモテロール　63
本態性鼻炎　115

ま

マクロファージ　126
マクロライド　108, 136, 138
麻酔　32, 38, 96, 97, 98

み

見かけ上の重症度　47

ミダゾラム　38

む

無気肺　32, 37, 44, 45, 46, 98
ムチン　136

め

メサコリン　17
メチルプレドニゾロン　30, 228
メッシュ式ネブライザー　72, 74
めまい　190
免疫寛容　211, 212
免疫不全　155
免疫抑制薬　190

も

毛細血管増生　15
モノアミン酸化酵素　190

や

夜間症状　62
薬物性鼻炎　115

ゆ

輸液　28, 33, 223
有症率　5, 6, 7, 8, 9, 20, 21, 22, 106, 107, 115, 150, 151
誘発テスト　120
有病率　22, 107, 116, 192, 208, 216

よ

予後判定基準　68
予防接種　94, 95, 96, 97

ら

ライノウイルス　18
ラテックスアレルゲン　142
ランゲルハンス細胞　148

り

理学療法　46
リモデリング　2, 14, 15, 98, 163
硫酸アトロピン　38
臨床的治癒　22, 68, 69
リン酸エステル　43
鱗屑　155, 158, 160, 162, 173, 203

れ

冷気　48, 60
レーザー手術法　131

わ

ワクチン　94, 95, 96, 131
ワセリン　171, 173, 185

欧文索引

A

α交感神経刺激薬　123, 128
AGEP　199, 204, 205
AIA　106
air leak syndrome　43
ALST　214
ALT　202
AMP　61
ARIA　143, 144, 145, 146
AST　10, 11, 37, 56, 95, 202
ATS-DLD　20, 21

B

BDP　58, 67, 68
BIS　58
β遮断薬　129
β_2受容体　37

C

C-ACT　49, 50, 67
Caldwell法　136
CAP-RAST　10, 11, 56
CIC　67, 68
cough variant asthma　71
CRP　204, 214
CVA　71
CysLT　60

D

DBPCFC　213, 224

Denie-Morgan's infraorbital fold　162
dermographism　161
DIHS　199, 202, 203
dirty neck　162
DLST　202
DNA　203
DSCG　27, 60, 61, 124, 140
d体　37

E

ECP　157
EIA　79, 80, 81, 82, 84, 85, 95, 97, 102, 103, 215, 216
ECRHS　21

F

FDEIAn（FEIAn）　81, 82, 102, 103, 215
FTU　181, 183
FVC　55

H

Heiner 症候群　215
HHV-6　202, 203
HHV-7　203
HRT　11, 222
hygiene hypothesis　102

I

IEI　106
IFN-γ　148
IgE値　17, 18, 56, 154, 185, 221, 225, 226
IL-3　149

IL-4　127, 148, 149
IL-5　127
IL-10　102, 212
IL-12　148
IL-13　148, 149
IPPB　44

J

JADA　83
JPAC　50, 51, 67

K

KOH　198

L

LDH（lactate dehydrogenase）　157

M

Malassezia furfur　198
MAO　190
MCS　106
microaspiration　20

N

natural moisturizing factor　170
Netherton 症候群　184
NMF　170
NSAIDs　106, 139, 185
NB-UVB　191

O

OA　142, 143, 213, 234
OAS　142, 143, 213, 234

P

PAC　50, 51, 67
PAF　118
PFS　213
prevalence　20
proactive 療法　184

Q

QOL　2, 57, 79, 100, 121, 122, 123, 144, 163, 169, 230

R

RAST　10, 11, 56, 95
RDS　19
RS ウイルス　18

S

SBS　106, 108
SCORAD　154, 157
SHS　106
SJS　199, 200, 201
SLE　155
soluble IL-2R　157
soluble E-selectin　157
SP　176, 220
SPT（skin prick test）　220
SSSS　201, 202

T

TARC（thymus and activation-regulated chemokine）　157
TEN　199, 200, 201
TGF　212
Th2 サイトカイン阻害薬　125, 127, 224
Th2 細胞　101, 148
Toll 様受容体　102
Treg　212
TUE　83
TWL　170
T 細胞　102, 128, 211, 212

U

UVA　191
UVB　191

V

$\dot{V}_{25}$　55
$\dot{V}_{50}$　55
VC　55

W

WADA　83
Waters 法　136
white dermographism　161

小児アレルギー疾患総合ガイドライン2011

2011年5月14日　第1版第1刷発行

■監修　　　　　　西間三馨／眞弓光文／近藤直実
■作成　　　　　　日本小児アレルギー学会
■編集・制作・販売　株式会社協和企画
　　　　　　　　　〒105-0004　東京都港区新橋2-20-15
　　　　　　　　　電話：03-3571-3111
■印刷　　　　　　株式会社恒陽社印刷所

Ⓒ 無断転載を禁ず
ISBN978-4-87794-139-0　C3047 ¥2000E
定価2,100円　本体2,000円＋税